o segredo da
COLUNA SAUDÁVEL

Siga os passos para uma vida sem dor

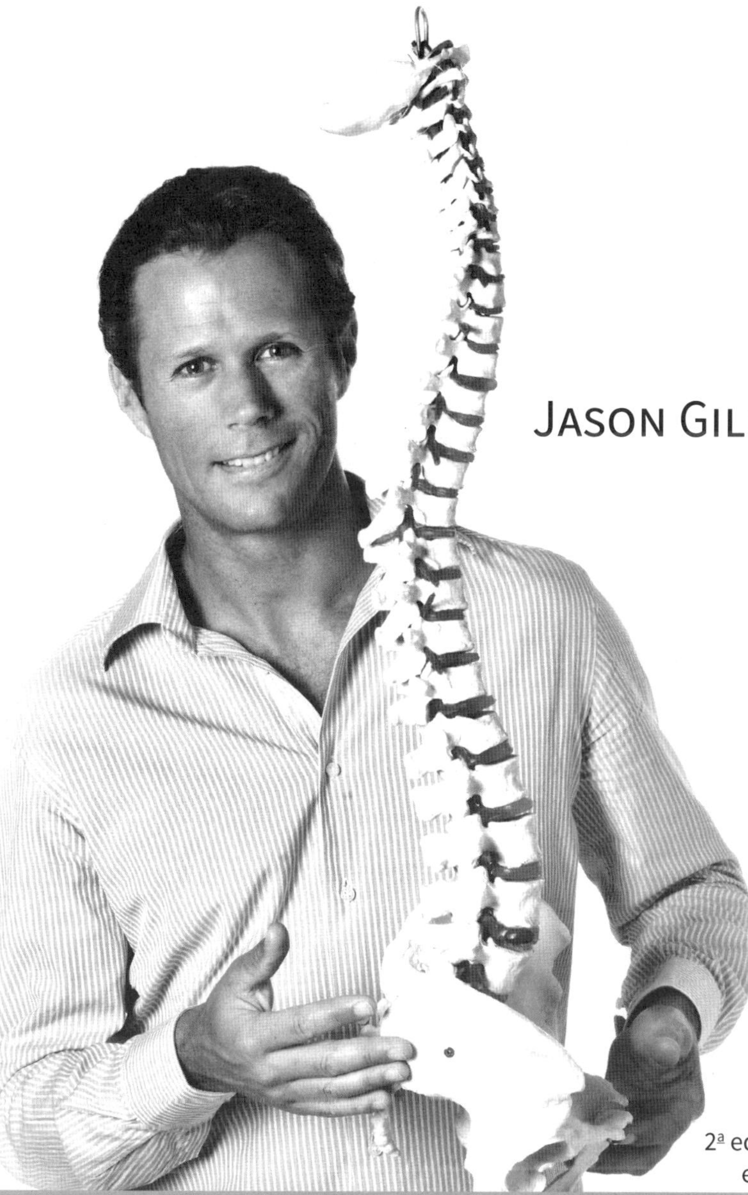

JASON GILBERT

2ª edição revisada
e ampliada

o segredo da
COLUNA SAUDÁVEL

Siga os passos para uma vida sem dor

editora
gaia

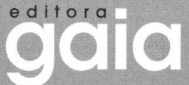

© Jason Michael Gilbert, 2009
1ª Edição, Editora Gaia, São Paulo, 2009
2ª Edição, Editora Gaia, São Paulo, 2014

Jefferson L. Alves – diretor editorial
Richard A. Alves – diretor de marketing
Flávio Samuel – gerente de produção
Danielle Sales – coordenadora editorial
Serena Eluf – coordenação editorial da obra
Thaís Fernandes – assistente editorial
Antonio Carlos Alves – preparação de textos
Esther O. Alcântara e Ana Cristina teixeira – revisão
Levi Mendes Jr. – foto da capa
Tathiana A. Inocêncio – capa

Obra atualizada conforme o
NOVO ACORDO ORTOGRÁFICO DA LÍNGUA PORTUGUESA

CIP-BRASIL. CATALOGAÇÃO NA FONTE
SINDICATO NACIONAL DOS EDITORES DE LIVROS, RJ

G393s
2. ed.

Gilbert, Jason
  O segredo da coluna saudável: siga os passos para uma vida sem dor / Jason Gilbert – 2. ed. – São Paulo : Gaia, 2014. il.

  ISBN 978-85-7555-326-8

  1. Coluna lombar. 2. Dor lombar. 3. Dor lombar - Tratamento. 4. Coluna lombar - Exercícios. I. Título.

14-10132
CDD: 613.78
CDU: 613.73

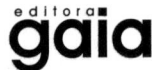

Direitos Reservados

editora gaia ltda.
Rua Pirapitingui, 111-A – Liberdade
CEP 01508-020 – São Paulo – SP
Tel.: (11) 3277-7999 – Fax: (11) 3277-8141
e-mail: gaia@editoragaia.com.br
www.editoragaia.com.br

Colabore com a produção científica e cultural.
Proibida a reprodução total ou parcial desta obra sem a autorização do editor.

Nº de Catálogo: **3078**

Dedico este livro aos meus pacientes, pois foi por meio de seus sofrimentos e cura que pude elaborar todo o conteúdo aqui detalhado.

Gostaria também de agradecer especialmente à Serena Eluf, pelo dedicado e incansável trabalho, à Silvana Maria Rosso, por seu talento jornalístico, e a todos que me apoiaram nesta empreitada — Fe, Lydia, Gi, Sal, Levi, Bia, Tat, Adam Watson, Pri, Juan Carlos e Justin Jackson, da 3D Images — e, claro, à minha mãe, por todo apoio e motivação que sempre me deu.

Sumário

Introdução 11

Parte 1

Se eu tivesse lido o manual 14
    Como usar o manual 19
Por que nosso sistema não funciona? 21
Códigos de sintomas associados a dores na coluna 27

Parte 2

Dor 30
    A dor pode salvar sua vida 35
    Quanto nos custa a dor? 38
Saúde = 100% função 41
    Saúde é seu corpo funcionando 100% 41
Inteligência inata 44
    O poder por trás da vida e da saúde 44
Adaptação 47
    Como usamos nossos poderes de adaptação para não sentir dor 49
    Questionário — Saúde da sua coluna 50
    Quando você deve procurar urgentemente um médico 52

Parte 3

Causas de dores nas costas 54
Causas estruturais 55
    O cérebro — Onde está armazenada a inteligência inata 55
    A coluna vertebral 56

Subluxação 60
    Um bloqueio potencialmente perigoso 60
    Consequências estruturais da subluxação 62
    Desgaste ósseo 62
    Desgaste do disco 63
    Sintomas da subluxação 65
Gravidade contra nós 68
Postura 70
    Boa postura equivale à boa saúde 70
Alinhamento 73
    Escoliose 76
As curvas normais de sua coluna 79
    Anteriorização da cabeça 80
Flexibilidade 83
    Você é flexível? 84
Bacia 85
    Diferença no comprimento das pernas 87
    Hérnia de disco e sobrecarga 89
Pés 91
    Pés planos 92
O problema é a ATM ou o pescoço? 94
Talvez você tenha problemas de coluna inatos 96
    Postura de dormir 97
    Levantando da cama 102
Trabalho 103
    Escritório 103
    Sentar-se 104
    Computadores 105
    Laptop 107
Carregar peso 110
    Pense antes de levantar objetos 110
Casa 112
    Bichos de estimação 112
Tarefas da casa 113
    Passar roupa 114
    Lavar roupas ou louça 115
    Varrer ou usar aspiradores de pó 116
    Compras 117
Armazenando suas coisas 118
Mudança 119
    Carregando móveis 119
    Compartilhando a carga 120
Jardim 120
    Preparações 121
    Não se sobrecarregue! 121
    O desenho de seu jardim 122

- Cozinha 122
- Banheiro 122
    - Secar e pentear o cabelo 122
    - Secar-se com uma toalha 123
    - Escovar os dentes e fazer a barba 124
    - Armários 124
    - Ducha e banheira 125
    - Bancos 125
    - Chuveiro 125
    - Sentar-se no vaso sanitário 126
- Transportes 126
    - Moto 126
    - Avião 128
    - Carro 129
    - Transporte público 132
- Mulheres 133
    - Salto alto 133
    - Gravidez 134
    - Amamentação 136
    - Transportando o bebê 137
    - Seios grandes 138
    - Bolsa feminina 140
    - Roupa apertada 141
- Crianças 142
    - O nascimento 142
    - Quedas 144
    - Carro 146
    - Dormir 147
    - Mochilas 147
    - Obesidade infantil 148
    - Sedentarismo 151
- Terceira idade 153
    - Exercícios físicos 153
    - Quedas 154
    - Colchão 156
    - Depressão e dor crônica 156
- Passatempos 157
- Falta de tempo 158
- Caminhar 159
    - Como caminhar 160
- Bordar/tricotar 161
- Instrumentos musicais 162
    - Conselhos para minimizar o impacto sobre a sua coluna e articulações 163
- Cuidados na praia 164
- Cuidado com o álcool 166
- Academia 167
    - Não seja um atleta de fim da semana! 168

  Futebol 169
    Conselhos para futebolistas 171
  Sedentarismo 172
  Atividade física 175
    Exercício faz você mais feliz 178
  Lesões 178
    Fatores que intensificam a lesão 179
    Como evitar uma lesão 180
  Sexo pode prejudicar sua coluna 183
  Bem na sexta-feira, pior na segunda-feira! 184
  É bom ser uma pessoa muito alta? 186
  Dor no bolso — Falta de dinheiro nem sempre é a causa! 187
    Estudantes — Prova na faculdade ou no cursinho 189

Causas químicas 191
  Problemas viscerossomáticos 193
  Os efeitos do cortisol 194
  Álcool 195
  Açúcar 196
  Cafeína 198
  Cigarro 198
    Como? 199
    Recomendação: pare de fumar! 201
  Osteoporose 201
    A osteoporose causa dor? 202
    Tratamento para osteoporose 203
    Cuidado com o leite! 204
    Exercícios e osteoporose 205
  Água 205
  Obesidade/excesso de peso 207
  Medicamentos 211
    O papel dos medicamentos em sua vida 214

Causas emocionais – A dor está em sua mente 219
  Consciente *versus* subconsciente 219
  Estresse 221
  Estresse e postura 226
  Distúrbios do sono 227
  Ritmo circadiano 228
    Fatores para melhorar o sono 230
  Quando o problema físico se transforma num problema emocional ... 231
  Depressão e seus efeitos 233
  Pensando positivo 234
    Não deixe a dor dominar sua vida e levá-lo à depressão! 234

    Reconheça os sinais da atitude negativa 235
    Converse com alguém 236
    Evite negatividade 237
    Faça o melhor que puder! 238
Felicidade 239
    A felicidade está em sua mente 239
    Sendo feliz 240
    Problemas estruturais e felicidade..241

Parte 4

Quiropraxia..**244**
    Investigações científicas... 247
    Estalar meu pescoço ou coluna é bom? 253
    O que fazer quando se está em crise 254
        A experiência pessoal do autor 254
    Quente ou frio?.. 258
        Gelo..258
        Calor 259
    Conclusão... 260

Referências bibliográficas..**263**

Introdução

A dor nas suas costas e os sintomas que fazem você se sentir doente realmente podem salvá-lo. Por mais incrível que pareça, uma mensagem muito importante pode estar por trás de seu sofrimento e, melhor ainda, a causa pode estar na sua frente! Seu cérebro é o órgão que controla todo o seu organismo; se você sente fome, é um sinal do seu cérebro de que você tem de comer; se sente sono, seu organismo está pedindo para dormir; da mesma maneira, se sente dor, é sinal de que algo não está bem: trata-se de um aviso do cérebro para chamar sua atenção para a causa de um problema danoso à sua saúde.

A questão é que nossa sociedade ignora esses alertas e apaga os avisos. Apagar sinais vitais de sede, quando o corpo precisa de água, ou de sono, quando o corpo precisa de descanso, resultaria em morte. Será que o hábito da nossa sociedade de suprimir dores e sintomas não seria igualmente fatal para nosso organismo?

O segredo da coluna saudável: siga os passos para uma vida sem dor é um guia prático, um manual de uso da sua coluna vertebral e de seu corpo, que ensina como identificar as causas dos seus problemas e como os solucionar. É muito mais fácil do que você imagina. Comece a ser seu próprio doutor e elimine o sofrimento desnecessário, pois assim você poderá prolongar sua vida e desfrutá-la com saúde.

Introdução

Parte 1

Se eu tivesse lido o manual

Imagine que você comprou uma máquina de última geração, que custou uma fortuna, e está ansioso para utilizar todas as incríveis funções que ela tem. Imagine agora que, ao chegar a sua casa e abrir a embalagem, você constata que o fabricante se esqueceu de colocar na caixa o manual de uso ou o guia de instruções. Como você já havia visto a máquina funcionando várias vezes, pensa: "Oh, não pode ser tão difícil, vou tentar sem ler o manual e ver o que acontece". No início, ocorrem alguns problemas, insignificantes, pois a máquina está funcionando; então, você acredita que deve estar tudo bem. Depois de algum tempo, você observa que os problemas continuam e que, talvez, a máquina poderia ter sido avariada, mas como ela não trava completamente, você continua, deduzindo que tudo deve estar funcionando bem, pois, se houvesse grandes problemas, a tecnologia de última geração o avisaria por meio de algum pisca-pisca ou alarme. Você deduz que uma máquina tão desenvolvida como essa pararia completamente, antes que ocorressem danos mais sérios, como um mecanismo inteligente de "autodesligar".

O tempo passa e, pouco a pouco, você aprende mais funções e outras formas de usar sua máquina. Você está feliz, mas sabe que, por não ter lido o manual, não está aproveitando 100% de todo o potencial do equipamento.

Após um pouco mais de tempo, sua máquina trava durante a execução de uma função muito fácil, executada diversas vezes anteriormente. Então, você aplica um óleo lubrificante e a máquina volta a funcionar, mas faz um ruído contínuo a cada uso. No entanto, você insiste, sem parar para pensar nos danos e em quantos técnicos existem para consertá-la. O fato de os problemas surgirem faz que você se questione se o barulho estranho e a falta de *performance* poderiam ter sido evitados se tivesse lido o manual primeiro. "Sim", você responde a si mesmo, "suponho que não teria perdido muito tempo lendo-o".

A vida é constantemente cheia de distrações que desviam sua atenção para outros assuntos "aparentemente" mais importantes. Lamentavelmente, você esquece sua máquina de novo e acaba não a levando para manutenção. Continua a usá-la (e dela abusar sem a intenção de danificá-la). Pouco a pouco, quase imperceptivelmente, a máquina começa a apresentar cada vez mais problemas. A fumaça que ela emite é cada vez mais preta, agora está vibrando um pouco e o ruído é constante. Está aquecendo e gastando litros de óleo diariamente, muito mais do que antes. Ainda é relativamente nova, mas, por seu desempenho, parece muito velha. Você sabe que vai ser mais caro consertá-la e entra em pânico porque não tem dinheiro para isso neste momento, mas precisa continuar usando a máquina, pois seu trabalho e sua sobrevivência financeira dependem dela.

Assim como em todas as tragédias, você acorda um dia e a máquina simplesmente não liga. Todos os seus medos são confirmados: a máquina está fora de ação. O melhor que você pode esperar é que um mecânico ou técnico a coloque em funcionamento novamente.

Essa história da máquina poderia ser facilmente aplicada à história de nosso corpo, desde o nascimento e ao longo de nossa vida. Esse exemplo poderia ser usado para explicar o funcionamento de nossa coluna vertebral, que é uma espécie de máquina, composta de 24 vértebras móveis, todas engenhosamente desenhadas para se encaixarem, deslizarem e se moverem uma acima da outra. Sem um cuidado contínuo durante a vida, nossa "máquina" também perde suas funções.

Sem ter consciência dos efeitos das atividades cotidianas, como dormir, sentar-se, trabalhar, brincar ou jogar, usamos a coluna e esperamos até que se degenere ou doa para começarmos a nos preocupar. Nossa coluna vertebral protege o sistema nervoso (excetuando-se o cérebro), o responsável por transferir toda a informação do cérebro para o corpo via impulsos nervosos. Se houver bloqueios nessa transmissão, o corpo simplesmente muda de seu estado de "saúde" para um estado de "doença", pois seus órgãos não podem funcionar sem a informação elétrica originada no cérebro. Com frequência, isso acontece *sem sinais óbvios* (em especial no início de um processo patológico). Continuamos nossa vida, distraídos dos efeitos danosos de nossos traumas, más posturas, "dorzinhas" e outros sintomas diversos, derivados de problemas emocionais, responsabilidades no trabalho e outras atividades cotidianas.

A diminuição da função do organismo ocorre tão gradualmente que não percebemos como nosso corpo perde suas funções. A fumaça preta, as vibrações e o aquecimento da máquina passam agora a ser temperatura alta, formigamento nos braços e dores no ciático e de cabeça. A pessoa que tem esses sintomas sabe que são os efeitos de algum outro problema, não de seu corpo, e que talvez algo que ela esteja fazendo (ou não) possa contribuir para tudo isso. No entanto, ela não para, a fim de descobrir a causa real dos sintomas.

Ela sabe que os analgésicos que toma para aliviar a dor ou os anti-inflamatórios para a hérnia de disco somente mascaram o problema, mas, na maioria das vezes, realmente não conhece outra maneira de resolver essa situação. Sabe que não está tratando a causa real e que é só uma questão de tempo para o sintoma voltar e outros piores aparecerem.

Em outros casos, a frustração começa porque as pessoas procuram descobrir as causas, mas não encontram nada. Elas acordam com dores nas costas, porém, não se dão conta do colchão inadequado que usam; reclamam de dores no pescoço e vertigens quando assistem à televisão deitadas na cama, mas não percebem a hiperflexão do pescoço nessa posição; não relacionam sua dor ciática ou o fato de mancarem com a perna direita com a impressão que têm de que suas calças são mais compridas de um lado que do outro.

> *Para que serve o arrependimento, se isso não muda nada do que se passou? O melhor arrependimento é simplesmente mudar.*
>
> José Saramago

Se lêssemos o manual, aprenderíamos, desde o início de nossa vida, o que deveria ser feito para que a coluna e o corpo funcionassem adequadamente, preservando nosso sistema nervoso e evitando prejuízos para a saúde. Nossa coluna vertebral funcionaria 100% corretamente e nosso corpo ficaria em um estado ótimo de saúde.

Não precisaríamos primeiro perder a saúde e sentir os efeitos desagradáveis da dor e da doença para nos darmos conta de que algo não está bem. Saberíamos antes, porque aprenderíamos a ter bons hábitos desde o primeiro dia de vida. A postura correta seria preservada sempre, em todas as atividades que nos empenhássemos em fazer, pois, obviamente, saberíamos das sérias consequências de não preservarmos nossa coluna e nosso corpo. Faríamos exercícios corretamente e exerceríamos nossas tarefas domésticas de forma agradável à coluna vertebral. Dirigiríamos o carro e usaríamos nossa cozinha de maneira mais eficaz, com menor impacto à nossa coluna. Sobretudo, saberíamos que a regra mais importante seria levar a sério qualquer dor ou sintoma, sempre procurando a causa em primeiro lugar. Em vez de passar os dias lutando para manter nosso corpo funcionando como deveria, estaríamos gozando de maiores longevidade e qualidade de vida. Assim, envelheceríamos mais lentamente.

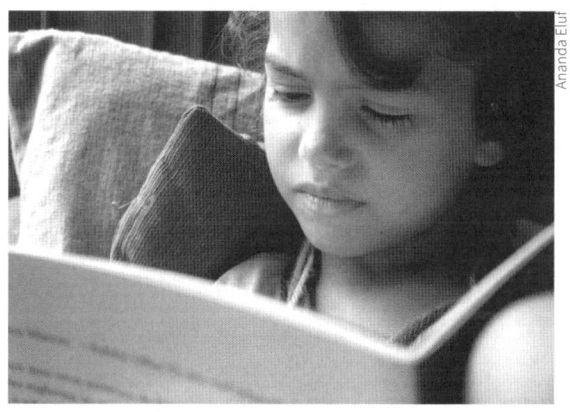
O melhor momento para aprender a se cuidar é agora

Enquanto temos a vida inteira para aprender como nosso corpo funciona e como cuidar dele, há algumas coisas que realmente precisamos saber desde o início. O fato de não nascermos com um manual de instrução — que recebemos quando adquirimos uma máquina nova — faz que esperemos aprender a usar corretamente nossa coluna antes que ela comece a apresentar sinais permanentes de desgaste, como osteoartrose, ou anomalias funcionais sérias, como subluxações ou disfunções articulares. O problema é que é praticamente impossível viver neste mundo moderno, realizando tarefas sedentárias, movimentos repetitivos e outras atividades que dificultam a postura normal, sem comprometer o funcionamento ótimo de nossa coluna vertebral e isso, infelizmente, acarreta efeitos negativos para o nosso corpo. Por esse motivo escrevi este livro. Nossa coluna é como qualquer outra máquina que precisa ser entendida, respeitada e cuidada continuamente desde o início da vida.

A coluna vertebral não é vista externamente, como nossos dentes; por isso, algumas vezes, esquecemos essa estrutura vital. Os dentes são escovados no mínimo três vezes ao dia, mas sua função e importância não chegam perto da relevância da coluna vertebral. Lamentavelmente, a maioria das pessoas só passa a compreender a importância da coluna quando ela começa a se degenerar, apresentando sintomas amenos, como a dor, e outros mais severos. Por que deixamos tanto tempo passar para começarmos a cuidar da nossa coluna?

Sem ser pretensioso, este livro é o manual de instrução de sua coluna vertebral, um guia de como usá-la, entendê-la e de como cuidar dela, mantendo-a como no dia em que você nasceu, funcionando como deveria. Com um carro antigo, você pode trafegar, desde que ele seja bem cuidado e revisado a partir do momento da compra e por todo o tempo que estiver com você. Por que com sua coluna vertebral seria diferente?

Este livro vai ajudá-lo a evitar os problemas da coluna vertebral antes que surjam ou a resolvê-los quando se manifestarem. Você vai aprender que sua dor nas costas é algo positivo, que merece atenção e que deve ser encarada como uma oportunidade de procurar a causa principal do problema; e que, na verdade, é até perigoso tratar sua dor sem descobrir, primeiro, por que seu corpo inteligentemente a causou.

Sou quiropraxista há vinte anos e atendi milhares de pessoas em diversos países, de profissões e classes sociais diferentes. Problemas na coluna vertebral não discriminam raça, sexo ou condição social. A maioria dos problemas ocorre por simples falta de informação e compreensão de como usar e cuidar da coluna. Exercendo minha profissão, sentia-me frustrado ao perceber que a maioria dos problemas resulta de atividades aparentemente insignificantes ou maus hábitos repetidos diariamente, ano após ano, que poderiam ter sido evitados se as pessoas tivessem acesso às informações sobre os perigos dessas atividades. Frustrava-me também ver pacientes com degeneração extremamente avançada por nunca terem cuidado de sua coluna, simplesmente porque nunca tinham sentido dor antes. O corpo nem sempre avisa, por meio da dor, que algo não está bem.

Além disso, não faria diferença nenhuma se um quiropraxista ou qualquer outro profissional da área da saúde tratasse a queixa principal de um paciente. Trataríamos apenas a dor, sem cuidar especificamente da causa do problema (que poderia ser um colchão inadequado ou uma tela de computador mal posicionada).

Como um advogado que interroga o acusado, também precisamos perguntar sobre a dor (quando começou ou quais os motivos que a fazem piorar ou diminuir, por exemplo), apesar dessas perguntas aparentemente indicarem fatores insignificantes. Escrevo "aparentemente" porque a maioria das pessoas ou profissionais da saúde encontra dificuldades em acreditar que fatores tão pouco prováveis poderiam causar dores tão desagradáveis. Como uma senhora de cinquenta e dois anos de idade e dezoito de dores debilitantes nas costas poderia estar sem dor dois dias depois de trocar o colchão mole que usou nesses dezoito anos?

Àqueles que são pais e se preocupam com seus filhos: eles não merecem aprender como cuidar da coluna desde a infância? Antes que eles tenham os mesmos problemas que vocês, pais, têm, sejam vocês a consciência deles. As crianças precisam de um exemplo que as ensine desde o início, da mesma maneira que você as ensinou como escovar os dentes. Seus filhos ainda são novos, ensinem e adotem regras saudáveis para a coluna vertebral deles!

Diferentemente de uma máquina quebrada, cujas peças podem ser trocadas ou substituídas, temos um corpo só. Até este momento, não há transplantes de coluna vertebral: aquela com que nascemos nos acompanhará por toda a vida e, por isso, devemos preservá-la da melhor maneira possível. A maioria das pessoas não valoriza a saúde até esta tornar-se parcial ou consideravelmente perdida.

Entenda que você não funciona sem sua coluna, da mesma maneira que poderia funcionar sem braço ou órgãos como baço, apêndice, vesícula, partes do fígado, um dos pulmões ou dos rins. Sua coluna é absolutamente vital para o funcionamento normal de seu corpo e o fato de não ser visível não significa que possa ser esquecida. Aprenda o máximo possível sobre ela agora mesmo. Você precisa valorizá-la agora, pois amanhã pode ser tarde demais. Suas tarefas e atividades cotidianas não mudarão, mas, depois de ler este manual de instruções sobre sua coluna, a maneira como você executa suas atividades pode mudar! Como qualquer manual, não é melhor lê-lo antes de usar essa "máquina"? Este livro vai ajudá-lo a decidir por si mesmo.

O corpo, se for bem tratado, dura uma vida inteira.

Noel Clarassó

Como usar o manual

O segredo da coluna saudável: siga os passos para uma vida sem dor é um manual de instruções para sua coluna vertebral e, como tal, tem dois objetivos: identificar as causas de suas dores e ajudar você a solucioná-las.

Primeiro, você será apresentado à definição real de saúde e aprenderá o que a dor realmente significa. Diferentemente de outros livros sobre o assunto, neste você poderá entender que é muito perigoso tratar só a dor, preocupando-se unicamente com seu alívio. Para entender isso, é imperativo compreender como seu corpo funciona. Você encontrará um questionário, que o ajudará a identificar com precisão a causa principal de suas dores e seus sintomas (p. 50). Nesse momento, é muito fácil avançar e ler mais sobre as causas. Mesmo que você esteja disposto a solucionar seus problemas rapidamente, *não faça isso*, pois vai adquirir um entendimento muito restrito sobre sua situação. A maioria dessas dores e sintomas pode ser causada por vários fatores.

Depois, serão abordadas as três principais categorias das causas de dor: estrutural, química e emocional. A informação sobre causas estruturais aplica-se a todos, uma vez que todos "usam e abusam" da coluna todos os dias e o conhecimento das principais causas estruturais ajudará todos a cuidarem e a preservarem sua coluna da melhor maneira possível até o fim da vida.

Os capítulos seguintes explicam as causas químicas e como nossos alimentos influem em nosso estado de saúde e nos problemas emocionais, detalhando o poder da mente e de nossas emoções e como estas atuam sobre a saúde. Todos estamos sujeitos aos efeitos do estresse e às variações de humor. É muito importante reconhecer isso quando surgem sintomas, para entender o quanto o emocional influi na saúde.

Como num verdadeiro manual, os títulos trazem números que correspondem aos sintomas e às dores que resultam de cada problema.

A última parte do livro detalha um novo conceito sobre o cuidado e a manutenção da saúde, a quiropraxia.

Você aprenderá como a quiropraxia pode manter ou devolver o bom funcionamento de sua vida e possibilitar que você desfrute o máximo possível de sua saúde.

Neste manual há conceitos óbvios, embora muitos sejam novos. Imagine presentear alguém que nunca escovou os dentes com essa ideia! Isso mesmo! No início seria difícil aceitá-la, mas é assim que você deve começar a leitura deste livro. Portanto, leia o manual inteiro e faça dele uma referência constante em toda a sua vida, como se fosse um manual de qualquer máquina.

Por que nosso sistema não funciona?

> *Se alguém procura a saúde, pergunta-lhe primeiro se está disposto a evitar no futuro as causas da doença; caso contrário, abstém-te de ajudá-lo.*
>
> Sócrates

É uma triste verdade que, como seres humanos, nos preocupemos apenas quando já há algum problema ou quando algo já aconteceu. Talvez tenhamos ingerido comida gordurosa durante muitos anos e só nos preocupamos quando o médico nos diz que o nível de LDL (colesterol) está perigosamente alto.

Podemos sofrer de problemas estomacais, mas só nos preocupamos quando a dor é tão forte que impede a digestão. Muitos casos de câncer poderiam ser evitados se os primeiros sintomas tivessem sido levados a sério. E não nos descuidamos apenas de nosso corpo. Quem nunca dirigiu um carro por muito tempo sem verificar o óleo ou a pressão de ar dos pneus e só se preocupou quando a temperatura subiu ou quando o pneu ficou careca sem condições de continuar rodando? E quanto a nossas relações pessoais? Quantas vezes ignoramos um problema com um colega de trabalho, esposa ou amigo simplesmente porque preferimos evitar o conflito, deixando-o crescer até um ponto quase insuportável?

Como seres humanos, não somos treinados a pensar na prevenção e a preservar o que temos enquanto temos — nesse caso, o corpo e a saúde.

O problema do aquecimento global é um exemplo. Poluímos tanto e por tanto tempo o meio ambiente, que estamos quase chegando ao ponto de não poder reverter o quadro. Há inúmeros exemplos de negligência humana, de que tomamos consciência apenas quando já é tarde demais.

Em relação à nossa saúde, a situação não é diferente. Ingerimos comida gordurosa, açucarada, salgada e só nos preocupamos quando nos tornamos obesos ou hipertensos (pressão sanguínea alta) ou, pior ainda, depois de um ataque cardíaco. Fumamos por décadas e pensamos que, como não tivemos nada grave, tudo está bem, até recebermos o diagnóstico de câncer de pulmão.

Quando chegamos a essa fase de descuido, realmente é necessário fazer os exames médicos padrão para saber "oficialmente" que não somos saudáveis? Por que tantas pessoas abusam da saúde por tanto tempo e usam os resultados de exames diagnósticos para supostamente definirem se são ou não saudáveis, se, na verdade, os exames só avisam se estamos doentes?

Não há métodos diagnósticos para mensurar a porcentagem de saúde que temos, por isso não devemos alimentar uma falsa confiança ao vermos que os resultados dos exames "não foram tão ruins" e continuar repetindo os mesmos erros com sua saúde.

Talvez vivamos estressados, privando-nos de sono, sofrendo de insônia e de outros problemas decorrentes da baixa imunidade, mas só paramos para analisar a situação quando surge algum problema sério.

Com os problemas da coluna vertebral não é diferente, uma vez que grande porcentagem da população "abusa" da coluna sem consciência e pensa que está bem apenas por não sentir dor e não apresentar nenhum sintoma.

Estudo de Caso

Antonio, 42 anos, aparentemente saudável, acompanhou a esposa em uma consulta. Depois de ver os problemas dela e ouvir sobre problemas ocultos e a importância da prevenção, decidiu se consultar e fazer algumas radiografias. Ele contou que nunca sentira dor na coluna e, por esse motivo, presumiu que não tinha problemas nela. No exame, notei que sua coluna dorsal estava bem rígida, com cifose torácica. Ele, então, contou que sempre tinha dificuldade em manter uma postura ereta. Nos exames foram descobertos osteófitos (bico de papagaio) por toda a coluna dorsal. Antonio ficou chocado quando viu o resultado das radiografias e disse: "Mas nunca senti nada".

Essa forma de pensar é comum em nossos consultórios e todos os dias as radiografias provam que as pessoas têm problemas degenerativos, às vezes avançados, sem estarem conscientes disso.

Mito: Problemas da coluna sempre causam dor

Embora muitos de meus pacientes cheguem à clínica com dores nas costas ou algum outro sintoma relacionado à coluna, a maioria apresenta problemas que tiveram início muito tempo antes do surgimento da dor.

Mudanças na biomecânica da coluna, infelizmente, demoram anos para se manifestarem como dor e outros sintomas. A maioria dos pacientes com mais de

35 anos tem algum tipo de "surpresa" estrutural revelado quando estudamos suas radiografias, pois muitos apresentam degeneração de décadas. Isso não é totalmente inesperado, uma vez que estamos sujeitos a muitos traumas, quedas, maus hábitos posturais e influências prejudiciais que deixam suas marcas em nossa coluna.

Nesse tipo de degeneração, a radiografia não mente e recomendo que todos com mais de 25 anos façam esses exames e os levem para um quiroprático analisar e determinar o quanto seus hábitos já afetaram a estrutura de sua coluna.

Muitas pessoas, quando veem suas radiografias, afirmam: "Minha dor só começou na semana passada" ou "Mas a causa da minha dor foi a queda que eu tive há um mês" e esquecem o tombo de trinta anos atrás, aquele que contribuiu fatalmente para a degeneração óssea. Esse é um processo semelhante aos danos pulmonares cumulativos, repetidos e insidiosos, pois não sentimos dor na hora de fumar.

Com exceção dos problemas causados por trauma, a dor na coluna vertebral, na maior parte dos casos, aparece bem depois do surgimento do problema.

Sentimos a dor, mas não sua ausência.
Arthur Schopenhauer

Estudo de Caso

Mário apareceu na minha clínica com dor lombar severa do lado direito. Ele estava convencido de que a dor tinha começado quando se agachou para pegar seu bebê que estava no chão. Relatou que nunca havia sentido uma dor como aquela e que não se lembrava de nenhum trauma anterior. No exame, pesando-o em duas balanças, com uma perna em cada uma, descobriu-se que ele tinha 5 quilos a mais do lado direito do corpo. Durante a observação, percebi que o sapato do lado direito estava nitidamente mais desgastado. Nas radiografias, viu-se que a perna direita era 7 mm mais curta que a esquerda.

Esses problemas estruturais, obviamente, estavam presentes havia muitos anos; talvez desde que ele parou de crescer ou quando nasceu. Esse acúmulo de carga por tantos anos resultou em um comprometimento biomecânico, sobrecarregando sua coluna. Quando ele se abaixou "foi a última gota": o corpo reagiu com contratura muscular e inflamação da coluna lombar e do nervo ciático, causando extrema dor. Depois de receber ajustes quiropráxicos e usar uma palmilha, a dor sumiu.

Infelizmente, nosso sistema de saúde é parcialmente responsável por essa situação. Só temos coragem de visitar o médico quando estamos doentes ou quando há dor e outros sintomas. Empresas de plano de saúde não arcam com cuidados preventivos, apenas com medicina alopática. Alopatia significa algo que trata a doença, ou seja, algo que *espera* os sintomas aparecerem para tratá-los. Nossos médicos e hospitais aliviam sintomas e fornecem medicamentos para ajudar o corpo a se curar quando a doença já existe.

A medicina alopática prolonga a vida quando há doença terminal e reconstrói o corpo quando há traumas e patologias. Para receber os benefícios e a atenção do médico temos de já estar doentes e com dores. Assim não reconhecemos a existência de uma disfunção da coluna vertebral durante um tempo significativamente maior do que o decorrido desde o aparecimento da dor.

Estudo de Caso

Márcia sofria de dor lombar há doze anos antes de ir à minha clínica. Ela já havia procurado diversos especialistas e tomado anti-inflamatórios por cinco anos sem resultado. Depois de trinta sessões de fisioterapia recomendadas por um ortopedista, procurou outro, que pediu que ela fizesse uma ressonância magnética para investigar a possibilidade de hérnia de disco ou outra degeneração. Nada foi constatado. Fez mais vinte sessões de fisioterapia e tratamento com anti-inflamatórios e antidepressivos. O médico chegou a recomendar uma cirurgia simples, caso a dor persistisse após o tratamento. Como a paciente não queria fazer cirurgia, consultou mais três especialistas e cada um propôs um tratamento diferente: desde procurar um psicólogo, porque o problema era psicológico, até ter de conviver com a dor, considerada "autêntica" por outro. Na primeira consulta, examinei-a e perguntei quando a dor era mais intensa. Márcia disse que sempre sentia dor pela manhã e mais durante a noite do que durante o dia. Depois de averiguar o colchão, descobri que era bem macio e tinha mais de vinte anos! Recomendei à Márcia que comprasse outro colchão mais firme e, enquanto não o fizesse, que dormisse no chão, apoiada em cobertores. Desde a primeira noite, sua dor começou a ceder e, depois de uma semana no novo colchão, estava sem dor nenhuma!

Os fatores que causam problemas podem estar presentes por muitos anos até causarem dor e outros sintomas. Isso não é totalmente nossa culpa, porque não fomos instruídos sobre como usar nossa coluna e como cuidar dela desde o dia que nascemos.

Devemos compreender que, assim como uma máquina, nossa coluna vertebral precisa de cuidado e atenção contínuos. Como já dito, esse é um conceito que entendemos bem quando se trata de nossos dentes.

A odontologia tem feito um excelente trabalho ao ensinar a importância de escovar os dentes, usar fio dental e fazer prevenção regularmente. Por isso, atualmente é raro ver pessoas com dentes ruins. Todas, independentemente da classe econômica, sabem como cuidar dos dentes. Isso é tão fundamental quanto tomar banho para manter o corpo limpo e é praticado automaticamente. Será que o cuidado com nossa coluna poderia ser tão "natural" a ponto de se tornar um hábito também?

A maior parte deste livro não está baseada nem apoiada em pesquisas científicas. Diferentemente da indústria farmacêutica e daqueles que investem bilhões de dólares na pesquisa de medicamentos e alopatia, não há nenhum investimento financeiro no conteúdo deste livro, em suas conclusões e seus conselhos. *O segredo da coluna saudável: siga os passos para uma vida sem dor* é resultado de vinte anos de experiência com mais de cem mil pacientes de todas as classes sociais, formação escolar e idades.

Para todos os casos, fizemos uma pergunta: "*Por quê?*". Por que a dor só acontece do lado direito? Por que a dor de cabeça começa no fim do dia? Por que a dor lombar para de manhã?

Diferente da forma alopática de tratar a doença e a dor, sem perguntar o porquê, aprendi que escutar as experiências de meus pacientes era uma grande ferramenta para responder à pergunta "*por quê?*". Assim, os ajudamos a resolver as dores e os sintomas e também a *se salvarem* de outras condições mais perigosas.

Ao aliarmos um pouco de senso comum à busca incessante do "*Por quê?*", podemos observar os efeitos prejudiciais das atividades cotidianas, dos alimentos que ingerimos e também de nossas emoções em nossa saúde.

Quando aliamos essas descobertas a um conhecimento básico de anatomia e biomecânica e à preservação da postura correta, vemos que o conteúdo deste livro faz sentido sem o gasto de bilhões de dólares em pesquisas científicas.

Da mesma maneira que não é necessário ensinar a seu corpo como ele funciona, você não precisa ser informado do que significa a dor quando ela aparece, pois, sendo algo desagradável, já sabe que se trata de um aviso do corpo. Assim, você também não precisa ser instruído de como tratar a dor quando ela se manifesta — é isso o que encontramos em muita literatura sobre o assunto, que não diz nada sobre a importância de identificar e tratar a causa do desequilíbrio.

O problema é que nem sempre dói quando deveria e muitas atividades e fatores de nossa vida acarretam um efeito prejudicial sobre o funcionamento da coluna, sem que nos conscientizemos disso.

Ao aprender a se perguntar "*por quê?*", você fará sua "pesquisa científica" sobre o que agrada e o que não agrada sua coluna. Você começará a escutar os problemas, preservando sua coluna e sua saúde com o benefício adicional de estar *sem dor*!

Se você sofre de dor nas costas, não está sofrendo sozinho, porque está em uma das condições mais comuns e menos compreendidas dos tempos atuais. A dor nas costas é tão comum que muitas pessoas pensam que ela faz parte de uma vida normal. Felizmente, não é esse o caso. Se você está disposto a procurar o que está causando a dor, resolverá seu problema e terá a chance de viver uma vida sem dor.

Códigos de sintomas associados a dores na coluna

1 insônia
2 dor de cabeça
3 torcicolo
4 zumbido/problemas no ouvido
5 vertigem
6 indigestão/problemas gástricos
7 disfunções na articulação temporomandibular (ATM)
8 dor ciática
9 dor irradiada para a região inguinal, os testículos ou a vagina
10 dor dorsal
11 adormecimento de braços, mãos e dedos
12 dor no peito
13 dor, adormecimento e queimação no ombro
14 dor, torção e inchaço no tornozelo
15 dor, artrose e crepitação no joelho
16 problemas menstruais e cistos ovarianos
17 problemas masculinos, impotência e problemas na próstata
18 adormecimento, dor e queimação dos pés e dedos dos pés
19 dor no glúteo, subluxação sacroilíaca
20 dor cervical e rigidez na nuca
21 esporão no calcanhar
22 dor lombar
23 pressão sanguínea alta
24 rinite e catarro crônico
25 cansaço crônico
26 hérnia de disco lombar
27 acne
28 alergias
29 má postura
30 desgaste ósseo
31 fadiga muscular
32 dor na panturrilha
33 dor e bursite no cotovelo
34 fratura do quadril
35 problemas intestinais

Parte 2

Dor

Toda a ciência provém da dor. A dor procura sempre a causa das coisas, enquanto o bem-estar se inclina a estar quieto e não olhar para atrás.

Stefan Zweig

É importante entender que nosso cérebro decide se vamos sentir dor ou não. A dor é incômoda e nem um pouco agradável. E ainda bem que não é prazerosa, como rir ou beijar, pois isso faria que a pessoa nunca investigasse sua causa. A dor tem de ser desagradável e, às vezes, nos incapacitar, para que paremos de realizar as atividades que causam e agravam o problema.

Se você parar para pensar, isso faz sentido, pois, se o pedido de atenção do nosso corpo fosse feito por sensações agradáveis e prazerosas, nunca procuraríamos a raiz do problema e, apenas ficaríamos gozando da agradável sensação que determinada situação nos proporciona.

Entenda que sentir dor é necessário. É óbvio que, sem ela, o corpo progrediria para um estado muito pior, no qual praticamente não seria possível recuperar a saúde. Agradeça pelo fato de você ser avisado e não desrespeite seu corpo apagando os sinais com medicamentos ou qualquer outro tipo de aviso. Se focalizarmos a raiz, permitiremos que o nosso corpo funcione da maneira como foi criado.

Uma pessoa com hérnia de disco deve sentir dor no nervo ciático (irradiando da coluna para a perna) para não continuar sobrecarregando a coluna e, em consequência, agravando a disfunção, que poderia resultar no enfraquecimento da perna ou, pior ainda, na perda do controle da bexiga, dos intestinos ou dos órgãos sexuais.

Há muitos outros exemplos, como dor de cabeça, no ombro, no peito, adormecimentos etc. Cada um representa um sinal de que algo não está bem e precisa de atenção imediata. O problema é que não somos instruídos para interpretar cada dor, cada sinal e sintoma de nosso corpo e, infelizmente, as dores podem ser ignoradas ou, pior ainda, apagadas com analgésicos, enganando nosso corpo e deixando o problema principal nos degenerar e afetar ainda mais nossa saúde.

Nas situações em que sentir dor não seria "produtivo", ela não é percebida, como em um campo de batalha, em que frequentemente os soldados não sentem dor até saírem da zona de perigo. O cérebro analisa todas as informações que recebe de nossos sensores e receptores para determinar se sentir a dor será "vantajoso" ou não.

Então, se você está dolorido, de certa maneira seu cérebro concluiu que criar a dor é "produtivo" — certo tecido de seu corpo é ameaçado e seu cérebro quer que você altere essa situação. *Por isso, se você está sentindo dor ou outros sintomas, a responsabilidade de descobrir por que seu cérebro tomou essa decisão é sua.*

Ao contrário do que muitas pessoas pensam, a intensidade da dor não está relacionada à severidade da lesão ou aos danos sofridos pelo tecido.

Quando a dor é intensa e incapacitante, esquecemos que é uma ordem do cérebro e nos preocupamos, pois acreditamos que a intensidade indica que temos uma lesão mais grave. No entanto, cortar o dedo com um pedaço de papel pode doer muito mais do que outras lesões mais severas. Um corte assim seria bem mais grave para alguém que trabalha usando os dedos, como um guitarrista, do que para alguém que não os usa dessa forma, como um cantor, pois o trabalho do primeiro seria diretamente afetado.

A dor que um indivíduo sofre depende de vários fatores, como sexo, cultura, idade, medo das consequências, seu conhecimento sobre a causa da dor e quanto ele depende da parte afetada. Algumas pessoas, simplesmente, têm mais tolerância à dor que outras.

A duração da dor também não tem relação com a gravidade do problema. Todos os dias pacientes afirmam, quando se consultam pela primeira vez, "mas não é nada importante, pois essa dor só apareceu há uma semana", mas quando são questionados sobre outras dores na coluna ou no corpo, se já as sentiram anteriormente, dizem: "Ah, sim, sofri uma crise lombar que não me deixou caminhar, mas foi há anos e nunca mais voltei a sentir dor".

E é comum, após examiná-los e estudar as radiografias, identificarmos alguma degeneração, como osteoartrose ou hérnia de disco, que demora anos para se desenvolver. Por que então podemos ter problemas biomecânicos graves ou degeneração avançada e só sentirmos a dor depois de anos do início do problema, sem nenhum aviso anterior do corpo indicando que algo não estava bem? Um bom exemplo disso é podermos fumar ou ingerir substâncias nocivas por muito tempo sem qualquer aviso do corpo.

Temos de nos lembrar de que nosso corpo tem uma incrível capacidade de adaptação e é o cérebro que decide quando e como vai emitir os sinais. Algumas vezes, essa decisão aparentemente não faz sentido, mas, quando analisamos outros fatores, compreendemos a razão.

Não há dúvida de que um corpo saudável emite alertas mais rapidamente que um corpo não saudável. Se aceitarmos a definição de que saúde é o funcionamento

100% correto do corpo, será fácil entender que, se tivermos uma vida saudável, consumirmos comida saudável, fizermos exercícios regularmente e dormirmos o suficiente, teremos mais chance de sentir dor logo após o aparecimento do problema. Caso contrário, se vivermos estressados, dormirmos pouco, consumirmos alimentos inadequados e ingerirmos medicamentos ou álcool, será mais difícil para nosso corpo emitir qualquer aviso quando algum problema aparecer.

O corpo adapta-se porque muitos fatores estressantes "distraem" nosso cérebro do problema. Mas essa não é uma regra válida para todos; muitas pessoas que não dormem o suficiente ou andam estressadas são definitivamente mais sensíveis à dor, mas não há dúvida de que, enquanto o cérebro não estiver fazendo seu trabalho, por estar "distraído", o organismo não funcionará como deveria.

Assim, pode demorar anos para sentirmos as dores e as consequências de uma queda ou de um trauma ocorrido no passado. A percepção de dor de um alcoólatra ou de um diabético com má circulação pode ser drasticamente reduzida, razão pela qual muitos não sentem os danos causados por quedas ou pancadas nos pés e, como resultado, com bastante frequência apresentam degeneração artrítica extremamente avançada.

Há inúmeros casos para exemplificar que a duração e a intensidade da dor não têm nenhuma relação com a severidade do problema. Alguém que tem câncer não desistiria do tratamento ou de fazer acompanhamentos regulares simplesmente porque os sintomas não são fortes ou não estão presentes, muito menos porque teve câncer no passado e agora se sente bem. No caso da dor, acontece o mesmo; nem sempre parece fazer sentido a "decisão" de seu cérebro de provocá-la.

Passamos anos sem dor ou com uma dor suportável e, de repente, ocorre uma crise que afeta nosso corpo de maneira forte e súbita. Não podemos passar anos ou décadas descuidando da coluna e da postura sem compensar as atividades cotidianas prejudiciais (quedas, traumas e até mesmo os efeitos da gravidade) e esperar que nossa coluna esteja no mesmo estado perfeito de quando nascemos. O fato de não sentirmos dor ou de não percebermos outros alertas não significa que nossas atividades não estão prejudicando a coluna.

Geralmente, não esperamos apresentar cáries ou problemas dentários para começar a cuidar dos dentes. Caso contrário, em algum momento teríamos de lidar com sérias cáries nos dentes ou doenças periodontais e, nesse momento, o cérebro nos alertaria para que algo fosse feito.

Há muitos outros exemplos da falta de cuidados que causam problemas ao corpo, mas trata-se de locais onde os sintomas tardam a aparecer. O consumo contínuo de alimentos gordurosos demora para contribuir na causa de arteriosclerose ou de infarto cardíaco ou para se transformar em obesidade, assim como o consumo de álcool causa efeitos retardados ao fígado, já que a cirrose não aparece no primeiro dia. Tais quadros custam para ser descobertos porque os sintomas também demoram a aparecer.

Um fumante não apresenta sinais de câncer na primeira tragada de um cigarro, mas a disfunção dos pulmões já se inicia e talvez demore cinquenta anos ou mais para surgirem sinais que levem a pessoa a investigar o que está acontecendo. O processo da dor não é diferente desses exemplos ou de muitos outros, em que o corpo infelizmente não nos avisa que algo não está funcionando como deveria.

Então pense: você quer esperar ter dor nas costas, adormecimentos das pernas, dores de cabeça ou outros sintomas para começar a cuidar de sua coluna e de seu corpo?

Não! Porque nessa fase os danos já serão irreversíveis, com degeneração permanente, afetando o funcionamento biomecânico da articulação, prejudicando a função do sistema nervoso e, consequentemente, dos órgãos e dos tecidos do corpo todo.

Tradicionalmente, a dor está dividida em dois grupos: dor aguda e dor crônica.

Dor aguda: resultado de danos nos tecidos, é, em geral, de curta duração. Seu desaparecimento gradual deve-se ao processo normal do corpo de autocurar-se. Geralmente a dor aguda tem uma causa identificável e seu propósito é desencorajar a repetição da atividade ou do fator que a está gerando, evitando danos mais sérios. A dor aguda pode ser causada por disfunção articular ou alteração de uma outra estrutura do nosso corpo e pode, um dia, reaparecer na forma de dor crônica.

Dor crônica: é aquela que persiste por seis meses ou mais. Muitas pessoas em condições crônicas têm sintomas por meses, anos ou décadas. A dor crônica pode resultar de uma lesão específica da coluna, após a qual esta não volta a funcionar corretamente, ou de condições médicas crônicas, como câncer, doenças autoimunes etc.

Para quem sofre de cronicidade, a dor pode aparecer sem nenhum motivo aparente, o que confunde a pessoa. Isso ocorre porque a dor crônica se deve à presença por muito tempo de seus fatores responsáveis, o que causa dor muito depois de o tecido começar a se machucar.

A dor crônica pode ser constante ou intermitente. Ela limita a atividade normal do cotidiano e, com frequência, provoca outras consequências, como perturbações do sono, redução no desempenho do trabalho, problemas financeiros e, até mesmo, dificuldades de relacionamento.

A dor crônica na coluna vertebral, na maioria dos casos, surge em decorrência de problemas biomecânicos, químicos ou emocionais, e não de tumores, infecções ou doenças sistêmicas e autoimunes.

É interessante notar que a alopatia funciona bem quando já há doenças instaladas, mas não atua com eficácia nas causas dessas doenças, bem como na prevenção de problemas estruturais e biomecânicos. Em outras palavras, poucos médicos trabalham com a prevenção de doenças, buscando as causas ou, simplesmente, se perguntando "*por quê?*".

Problemas biomecânicos da coluna vertebral que resultam em dor crônica são consequência de atividades e situações que comprometem o funcionamento normal da nossa coluna, como quedas, má postura ao dormir, sentar-se ou trabalhar e maus hábitos cotidianos adquiridos desde o princípio da vida e nunca corrigidos.

Problemas químicos que resultam em dor no corpo podem ter sido originados por ingestão inadequada de alguns alimentos (cafeína, açúcar, álcool, medicamentos etc.) e problemas emocionais, como estresse, alterações de sono e problemas psicológicos.

Você encontrará um resumo das causas mais comuns de dor neste livro, mas primeiro é imprescindível entender que só você pode controlar esses fatores.

Quando a dor crônica aparece, já se passaram meses, anos ou décadas de ações executadas inadequadamente, com muito tempo de disfunção. Ela pode ter surgido depois de uma dor aguda, que possivelmente desapareceu, fazendo você achar que tudo estava bem.

Isso me lembra o caso de alguns fumantes que, por muitos anos, pensavam que tudo estava bem e, de repente, um câncer agressivo no pulmão se manifestou. A causa da possível dor crônica da coluna, de origem biomecânica, tem de ser identificada e tratada muito tempo antes de começar a apresentar os primeiros sinais.

> Mito: Sou saudável porque me sinto bem

Saúde é um paradoxo interessante: é provavelmente a condição mais desejada no mundo, embora não seja totalmente compreendida. Se você perguntar a qualquer pessoa se ela quer ter "saúde", ela com certeza responderá "sim". No entanto, se pedisse a essa pessoa para lhe dar uma definição de saúde ou dizer o que significa ser "saudável", provavelmente descobriria que ela nunca parou para pensar sobre esse assunto. Talvez ela responda "saúde significa estar se sentindo bem".

Esse é, na verdade, o conceito da saúde para a maioria das pessoas: sentir-se bem. Contudo, há muitas pessoas que se sentem bem agora e estão muito doentes. Por isso, saúde representa algo a mais do que apenas se sentir bem: saúde é o estado de realmente estar saudável, ou seja, a mera ausência de sintomas não significa que você seja uma pessoa sadia.

Você poderia sentir-se bem, mas estar com um câncer ainda não detectado. Infelizmente, como você se sente não tem muita relação com sua saúde.

A dor pode salvar sua vida

É bom aprender a ser sábio na escola da dor.

Ésquilo

Quantas vezes, ao sentirmos uma indigestão, pensamos que isso pode ter alguma relação com a coluna? Se não há menstruação ou se estamos constipados, paramos para procurar a raiz do problema, que pode ser a coluna vertebral?

Esses órgãos e todo o organismo recebem a energia necessária para funcionar por meio dos impulsos que o cérebro envia e, para isso, é necessário que a informação corra pela medula e seja transmitida através dos nervos para os órgãos. Se entendermos isso, não será sensato considerar que um bloqueio nessa transmissão, em qualquer ponto do caminho, resulte em menos força e, consequentemente, em um mau funcionamento do órgão?

Adivinhe: qual o melhor lugar para surgir um bloqueio ou uma interferência? Isso mesmo, na coluna vertebral.

Por esse motivo, estômago, vesícula, órgãos sexuais, fígado, coração, pulmões, tireoide e rins não poderão funcionar 100% e, se seu corpo estiver desempenhando normalmente suas funções, você sofrerá de gastrite, prisão de ventre, enxaqueca, impotência, menstruação irregular e asma, entre outros sintomas que o avisarão de que algo não está bem.

Pode até ser que o problema independa da coluna ou esteja isolado no órgão, mas, como Hipócrates declarou em 300 a.C.: "Conheça a coluna, ela é a causa de muitas doenças". Não há região melhor para levantar como primeira hipótese de causa de dor do que a coluna vertebral, em particular no século XXI, quando o sedentarismo e o desgaste ósseo são vilões cada dia mais presentes.

Há muitos casos de doenças ou patologias no corpo humano que melhoraram depois de serem corrigidos problemas estruturais da coluna vertebral, pois qualquer órgão pode sofrer quando recebe menos impulsos nervosos do cérebro.

Estudo de Caso

Dona Sônia era uma paciente como centenas de outros que conheci em minha carreira. Depois de anos de dores crônicas fortes na região lombar, decidiu procurar a Quiropraxia. Durante a primeira consulta, ela também disse que sofria de forte constipação e que tomava remédios para esse sintoma, mas que eles não estavam melhorando o problema. Começamos a tratar a coluna lombar de Dona Sônia com ajustes quiropráxicos e massoterapia.

Na segunda sessão, ela voltou com muita raiva, dizendo que depois do primeiro dia de tratamento seu intestino havia soltado demais. Relatou que, após o primeiro ajuste, ela passou a ir ao banheiro duas vezes por dia, enquanto o "normal" era uma vez por semana. Expliquei que, na realidade, o normal seria ir ao banheiro duas vezes por dia e que a mudança era, sem dúvida, positiva; e que o ocorrido era resultado da descompressão dos nervos que saem da coluna e vão para os intestinos, devido aos ajustes quiropráxicos.

Ninguém gosta de sentir dores, gastrite ou constipação e a ingestão de medicamentos para tentar resolver esses desconfortos é pessoal. Mas, depois de tomar algum remédio para aliviar o sinal dado pelo corpo, não faz sentido procurar a raiz do problema? Não seria prudente investigar, uma vez que seu corpo avisou, por que ele fez isso?

Não só faria sentido, como seria prudente, pois nossa saúde é o recurso ou estado mais valioso que possuímos. Quantas atividades você realiza todos os dias sem se dar conta de como seria se não pudesse realizá-las? Talvez eu esteja parecendo um pouco pessimista, mas pense na dor e na angústia de alguém com prisão de ventre ou impotência. Imagine as frustrações na vida dessa pessoa, tanto físicas quanto psicológicas. Pense também: se o problema pudesse ser resolvido facilmente, apenas retirando a compressão dos nervos que vão para os órgãos sexuais masculinos ou para o intestino, não seria maravilhoso?

E, se os impulsos que vão do cérebro ao coração fossem impedidos, a partir de que ponto isso interferiria em seu funcionamento normal? Saiba que o primeiro sinal de problemas cardíacos, para muitos, é a morte. O nervo que vai da coluna ao coração é o nervo dorsal T2, ou seja, o segundo nervo da coluna torácica. Será que a má postura, uma queda ou uma colisão ocorrida muitos anos antes podem resultar em problemas estruturais (subluxação) nessa região e prejudicar o funcionamento do coração?

Se oferecêssemos a uma pessoa com problemas cardíacos e seus sintomas um remédio ou tratamento, você acha que ela escolheria tomar o remédio, diminuir o desconforto no coração e esquecer o problema? Claro que não! Uma pessoa prevenida correria para o cardiologista, procuraria a origem do problema e o trataria.

Se houvesse um medicamento para reduzir os sintomas do câncer, sem enfocar o tratamento dessa doença, você acredita que alguém o tomaria? Claro que não, porque isso só mascararia o problema e, em algum momento no futuro, a situação poderia ser muito pior.

Temos de nos perguntar, então, por que tomamos remédios cujo único propósito é apagar os sintomas e nos induzir a acreditar que estamos bem. Será que dor no estômago poderia ser um alerta sobre uma úlcera ou um alimento que deveríamos eliminar de nossa dieta, sobre problemas menstruais na adolescência, sobre cisto nos ovários ou infertilidade ou hipertensão, sobre um problema cardíaco potencialmente fatal no futuro? É uma surpresa descobrir, quando acontece, que uma simples gastrite se tornou um câncer de estômago, ou uma simples prisão de ventre, um câncer de intestino; que uma arritmia levou ao infarto, que problemas menstruais na adolescência levaram à infertilidade ou a um mioma. Talvez possa parecer um exagero, mas essas doenças necessariamente têm raízes. O corpo precisa de um motivo para manifestar sinais que se transformam em patologias.

Há algumas décadas, a maior causa de mortalidade era o envelhecimento, mas atualmente ele nem consta na lista dos dez fatores mais comuns. O que mudou, então, para que tantas doenças degenerativas fossem para o início da lista?

Um dos motivos poderia ser o fato de nos preocuparmos com a doença e os sintomas sem identificá-los ou procurar sua causa? A automedicação mascara os efeitos dos problemas em vez de solucioná-los; esse poderia ser um fator importante?

No entanto, são inquestionáveis as maravilhas que a medicina moderna faz ao tratar doenças graves, principalmente daquelas que, há alguns anos, teriam levado à morte. Não quero ser mal-interpretado quando falo sobre a confusão do propósito de alguns medicamentos e analgésicos. É indiscutível a sua necessidade para ajudar o corpo a acabar com muitas doenças e a lidar com dores insuportáveis, mas medicamentos não curam, somente o corpo humano pode fazer isso.

Volte a considerar agora os sintomas já mencionados: a agonia de uma prisão de ventre ou cólica menstrual, a sensação desagradável de indigestão ou gastrite, a dor ciática profunda e incapacitante ou simplesmente uma dor de cabeça. O que esses sintomas têm em comum para chamar nossa atenção? Que relação pode haver entre um sintoma de problemas estomacais e a dor nas costas? Em breve você saberá.

Quanto nos custa a dor?

Nos Estados Unidos, a dor crônica custa aproximadamente 10 bilhões de dólares por ano, o que leva o governo, as empresas e os planos de saúde a tentarem descobrir os efeitos da dor crônica em toda a sociedade.

Dor crônica da coluna lombar afeta quase 31 milhões de norte-americanos e é a causa mais comum de incapacidade em pessoas de até 45 anos.

Aproximadamente 40 milhões de norte-americanos sofrem de dor de cabeça crônica recorrente e 4 bilhões de dólares são gastos por ano em medicação.

Cinco milhões de norte-americanos estão parcialmente incapacitados por dor crônica da coluna e outros 2 milhões não conseguem trabalhar.

Dor lombar causa 93 milhões de dias de trabalho perdidos a cada ano.

A dor é a causa de 70 milhões de consultas médicas nos Estados Unidos por ano. Nesse período, 73 milhões de pessoas passam por algum trauma ou cirurgia em razão de dor intensa ou moderada.

Apesar de esses números se referirem aos Estados Unidos, as causas de dor crônica e o subsequente custo para a sociedade são universais.

Não há estatísticas precisas sobre o efeito da dor na população brasileira, mas, segundo especialistas, a situação não é muito diferente da de outros países.

O Conselho Regional de Farmácia de São Paulo (CRF-SP), em nota à imprensa sobre o trabalho da organização não governamental Aliviador (entidade sem fins lucrativos que se dedica ao fortalecimento das políticas públicas voltadas para o tema da dor), afirmou que:

- muitos tratamentos são ministrados de forma inadequada e muitos remédios e cirurgias são indicados sem necessidade;
- 52 milhões de brasileiros sofrem de doenças crônicas;
- 45% a 80% das consultas médicas feitas no Brasil são motivadas por alguma dor;
- a dor afeta 80% da população brasileira em algum momento da vida;
- 30% alegam dor nas costas, 20%, dor de cabeça e 15%, dor nas articulações.

No Brasil, os números são altos. Algo está errado!

Segundo o Estudo Máster de Dor, a maior pesquisa já feita no Brasil sobre o assunto, 22,3% dos pacientes com dor abandonam o emprego. Pesquisa realizada pelo Grupo de Dor da Universidade de São Paulo, além de confirmar essa porcentagem, mostrou que 95% dos pacientes de hospitais brasileiros tinham a carreira afetada pela dor. Já uma pesquisa do Datafolha, de 2001, revelou que, dos trabalhadores de São Paulo, 40% têm dor crônica, 62% já faltaram ao trabalho por causa da dor e 3,7 milhões de trabalhadores das indústrias paulistas apresentavam naquele momento alguma dor crônica.

Tendo em vista os altos custos da nossa sociedade e o severo compromisso com nosso bem-estar, devemos investigar mais a fundo e detalhadamente as atividades cotidianas de nossa vida, para verificar que ações repetidas diversas vezes todos os dias já representariam uma ameaça ao funcionamento articular e à integridade biomecânica do nosso corpo, se realizadas somente uma vez.

É elevado o número de pessoas em todo o mundo que sofrem de dores incapacitantes, que as impossibilitam de trabalhar e ter uma vida normal, porque, inconscientemente, exercem tarefas básicas mantendo-se em posturas inadequadas ou porque ingerem substâncias químicas.

É possível você relacionar a duração da sua dor crônica ou do sintoma resultante com a persistência de uma causa agravante? Chegou o momento de entender não somente sua dor, mas também a dor presente na vida de milhões de outras pessoas iguais a você no mundo inteiro!

Será que chegou o momento de você tentar compreender o que seu corpo está sentindo, vinculando esses sinais às suas atividades do dia a dia, em vez de focar na dor, tentando aliviá-la e tirá-la o mais rápido possível de seu caminho?

Dito de maneira mais simples: você é a única pessoa que deve ou pode seguir os passos necessários para a prática de comportamentos apropriados para a manutenção de sua saúde. Lembre-se de que os eventos e as atividades cotidianas são tão únicos quanto você, e é imperativo que relacione as instruções deste livro à sua vida.

As causas das dores crônicas não são um mistério. Temos as respostas na frente dos nossos olhos. Sem nenhuma intenção de prejudicar nosso corpo, mas por falta de entendimento e compreensão de como usá-lo corretamente, assim como nossa coluna vertebral, abusamos dele. Devemos a ele e a nossa saúde aprender como cuidar do corpo antes de apresentarmos danos irreversíveis.

Para algumas pessoas, a dor pode ser leve, quase imperceptível, enquanto para outras pode ser excessivamente aflitiva e incapacitante. Não importa a intensidade ou a duração da dor ou ainda o quanto ela o incapacita. O que importa é que qualquer dor é um sinal do corpo chamando nossa atenção para um problema. Se o problema é sério ou não, você só descobrirá quando investigar a verdadeira causa. Como as luzes de aviso do carro, que acendem quando o nível de óleo está baixo e chamam nossa atenção para um problema muito importante que precisa ser retificado, um problema que pode resultar consequências graves para o motor, caso seja ignorado.

Quando se trata do corpo e da coluna vertebral, muitos ignoram os avisos que surgem, achando que a dor é suportável e não tem, ainda, intensidade para suspender suas atividades. Isso não poderia estar mais longe da verdade, e o custo dessa negligência pode ser muito alto.

Saúde = 100% função

Saúde é seu corpo funcionando 100%

Você começa a perder a saúde quando seu corpo começa a funcionar menos que 100% corretamente. Como a maioria das patologias é degenerativa, há vários graus e fases na degeneração causada por uma doença. A dor e outros sintomas que nos avisam dessas condições são, com frequência, ativados apenas quando há muito menos que 100% da função normal.

Se você come algo estragado e seu corpo inteligentemente o rejeita pelo reflexo de vômito, você está sadio; talvez não se sinta muito bem nesse momento, mas essa reação é saudável e necessária. Pode-se dizer a mesma coisa da febre, do soluço ou da tosse: todos são sinais de que sua inteligência inata está atenta e funcionando corretamente. Nossa visão tradicional de "saúde" relaciona-se com a supressão dos sintomas e a solução de emergências em momentos de crise ou doença.

Segundo estudos do Departamento de Saúde e Serviços Humanos dos Estados Unidos (Department of Health and Human Services), 50% dos norte-americanos tomam pelo menos um medicamento e uma em seis pessoas tomam três ou mais tipos diferentes deles. Acima de 65 anos, cinco em seis pessoas ingerem pelo menos um medicamento e quase a metade delas toma três ou mais tipos diferentes.

As cifras seriam iguais ou piores no Brasil ou em outros países da América Latina, pois não têm legislação que exija receita médica para a compra da maioria dos medicamentos.

Agora, pense um pouco: se os sintomas não aparecem à toa, por que seu corpo os provocaria sem necessidade? Por que uma entidade tão inteligente e avançada como nosso corpo, que até hoje não entendemos exatamente como funciona, causaria dor de cabeça ou rigidez muscular? Será que está tentando nos avisar de algo importante? Esses sintomas mencionados e muitos outros, como gastrite, insônia, tontura, prisão de ventre, indigestão, arritmias, cólicas menstruais ou menstruação irregular, impotência sexual ou prostatites, problemas na tireoide, baço, fígado, coração, pulmão, cisto no ovário etc., não seriam sinais do corpo de que algo não está bem?

Pense que a dor e outros sintomas agem exatamente como a luz no painel do carro, que acende e pisca quando está faltando óleo ou gasolina. O que você faria nesse caso: apagaria a luz ou colocaria óleo ou gasolina? A resposta é óbvia, assim como deveria ser em nosso corpo. Por que é tão fácil tomar um analgésico para aliviar uma dor de cabeça? É verdade, a dor não é agradável, mas, se fosse, nunca faríamos nada para encontrar sua causa.

Se a hérnia de disco não causasse dor ciática e se não incapacitasse algumas pessoas, não faríamos nada para evitar que esse quadro progredisse: carregaríamos peso e não procuraríamos novas formas para exercitar e alongar nossa coluna, não prestaríamos atenção à boa postura e às ferramentas, como colchões e travesseiros, mais adequadas à nossa coluna.

Quantas pessoas morrem de infarto do miocárdio? Muitas! Segundo a Organização Mundial de Saúde (OMS), as doenças cardíacas são uma das principais causas de morte no planeta, representando aproximadamente 35% de todos os óbitos. No Brasil, são registrados anualmente 300 mil infartos e 77 mil resultam em morte, segundo a Sociedade Brasileira de Cardiologia (SBC).

O primeiro sintoma, em 80% dos casos de pessoas com doença cardíaca, é o infarto do miocárdio, e 50% dessas pessoas morrem como resultado do infarto.

Quantos dormem após um dia maravilhoso e, no dia seguinte, estão mortos? Se tivéssemos perguntado a essas pessoas, dois dias antes de sua morte, se tinham algum problema cardíaco, muitas diriam que não, baseadas apenas em como estavam se sentindo naquele momento, ou seja, a ausência de sintomas é o parâmetro para a ausência de doença.

Um dos dicionários médicos mais conhecidos, o *Dorland's*, define saúde como: "bem-estar mental, físico e social excelentes e não simplesmente a ausência de doença e enfermidades".

Saúde verdadeira é o bom funcionamento mental, físico e emocional de seu corpo. Se algo não está funcionando bem, você está doente. Então, o que controla o funcionamento de nosso corpo?

O cérebro e o sistema nervoso controlam as funções de cada uma das milhares de células e de cada um dos tecidos, órgãos e sistemas do organismo. Uma das chaves mais importantes para a boa saúde é um sistema nervoso em perfeito funcionamento.

Assim, sangue, pressão arterial ou pulso cardíaco são controlados pelo sistema nervoso; exames de sangue e aferição de pressão ou pulso cardíaco são dados interessantes, mas insuficientes para refletir seu real estado de saúde.

Tanto os batimentos cardíacos quando o funcionamento do sistema imunológico são controlados pelo sistema nervoso, bem como a secreção de hormônios, de enzimas e de neuropeptídeos. Sua inteligência inata depende de seu sistema nervoso para saber se tudo está funcionando corretamente.

Saúde significa que seu corpo está funcionando 100%, ou seja, está recebendo 100% dos impulsos nervosos ou mensagens transmitidos pelo cérebro aos órgãos.

Se, por algum motivo, apenas 90% dos impulsos do cérebro chegarem ao coração ou ao estômago, a pessoa estará 10% doente. Se houver um bloqueio entre o cérebro e a próstata, ou o útero, e somente 70% dos impulsos nervosos forem recebidos, esses órgãos estarão 30% doentes, ou seja, a pessoa não tem saúde, pois a saúde real é o funcionamento 100% correto de seu corpo.

Não é possível ter saúde quando um bloqueio impede a transmissão dos impulsos nervosos do cérebro para os órgãos, tecidos etc. Por isso, qualquer coisa que bloqueie essa transmissão entre o cérebro e o corpo será um grande problema.

Temos de parar de medir o estado de nossa saúde pela maneira como estamos nos sentindo ou pela nossa aparência.

Inteligência inata

O poder por trás da vida e da saúde

O verdadeiro conhecimento vem de dentro.

Sócrates

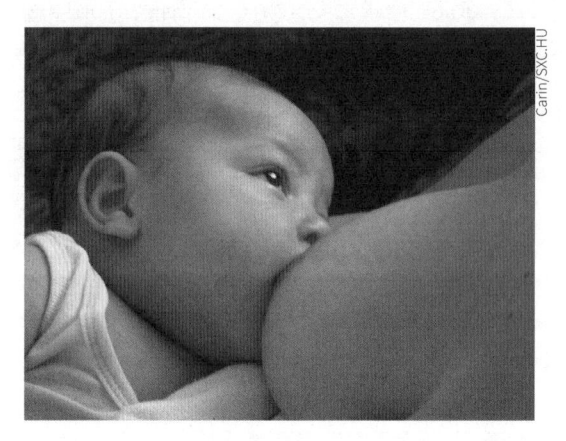

Um bebê já nasce sabendo como se alimentar

Como funciona nosso corpo? Até este momento, não existe nada no mundo, nenhuma máquina ou computador, que tenha uma complexidade semelhante à do nosso corpo. O ser humano já conquistou o espaço, pode se comunicar com o outro lado do mundo em um segundo e até ver imagens ao vivo via internet, mas ainda não entende completamente como funciona seu cérebro.

O que dirige nossas funções corporais e nossa saúde?

Todas as células dos tecidos biológicos têm uma extrema organização por trás do funcionamento de qualquer material biológico vivo, seja um organismo unicelular (como a ameba), um enorme organismo (como a gigantesca sequoia, que vive mais de 2 mil anos) ou organismos mais complexos (como os seres humanos).

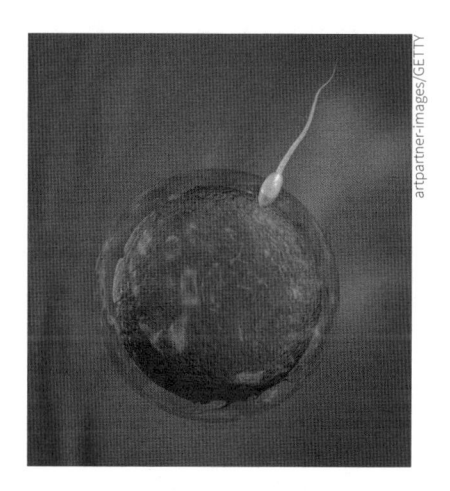

Esperma e ovo, fecundação

Desde que a célula masculina (espermatozoide) e a célula feminina (óvulo) se juntam no momento da concepção, há uma inteligência que processa a ordenação do desenvolvimento da célula, fazendo-a dividir-se em duas, quatro, oito etc. Essa inteligência é o motor que permite que nosso corpo funcione até o final de nossa vida. Essa é a *inteligência inata*, que nasce conosco e acompanha nosso crescimento até nossa morte. Ela está, inclusive, trabalhando neste momento, enquanto você lê este livro, porque seus olhos estão transmitindo imagens ao seu cérebro, onde cada palavra é decifrada automaticamente.

Ela é também responsável pela sensação de fome, quando seu corpo necessita de alimento, ou pela sensação de sono, quando o que ele precisa é de descanso, e, claro, responsável pelas dores e pelos sintomas quando seu corpo não está funcionando 100%.

Todos esses processos são inconscientes, ou seja, mesmo que você quisesse controlar essas funções, seria impossível. Sua inteligência inata é mais poderosa do que você ou sua consciência. Ela só para de funcionar quando você morre.

Como essa inteligência inata fica armazenada? Voltemos à concepção e à formação do embrião. Quando a célula começa a se dividir e a se desenvolver, há uma organização que predetermina a ordem e a posição de todos os nossos órgãos, membros e estruturas. O primeiro órgão a se desenvolver é o cérebro, pois é o responsável por todas as nossas funções e atividades.

Para que se forme um sistema de comunicação entre o cérebro e os órgãos, o sistema nervoso é gerado durante o desenvolvimento do embrião. O cérebro e o sistema nervoso são os responsáveis por transmitir a todas as partes de seu corpo a inteligência inata, que permanece trabalhando e cuidando de cada detalhe do funcionamento do organismo para mantê-lo vivo. Não temos de ensinar nosso corpo como ele deve funcionar, pois, simplesmente nascemos com a inteligência inata que faz isso.

Inata significa "de dentro", e essa inteligência é responsável, entre outros itens, por:

- direcionar o crescimento;
- regular as funções corporais, como pressão sanguínea, secreções, menstruação, fome e cansaço, todos os órgãos e todos os processos metabólicos;
- proteger-nos, controlando o sistema imunológico, que causa febre quando há organismos que ameacem o organismo; rejeitar comida estragada pelo reflexo de vômito; curar lesões, como lacerações e fraturas etc.;
- causar dor quando é essencial e aliviá-la quando não há mais necessidade, bem como inflamar coluna e órgãos quando é necessário e desinflamá-los quando não há mais ameaça;
- causar contratura muscular quando é preciso proteger parte do corpo e relaxar a mesma tensão muscular quando não há mais risco de danos.

Dor, inflamação, tensão muscular e outros sintomas, como sede, fome, adormecimento, formigamento, falta de força, câimbra, vertigem, arritmia, zumbido e calafrios, são avisos de nossa inteligência inata de que há problemas em nosso corpo que necessitam de atenção.

Adaptação

Nosso corpo tem uma capacidade incrível de adaptar-se a diversas condições.

Muitas formas de estresse ameaçam nosso equilíbrio físico, químico ou emocional, desde bactérias, vírus, fungos e células cancerígenas (que se reproduzem de forma irregular e estão constantemente aparecendo em nosso corpo) até poluição e substâncias químicas, lacerações e traumas, excesso de trabalho, filhos, escola, casamento — e você deve se adaptar a todas elas.

Se não houvesse adaptação, em um dia de verão intenso seu cérebro ferveria, ou congelaria em uma noite de inverno, e cada inalação resultaria em infecções massivas.

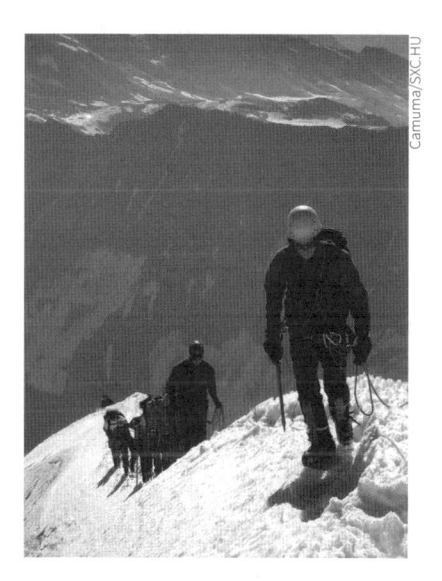

Apesar dos baixos níveis de oxigênio em alturas extremas, nosso corpo se adapta para transportar oxigênio

Embora a adaptação seja vital para que nosso corpo mantenha a homeostase (equilíbrio dinâmico), há um lado negativo nesse sistema de adaptação, pois o corpo se acostuma a determinadas situações que ameaçam o equilíbrio de nossa homeostase e, inclusive, de nossa coluna vertebral.

Agora que sabemos que a *dor* e os *sintomas* são alarmes de nosso corpo para algo que está ameaçando nosso bem-estar, torna-se óbvio que seria prejudicial à nossa saúde se nosso corpo não nos avisasse. Quando o corpo se adapta a um estímulo danoso, este para de provocar a dor e os sintomas.

Quando colocamos nossa coluna em uma posição anormal, recebemos um aviso em forma de fadiga, dor ou rigidez. Isso pode parecer negativo, mas é a maneira que nosso corpo encontra para nos avisar quando a posição é desagradável.

Que chance nosso corpo tem, se desconsideramos os sinais que tentam provocar uma mudança da postura inadequada para a correta?

Quando a pessoa também não toma medicação e a dor se mantém por mais tempo, o corpo adapta-se, pois o cérebro interrompe os sinais, já que não estão ajudando no funcionamento normal do corpo. No entanto, depois que passam essas fases, podem decorrer anos ou décadas até que a dor ou outros sintomas reapareçam e, muitas vezes, quando isso acontece, o corpo já apresenta degeneração irreversível, como osteoartrose ou hérnia de disco.

Os sinais significam que seu corpo está lutando para recuperar a saúde e o equilíbrio. Como disse de forma concisa e exata um ganhador do prêmio Nobel:

> *Saúde ótima é um processo de adaptação contínua*
> *aos micróbios, irritações, pressões e problemas que*
> *diariamente desafiam o ser humano.*
>
> René Dubos

Por ser uma máquina, nossa coluna consegue operar de maneira aparentemente bem e, ao mesmo tempo, de forma inadequada, incorreta. Por ser muito resistente, pode também se degenerar lentamente, devido a problemas estruturais.

Em relação ao nível químico, nosso corpo é capaz de ingerir comida inadequada por anos e anos e continuar funcionando bem, ao menos aparentemente. Da mesma maneira que gasolina é o combustível de um carro, alimentos adequados são o combustível de nosso corpo. Ninguém duvidaria dos efeitos prejudiciais de usar diesel em um carro movido a gasolina. Funcionaria mal por certo tempo e eventualmente o motor pararia.

Comemos o que agrada nosso paladar ou o que sacia nossa fome, sem considerar o que realmente nosso organismo precisa para funcionar otimamente.

O estresse no trabalho, problemas emocionais mal resolvidos e traumas podem se acumular em nosso corpo por anos, prejudicando sua função, frequentemente sem sintomas perceptíveis.

Dor de cabeça, no pescoço, no peito e insônia podem ser decorrentes de problemas emocionais cujas consequências podem ser danosas.

> Mito: Não sinto mais dor, então meu problema se resolveu

Esse raciocínio é a razão de termos maus hábitos repetidos ao longo de anos e décadas, resultando em condições degenerativas. Se esperarmos a dor aparecer para sabermos se existem problemas ou não, estaremos realmente "jogando com a sorte".

Como usamos nossos poderes de adaptação para não sentir dor

Além dos mecanismos inatos de adaptação de nosso cérebro para suprimir a dor, há outros fatores que controlamos conscientemente que também impedem a capacidade de nosso corpo de nos avisar quando há problemas ou ameaças à saúde. No entanto, há muitos outros efeitos que, enquanto parecem fazer "mágica" em nosso corpo, na verdade interferem nos processos naturais, intenções e desejos de nossa inteligência inata. Ao adotarmos essas medidas, devemos ter em mente que nosso corpo talvez não seja capaz de se expressar e nos avisar se existem problemas e ameaças à nossa saúde. Alguns desses fatores são:

- usar medicamentos, como analgésicos;
- ingerir álcool;
- ingerir alimentos processados artificialmente como produtos com conservantes, corantes ou estabilizantes artificiais;
- privar-se de sono;
- submeter-se a condições emocionais como estados depressivos;
- respirar ar contaminado;
- ingerir água impura;
- privar-se de alimento;
- privar-se de água;
- privar-se de oxigênio.

Incapacitado de se expressar, o corpo fica dominado por variáveis danosas que normalmente resultam em patologia, reduzindo a expectativa de vida e, obviamente, nosso bem-estar.

Questionário — Saúde da sua coluna

Há três categorias de causas principais de dores nas costas e sintomas associados, mas, em muitos casos, esses avisos são uma combinação dos três, por isso você deve estar atento a todas as perguntas de cada categoria, a fim de receber a resposta mais clara e apropriada para seu problema. A resposta das perguntas a seguir o ajudarão a descobrir a natureza da causa de sua dor.

- Seu colchão é mole ou velho?
- Seu travesseiro é mole ou velho?
- Você dorme de barriga para baixo?
- Passa muito tempo de seu dia sentado?
- A dor é aliviada quando você caminha? Mover-se torna a dor pior do que quando está sentado?
- Faz algo na academia ou em seu exercício que provoca a dor?
- Usa laptop?
- Tem um sapato que sempre gasta mais que o outro?
- Fez uma atividade física diferente?
- Viaja muito?
- Sua vida é sedentária?
- É difícil manter-se constantemente com boa postura?
- Faz uma atividade regular que força a coluna?
- Já sofreu um acidente ou trauma anos ou décadas atrás?
- Mantém uma postura sustentada por muito tempo (por exemplo, em seu trabalho ou na frente da TV)?
- Tem um ombro ou quadril mais baixo que o outro?
- Usa constantemente sapatos de salto alto?
- Toca algum instrumento musical?
- Fica deitado enquanto assiste à TV?
- Sente alguma dor quando dirige?
- Mastiga chicletes frequentemente?

Se você respondeu "sim" a uma ou mais perguntas, ver "Causas estruturais" (p. 55).

Com exceção da dor aguda sentida quando caímos e sofremos um trauma ou acidente, os problemas estruturais em geral são desencadeados ao longo do tempo e consistem em maus hábitos posturais desenvolvidos durante anos.

Químico

- Você fuma?
- Tem prisão de ventre/constipação?
- Sofre de diarreia?
- Sofre de gases?
- Sofre de indigestão, refluxo, azia ou arrotos?
- Ingere álcool regular ou excessivamente?
- Toma medicamentos ou drogas ilícitas?
- Ingere açúcar?
- Bebe muito café ou refrigerante?
- Sente sede frequentemente durante o dia ou noite?
- Toma suplementos vitamínicos?
- Alterou sua dieta recentemente ou seguiu uma dieta diferente por algum tempo?
- Há alimentos que lhe causam dor de cabeça, insônia, reações na pele ou qualquer outra reação adversa?

Se a resposta foi "sim" a uma ou mais perguntas, pode ser que seu corpo esteja reclamando do "combustível" que você está ingerindo. (Ver "Causas químicas", p. 191).

Dores nas costas e outros sintomas desagradáveis no corpo podem ser provocados pelos efeitos prejudicais da ingestão de alimentos ou substâncias nocivas, que, além de causarem uma série de problemas com outras substâncias do nosso corpo, podem afetar seriamente o funcionamento dele e, consequentemente, a sua saúde.

Se você alterou sua dieta recentemente ou ingere algum alimento nocivo por tempo prolongado, deve considerar que algum problema químico pode ser a raiz do seu mal-estar.

Emocional

- Você dorme mal? Seu sono não é de boa qualidade e sua duração é inadequada?
- Sente-se estressado?
- Trabalha mais de dez horas diárias?
- Tem problemas financeiros?
- É nervoso ou ansioso?
- É temperamental?
- Sofre ou já sofreu de depressão?

- Sua dor faz que se sinta estressado ou deprimido?
- Tem problemas ou traumas emocionais mal resolvidos?
- Alguém de sua família está doente ou faleceu recentemente?
- Sente-se mais feliz no fim de semana ou durante a semana?
- Está infeliz em seu relacionamento?
- Está infeliz em seu trabalho?

Se você respondeu "sim" a uma ou mais perguntas, veja "Causas emocionais" (p. 219).

Muitas pessoas encontram dificuldades em aceitar que a causa de suas dores e sintomas pode estar vinculada ao estresse ou aos problemas emocionais.

A maneira como nosso corpo reage aos efeitos de estresse e problemas emocionais pode ser realmente dolorosa.

Quando você deve procurar urgentemente um médico

Dores nas costas e outros sintomas relacionados à coluna vertebral são avisos de problemas que geralmente não passam de perigo imediato, mas que também podem ser resultados de processos mais sérios, como tumor, infecção ou doenças em outras regiões do corpo. Nunca ignore a dor ou outro sintoma se houver características como:

- presença de febre;
- dor intensa e súbita que aparece sem motivo óbvio;
- dor que acorda você durante a noite;
- emagrecimento acentuado sem motivo óbvio;
- dor de cabeça forte e repentina acompanhada de dor forte na nuca ao flexionar o pescoço (ao olhar para baixo);
- perda de consciência sem explicação;
- perda do controle da bexiga, intestinos ou órgãos sexuais mais ou menos no mesmo momento em que começou a dor da coluna lombar;
- história pessoal ou familiar de câncer (especialmente da próstata, seio, pulmão, pâncreas, tireoide, útero ou intestino).

Parte 3

Causas de dores nas costas

As causas de dores nas costas podem ser classificadas, na maior parte das vezes, em três categorias principais:

- **Estrutural**: envolve a estrutura (esqueleto e coluna vertebral); afeta a função do corpo, comprometendo o alinhamento da coluna e a preservação da postura correta, extremamente importantes para a estrutura desempenhar sua função. Enfatiza-se a existência e influência de subluxações vertebrais (disfunção articular da coluna vertebral).
- **Emocional**: envolve fatores psicológicos como: traumas psicológicos, estresse e alteração de sono, comprometendo os equilíbrios hormonal, bioquímico e imunológico, ou seja, a função normal do nosso corpo. Manifesta-se na forma de dor e/ou outros sintomas.
- **Química**: envolve a indigestão de elementos nocivos que impedem a função normal do organismo, também provocando dor e outros sintomas.

Quando você compreende a causa de sua dor, pode começar a solucionar o sintoma e ficará surpreso ao perceber quanta influência você realmente tem sobre sua dor, vendo como é fácil solucioná-la apenas focando a causa e perguntando-se *"por quê?"*.

Após muitos anos de trabalho e busca pelas raízes de dores e sintomas da coluna vertebral, reconheci algumas perguntas básicas para identificar a causa do problema.

Sempre perguntei *"por quê?"* na tentativa de localizar a causa e não me distrair e focar somente nas dores e nos alertas enviados pelo corpo.

Causas estruturais

O cérebro — Onde está armazenada a inteligência inata

O cérebro é o gerador da energia necessária para nosso corpo funcionar corretamente. Por isso, é ele que nos mantém vivos; é o "quartel-general" (ou centro de operações) do corpo; é o órgão mais importante.

Para que a energia chegue a todos os órgãos e partes do corpo, ela precisa ser conduzida por algum instrumento. Assim como a eletricidade é conduzida por fios ou cabos, o impulso elétrico é transmitido ao corpo pelo sistema nervoso.

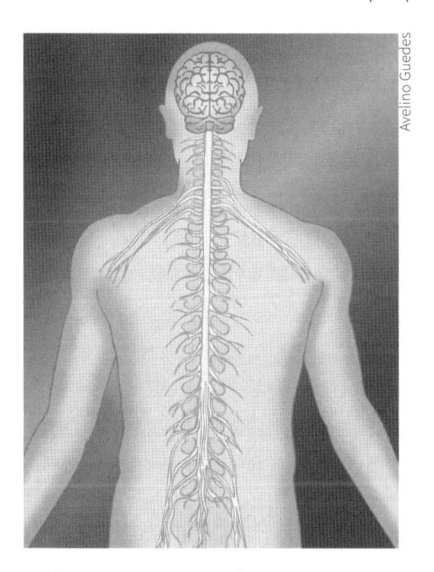

Nosso mestre... o sistema nervoso

Todas as funções do corpo recebem impulsos nervosos (mensagens) do cérebro. Esses impulsos correm pela medula, que se encaixa na coluna vertebral. Pequenas aberturas (os forames intervertebrais) permitem a passagem dos nervos, que levam essas mensagens ou impulsos vitais a todos os tecidos do corpo.

As vértebras movem-se, permitindo que a coluna vertebral tenha mobilidade, o que significa que, ao saírem do lugar, podem estreitar a abertura (forame) e pinçar o nervo, inflamando a raiz.

Ser privado de toda a energia que seu cérebro gera deixaria o corpo morto; da mesma forma, privar uma parte do corpo dessa energia faz que essa parte morra. Portanto, se alguma parte do corpo receber um fluxo reduzido de energia, essa parte se manterá viva, mas funcionará precariamente e ficará sujeita à degeneração.

A coluna vertebral

A palavra *coluna* tem origem grega e significa apoio e proteção.

Para entender como a energia da vida e a nossa saúde podem ser reduzidas, é necessário reconhecer a relação entre o sistema nervoso e as estruturas ósseas que o protegem. Um órgão tão importante quanto o cérebro, precisa de uma fonte de proteção, da mesma forma que um computador conta com uma boa proteção da sua memória. Essa é a função da caixa craniana, revestida por uma camada óssea de 4 mm a 6 mm de espessura, muito dura e resistente.

Se pensarmos no cérebro como uma central telefônica, a linha principal de comunicação será nossa medula, que sai da base do cérebro e desce até a altura da coluna lombar. A medula contém milhões de fibras nervosas que levam a informação e a inteligência inata do cérebro ao corpo.

Obviamente, a medula tem de ter uma proteção óssea, pois o tecido biológico é tão delicado quanto o do cérebro. Assim como o crânio envolve e protege o cérebro, a coluna vertebral envolve e protege a medula. A coluna vertebral, no entanto, tem mais uma importante função: permitir o movimento e a mobilidade do corpo, enquanto o sustenta em pé.

A coluna vertebral é uma estrutura perfeita do ponto de vista da engenharia. Imagine um prédio, que sustenta o peso e protege todas as salas e instalações interiores, mas que, ao mesmo tempo, tem de se movimentar. Nossa coluna vertebral consegue fazer isso. Se o osso em volta da medula fosse sólido e rígido como o crânio, não poderíamos nos movimentar, dobrar ou ter o movimento livre de que precisamos. As vértebras permitem que isso ocorra, além de proteger a delicada medula.

Cervical

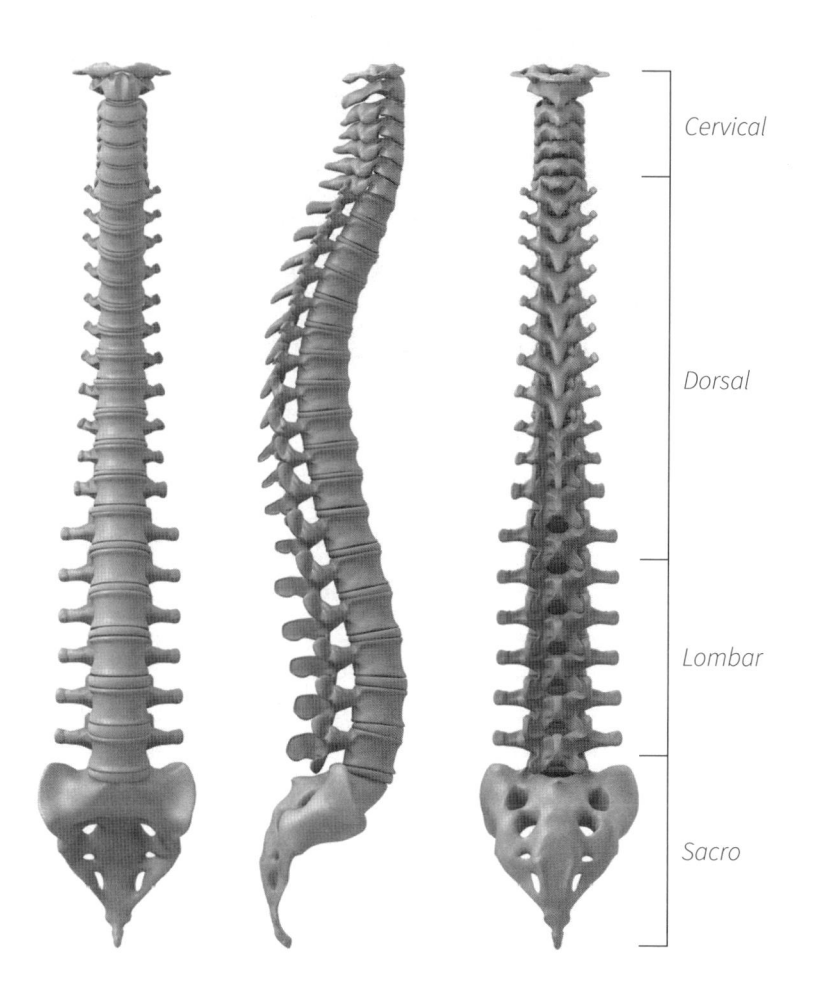

Dorsal

Lombar

Sacro

Desenho da coluna mostrando as regiões cervical, dorsal e lombar e sacro em perfil e frontal

A coluna está dividida em quatro regiões: cervical (pescoço), com sete vértebras; torácica ou dorsal, com doze; lombar, com cinco; e sacral, com cinco vértebras fundidas com o cóccix, que tem três ou quatro vértebras unidas.

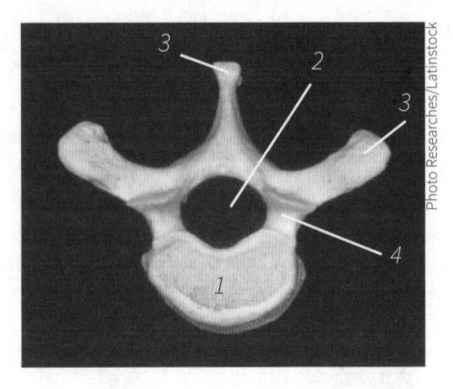

Vértebra

As 24 vértebras móveis da coluna (das regiões cervical, dorsal e lombar) têm formas diferentes, mas algumas estruturas em comum:

1. parte anterior arredondada, chamada corpo vertebral;
2. orifício oval, por onde passa a medula, denominado canal vertebral;
3. região posterior formada por três processos, dois laterais (chamados processos transversos) e um posterior (chamado processo espinhoso), que variam de tamanho e forma conforme a região e orientam o movimento da coluna, pois neles são inseridos os músculos espinhais;
4. forame intervertebral, por onde passa a saída das raízes nervosas, encaixando perfeitamente as vértebras umas em cima das outras.

Esse forame é afetado diretamente pelos desalinhamentos vertebrais ou pelas alterações nos discos intervertebrais. Quando essa abertura diminui, há uma interferência na transmissão dos impulsos nervosos, e a comunicação entre o cérebro e todos os tecidos e células do corpo fica debilitada.

O efeito do fechamento do forame intervertebral, causando inflamação ao redor da raiz nervosa, pode ser comparado ao ato de pisar em uma mangueira de água. O fluxo de água diminui e o efeito é sentido longe do local comprimido: no caso da mangueira, no orifício por onde a água sai; no caso do corpo, nos órgãos, tecidos ou células que recebem impulsos nervosos do nervo comprimido.

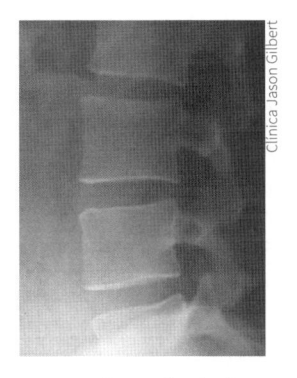

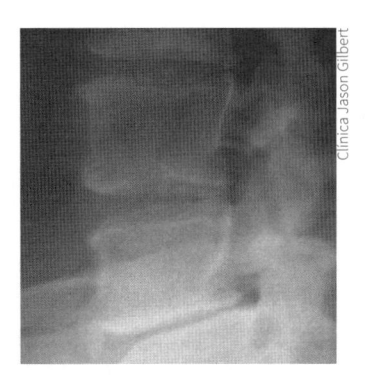

Radiografia do forame intervertebral aberto e diminuído

O disco intervertebral é uma almofada de cartilagens que une um corpo vertebral ao outro. É formado por duas partes: uma porção externa fibrosa (anel fibroso-1) e uma porção interna mais gelatinosa (núcleo pulposo-2). O núcleo pulposo, que consiste em 80% a 90% de água na adolescência, absorve a carga e a transfere para o anel fibroso.

O forame intervertebral e o disco intervertebral protegem muito bem a saída nervosa, preservando a integridade da articulação e propiciando mobilidade, proteção e sustentação.

Essas funções podem ser desempenhadas em conjunto por causa do desenho engenhoso da coluna e suas articulações, em que há um perfeito alinhamento entre todas as vértebras. Só com esse alinhamento os nervos conseguem sair da coluna sem nenhum impedimento, pois os forames intervertebrais permanecem abertos em ambos os lados, fornecendo o máximo de mobilidade e usando todo o seu potencial.

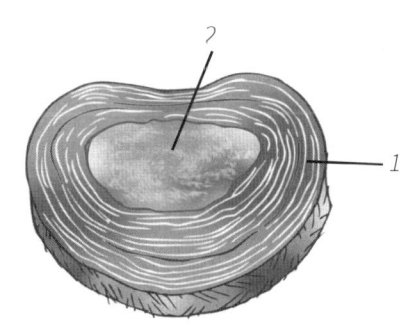

Disco intervertebral

Empenhamo-nos em dezenas de atividades todos os dias que podem forçar ou puxar um desses ossos para fora — desde posturas inadequadas ao dormir, sentar ou trabalhar até incidentes como quedas, traumas ou acidentes.

Nossa coluna vertebral tem dois propósitos importantes (mobilidade e proteção), e seu desenho indica que o funcionamento normal depende da preservação de ambos.

O fato de a coluna vertebral ser uma estrutura móvel significa que as vértebras também podem se mover para fora de seu lugar, fora do alinhamento normal da coluna, o que acaba comprometendo o segundo propósito da coluna, que é proteger o sistema nervoso.

Um sistema nervoso sem proteção representa grande ameaça à saúde de nosso organismo, pois ele é a principal forma de comunicação entre o cérebro e o corpo.

Subluxação

Um bloqueio potencialmente perigoso

Uma subluxação ocorre quando um osso (vértebra) da coluna vertebral desliza de sua posição normal e trava fora da posição e do alinhamento normal. Não está fraturada, quebrada ou luxada, mas somente travada fora do lugar.

A subluxação não é uma entidade médica, por isso, não é reconhecida pela medicina. Em um laudo radiográfico da coluna não constará subluxação e raramente se fará alguma menção ao seu alinhamento, em especial se ele é aparentemente ligeiro. Isso se explica pelo fato de o médico ser especialista em tratar e identificar as patologias e, consequentemente, buscar problemas patológicos da coluna vertebral, indicando medicações e até mesmo cirurgia. No entanto, uma subluxação pode ser facilmente identificada em uma radiografia por um quiropraxista.

Decorrido algum tempo após a subluxação de uma vértebra, o nervo intervertebral invariavelmente ficará irritado, causando inflamação ao redor e prejudicando nossa saúde.

Subluxações atuam como curtos-circuitos que privam os tecidos e os órgãos do corpo da inteligência inata. O resultado é a alteração de uma função, como falta de força, eventuais enfermidades e morte dos tecidos. Daí a importância de as subluxações serem corrigidas tão logo aconteçam.

Infelizmente subluxações vertebrais podem estar presentes por anos ou décadas sem que a pessoa tenha consciência. Isso ocorre porque nem sempre as subluxações resultam em dor ou em sintomas imediatos.

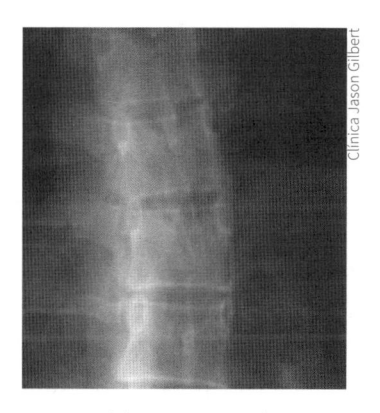

Subluxação vertebral

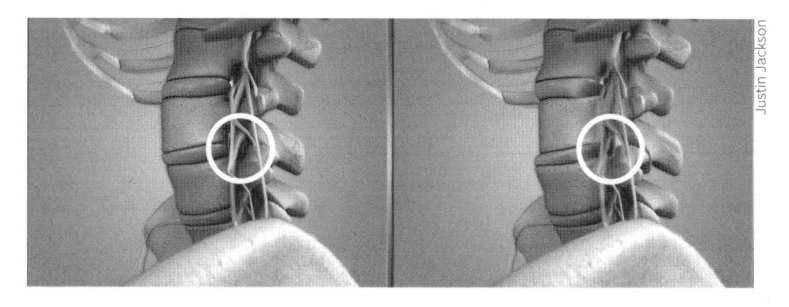

Desenho de articulação normal e subluxação em perfil

É interessante ressaltar que, na medicina, se uma criança se apresenta a um médico com uma escoliose (p. 76), patologia em que a coluna está desalinhada e com várias subluxações, comprometendo o funcionamento normal do sistema nervoso, o caso é levado muito a sério. O médico pede radiografia a cada três meses para examinar a curva, pois sabe dos possíveis riscos que isso pode acarretar a órgãos como o coração, o pulmão e o estômago no futuro.

Coletes que guiam o crescimento ou impedem a piora da curva, ou cirurgia, em que existe a colocação de barras de metal, são soluções eficazes para manter a integridade do sistema nervoso, livre de compressão na altura da coluna vertebral.

Se a subluxação estiver presente por muito tempo pode resultar em desgaste permanente de elementos que absorvem o impacto na nossa coluna vertebral, o disco ou o osso, comprometendo o funcionamento e aumentando a carga sobre as vértebras e as articulações.

Consequências estruturais da subluxação

As consequências da subluxação são:

- enfraquecimento das fibras do anel fibroso;
- desidratação do disco;
- desgaste ósseo, osteoartrose, crescimento de osteófitos (bico de papagaio) em locais de maior carga;
- desgaste do disco (protrusão ou hérnia);
- redução do tamanho do forame intervertebral (quando essas mudanças resultam em interferência na transmissão de impulsos nervosos, o efeito varia segundo a altura da coluna vertebral afetada);
- encurtamento muscular e ligamentar;
- fibrose dos tecidos moles ao redor.

Desgaste ósseo

Ocorre quando áreas da vértebra ou da articulação são sobrecarregadas por muito tempo. A resposta do corpo é a deposição de cálcio (calcificação) na região afetada, seja na articulação intervertebral, seja nas margens das vértebras, processo chamado osteoartrose, também conhecido como osteófito ou bico de papagaio (na radiografia se parece com o bico de papagaio).

A calcificação pode ocorrer em ligamentos e, com menos frequência, em tendões. Ela é a estratégia adotada pelo corpo para fechar o movimento da articulação afetada, pois considera que o funcionamento está sendo comprometido e pode parar totalmente o movimento. Tal processo pode demorar décadas e uma das causas prováveis são nossas primeiras quedas, quando estamos aprendendo a andar.

Como a dor, o adormecimento e outros sintomas, a osteoartrose é um efeito de um problema principal. Muitas pessoas que sofrem de dor e também têm osteofitose (bico de papagaio) acreditam que a dor é causada pelos osteófitos, o que, em geral, não é o caso (a não ser que o osteófito esteja tocando diretamente o nervo ou a medula, o que pode ser identificado por ressonância magnética ou tomografia computadorizada).

Assim como os anéis de uma árvore podem ajudar a identificar sua idade, o tamanho do osteófito ajuda a identificar há quantos anos a articulação tem seu funcionamento comprometido.

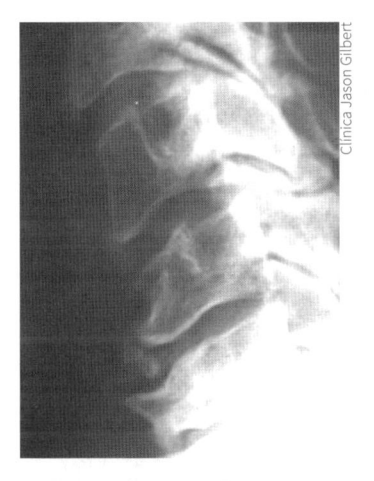

Radiografia de artrose (osteófitos) na região cervical

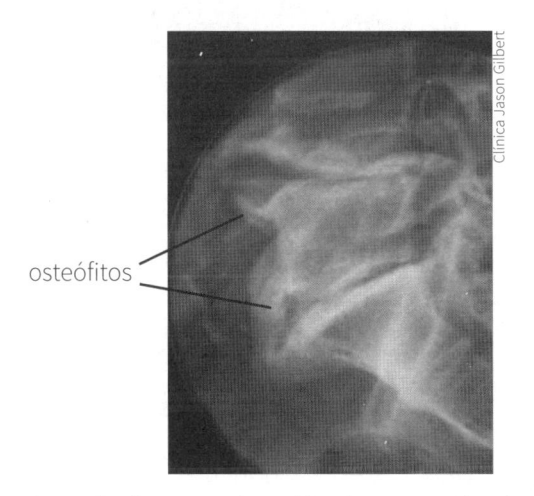

osteófitos

Radiografia de artrose (osteófitos) na região lombar

Muitos pacientes chegam ao consultório com dor de pouca duração (às vezes de dias), mas as radiografias mostram que o desgaste ósseo, na forma de osteofitose, data de duas, três ou quatro décadas. Infelizmente, às vezes já é muito tarde e os danos são irreversíveis.

Desgaste do disco

Infelizmente, quando a carga é excessiva por um período de tempo relativamente prolongado, as fibras do anel fibroso enfraquecem, permitindo a migração do núcleo pulposo. Trata-se de uma consequência óbvia, se lembrarmos que ele é em sua maioria composto por água. Essa migração pode se manifestar por protrusão discal (migração parcial) ou hérnia de disco (núcleo sai da margem do disco e compromete potencialmente estruturas neurológicas).

A alteração do disco acarreta sérios riscos à integridade do forame intervertebral e, consequentemente, do nervo, podendo comprometer o sistema nervoso ou levar à redução do tamanho do disco em virtude da desidratação. Isso também acontece quando a carga no disco é excessiva por muito tempo, promovendo a saída de água do disco. A subluxação vertebral é uma das principais causas dessas perturbações no disco intervertebral.

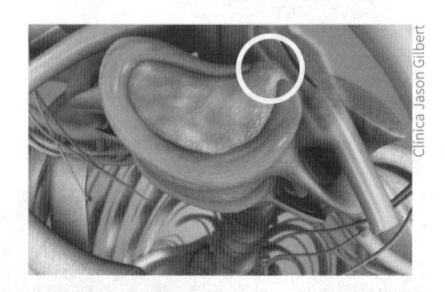

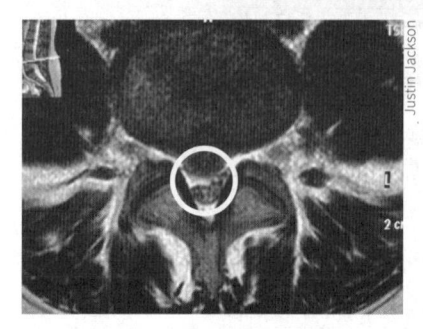

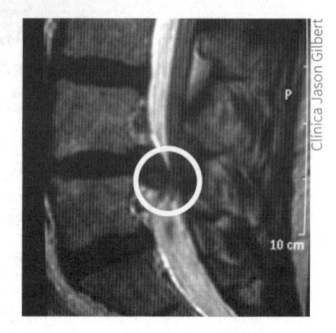

Hérnia de disco. Desenho e imagens de ressonância magnética

Mito: Tenho hérnia, então estou condenado ao sofrimento

Como no caso do desgaste ósseo, a maioria das pessoas com degeneração discal é assintomática, porque o sistema nervoso ainda não está comprometido, ou seja, não há compressão sobre os nervos decorrente da degeneração do disco.

Estudo feito em 1994 pelo *New England Journal of Medicine*, um dos periódicos médicos mais conceituados do mundo, apresentou 98 pessoas assintomáticas (sem dor ou outro sintoma) submetidas a um estudo de ressonância magnética: 64% delas apresentavam degeneração do disco e 28%, hérnia de disco. A degeneração geralmente indicaria dor e condições sérias da coluna, mas, nesse grupo, nenhum indivíduo apresentava dores nas costas.

Quem sofre de dores nas costas e tem hérnia de disco pensa que a hérnia ou a protrusão é a causa da dor. No entanto, é mais lógico reconhecer que a degeneração, assim como a dor, é resultado da disfunção articular causada pela subluxação. Já nos casos em que a degeneração do disco está muito avançada, comprimindo as estruturas neurológicas, esta se torna uma fonte de dor independente.

Muitas pessoas sofrem com dores e adormecimentos nos membros por anos, mas só começam a se preocupar quando uma ressonância magnética constata hérnia de disco, embora a intensidade da dor não tenha se acentuado. Nesse caso, a hérnia esteve presente por algum tempo, mas a subluxação que a causou era mais antiga ainda. Por isso insistimos para que as subluxações sejam corrigidas tão logo ocorram.

Desgastes dos discos podem ocorrer em qualquer ponto da coluna, mas o mais comum é nos segmentos C5-C6 e C6-C7 na região cervical e L4-L5 e L5-S1 na região lombar, pois essas regiões são mais sobrecarregadas e estão mais sujeitas a subluxações em razão das curvas da coluna vertebral.

As dores causadas pelas subluxações podem salvá-lo! Se prestarmos atenção à dor e à causa da subluxação, esta pode ser corrigida e sua causa, identificada e evitada. Se você realmente tiver sorte, suas dores aparecerão antes de ocorrer o desgaste permanente.

Sintomas da subluxação

Alguns dos sintomas relacionados à subluxação são:

- nenhum;
- dor (presente ou não);
- dor de cabeça;
- dor no pescoço (cervicalgia);
- adormecimento e formigamento dos membros;
- dor na nuca ou entre os ombros;
- dor dorsal (dorsalgia);
- dor lombar (lombalgia);
- dor ciática;
- rigidez;
- dificuldade de obter e manter a postura correta;
- estalos na coluna;

- insônia;
- gastrite;
- vertigem;
- zumbido;
- e outros.

A seguir, apresentamos um quadro do sistema nervoso com suas regiões e respectivos efeitos das subluxações.

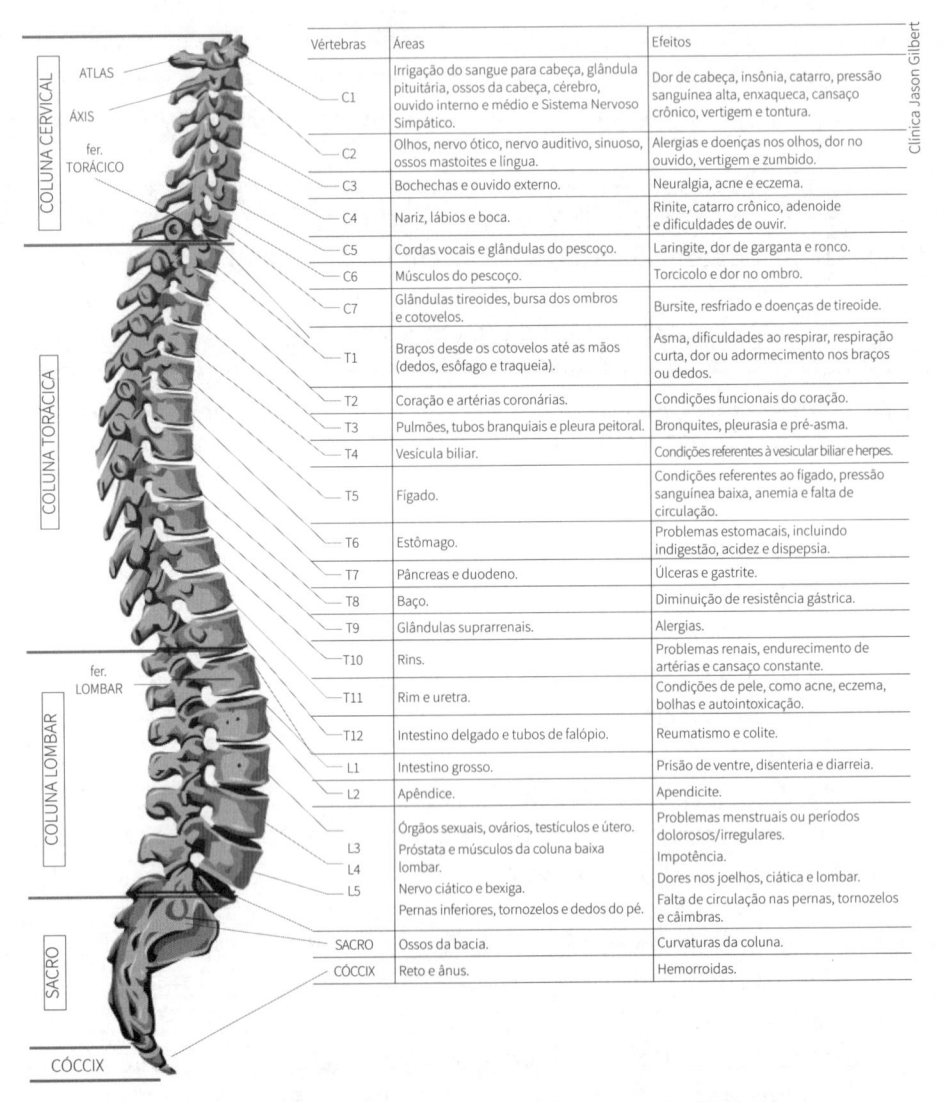

Vértebras	Áreas	Efeitos
C1	Irrigação do sangue para cabeça, glândula pituitária, ossos da cabeça, cérebro, ouvido interno e médio e Sistema Nervoso Simpático.	Dor de cabeça, insônia, catarro, pressão sanguínea alta, enxaqueca, cansaço crônico, vertigem e tontura.
C2	Olhos, nervo ótico, nervo auditivo, sinuoso, ossos mastoites e língua.	Alergias e doenças nos olhos, dor no ouvido, vertigem e zumbido.
C3	Bochechas e ouvido externo.	Neuralgia, acne e eczema.
C4	Nariz, lábios e boca.	Rinite, catarro crônico, adenoide e dificuldades de ouvir.
C5	Cordas vocais e glândulas do pescoço.	Laringite, dor de garganta e ronco.
C6	Músculos do pescoço.	Torcicolo e dor no ombro.
C7	Glândulas tireoides, bursa dos ombros e cotovelos.	Bursite, resfriado e doenças de tireoide.
T1	Braços desde os cotovelos até as mãos (dedos, esôfago e traqueia).	Asma, dificuldades ao respirar, respiração curta, dor ou adormecimento nos braços ou dedos.
T2	Coração e artérias coronárias.	Condições funcionais do coração.
T3	Pulmões, tubos branquiais e pleura peitoral.	Bronquites, pleurasia e pré-asma.
T4	Vesícula biliar.	Condições referentes à vesicular biliar e herpes.
T5	Fígado.	Condições referentes ao fígado, pressão sanguínea baixa, anemia e falta de circulação.
T6	Estômago.	Problemas estomacais, incluindo indigestão, acidez e dispepsia.
T7	Pâncreas e duodeno.	Úlceras e gastrite.
T8	Baço.	Diminuição de resistência gástrica.
T9	Glândulas suprarrenais.	Alergias.
T10	Rins.	Problemas renais, endurecimento de artérias e cansaço constante.
T11	Rim e uretra.	Condições de pele, como acne, eczema, bolhas e autointoxicação.
T12	Intestino delgado e tubos de falópio.	Reumatismo e colite.
L1	Intestino grosso.	Prisão de ventre, disenteria e diarreia.
L2	Apêndice.	Apendicite.
L3 L4 L5	Órgãos sexuais, ovários, testículos e útero. Próstata e músculos da coluna baixa lombar. Nervo ciático e bexiga. Pernas inferiores, tornozelos e dedos do pé.	Problemas menstruais ou períodos dolorosos/irregulares. Impotência. Dores nos joelhos, ciática e lombar. Falta de circulação nas pernas, tornozelos e cãimbras.
SACRO	Ossos da bacia.	Curvaturas da coluna.
CÓCCIX	Reto e ânus.	Hemorroidas.

Quadro do sistema nervoso mostrando inervação dos órgãos

Estudo de Caso

Doris, uma senhora de 72 anos, apresentou-se no consultório com dor ciática bilateral intensa, que começara há sete semanas. Quando perguntei "*por quê?*", ela respondeu que achava que a dor havia começado naquela época, mas não conseguiu identificar causas; afirmou que não tinha trabalhado no jardim, não havia caído ou sofrido nenhum trauma, mas que a vida dela era ativa, com caminhadas diárias de 40 minutos nos últimos quinze anos.

O colchão dela era firme e confortável. Durante a consulta, lembrou-se de uma queda do primeiro andar há cinquenta anos, mas, segundo ela, "não poderia ser essa queda, porque passou todos esses anos sem dor".

Quando perguntei mais sobre a queda, ela se lembrou de que ficou sem poder mover-se por quatro dias após a queda e que durante seis meses teve dores e desconforto. Quando a dor desapareceu, ela deduziu, como muitas pessoas, que havia melhorado e que o problema tinha se resolvido, da mesma maneira que uma gripe se resolve com o tempo.

Depois de fazer radiografias, ficamos surpresos em ver que o disco L5-S1 se desgastara completamente, com osteófitos (bico de papagaio) avançados e fechamento dos forames intervertebrais. Surpreendentemente, com tratamento, a dor se reduziu bastante. Entretanto, a degeneração permanente exigiu que ela cuidasse e lutasse para manter o pouco da função de sua coluna que sobrara.

O caso de Doris não é isolado. Todos os dias em nossos consultórios atendemos indivíduos com degeneração óssea ou do disco avançada, porém com dor ou outros sintomas de pouca duração. Se usamos nossa "máquina" e esperamos a luz de aviso aparecer, para então nos preocuparmos com o estado biomecânico da coluna, certamente nos arriscamos a ter problemas estruturais permanentes.

Muitas pessoas sofrem quedas no decorrer da vida ou trabalham em posturas que comprometem a função normal da coluna. Das pessoas que sentem dor, muitas escolhem tomar analgésicos para mascarar a dor e outros sintomas e outras optam por ignorar a dor e deixar o corpo se adaptar às alterações biomecânicas (ver "Adaptação", p. 47). Outras, ainda, têm uma vida estressante, que resulta na redução dos sinais de aviso do corpo, permitindo-se viver anos com anomalias estruturais e com o desgaste atuando continuamente sobre as articulações.

A única forma de prever o futuro é ter poder para formar o futuro.
Erich Hoffler

Nosso esqueleto é uma máquina fantástica, que deve ser mantida em alinhamento perfeito para funcionar corretamente. A manutenção da postura correta permite a preservação do esqueleto, do alinhamento da coluna e de suas curvas naturais. Quem consegue isso reduz, retarda ou para a degeneração da coluna vertebral causada pelo desgaste, com um benefício adicional: manter a saúde ótima pelo fato de deixar os forames intervertebrais abertos, permitindo a transmissão de impulsos nervosos entre o cérebro e o corpo.

Gravidade contra nós

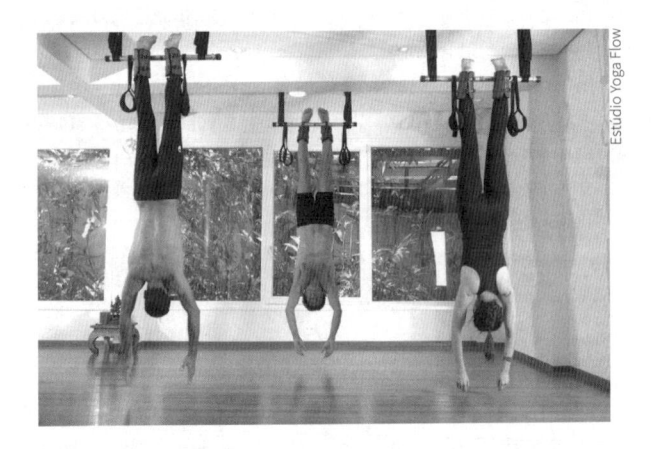

A gravidade é invisível, mas seus efeitos são sentidos todos os dias. Na maior parte do tempo, não temos consciência da gravidade, mas nosso corpo está constantemente lutando contra os efeitos dela para nos manter eretos. Quando nos desviamos da postura normal, o efeito sobre nosso sistema musculoesquelético aumenta significativamente, e, quando ficamos em pé ou sentados, a influência também é bem maior do que quando estamos deitados.

Os músculos do nosso corpo têm de trabalhar muito para nos manter eretos. Depois de algum tempo, alguns desses músculos fadigam, enquanto outros se contraem. Os músculos que fadigam e relaxam deixam as articulações próximas se moverem mais livremente, causando contração de outros músculos para proteger a articulação de possíveis danos.

Os grupos musculares que mais travam são os músculos posteriores do pescoço, dos glúteos e da coluna lombar, os principais músculos antigravidade. Quando os músculos se encurtam cronicamente, a integridade estrutural do nosso corpo altera-se. Isso significa que faltou o apoio necessário em nossa coluna para protegê-la dos efeitos prejudiciais da gravidade e, consequentemente, as articulações travam ou se desalinham. Os discos intervertebrais por receber mais carga excessiva dão início ao processo de desidratação e desgaste, resultando em protrusões e hérnias, ou seja, em degeneração do disco.

Quando nossos músculos param de exercer suas funções normais, devido aos efeitos da gravidade, as atividades cotidianas tornam-se mais difíceis por causa da falta de flexibilidade e mobilidade do corpo, o que facilita quedas, torções e traumas.

Obviamente os efeitos da gravidade não serão interrompidos, mas a consciência de sua existência e das formas de minimizar seus efeitos sobre nossa coluna ajudará muito na preservação da saúde, evitando dores e problemas subsequentes.

Dicas:

- Deite em uma superfície dura para descansar e tire a carga de sua coluna.
- Deite no chão ou na cama enquanto escuta uma música, lê ou medita.
- Mude sua postura regularmente.
- Mova-se para evitar que a carga recaia em uma única região de seu corpo ou coluna. Nossa vida cada vez mais sedentária faz que os efeitos da gravidade travem e desgastem mais certas regiões da coluna do que outras. Qualquer atividade física ajuda na distribuição da carga das articulações do corpo e na manutenção do funcionamento normal. Você escolhe se quer nadar, correr, andar de bicicleta ou simplesmente caminhar; seu corpo agradece!
- Use um colchão firme e adequado. Assim, quando estiver descansando dos efeitos da gravidade, não estará prejudicando sua coluna com um colchão inadequado, que machuca sua coluna mais do que a força da gravidade.
- Para pessoas com ostroartrose ou degeneração óssea, recomenda-se que entre na piscina sempre que puder. A força de gravidade atua também na água, mas em vez de 9,8 m^2/s, essa força se reduz a um décimo desse valor.

Não se esqueça de que a gravidade tem efeitos positivos sobre a densidade de nossos ossos. Ela ajuda a manter a densidade dos ossos altos e, como resultado, minimiza a ocorrência de osteoporose (ver "Osteoporose", p. 201). Isso deve ser considerado quando escolhemos um exercício, pois o efeito benéfico no combate à osteoporose será minimizado significativamente na água. Pessoas idosas, em especial, deveriam considerar esse fato antes de decidir a que exercício vão se dedicar.

Postura

Boa postura equivale à boa saúde

A postura é como a janela para a coluna e, como a coluna vertebral influencia diretamente na saúde, podemos considerar que nossa postura também influencia muito nossa saúde. Muita gente acha que postura significa simplesmente um estado estético bonito, mas a postura é um sinal usual da saúde da coluna vertebral.

Postura correta é aquela que permite ao corpo ficar de pé, caminhar, sentar ou deitar em posições em que uma carga mínima é colocada nos músculos e ligamentos que apoiam a coluna e as articulações.

A postura correta:

- evita que a coluna permaneça fixa em posições anormais;
- previne fadiga muscular, pois os músculos são utilizados com mais eficiência, permitindo ao corpo usar menos energia;
- ajuda a diminuir o desgaste anormal das articulações;
- deixa ossos e articulações em alinhamento correto e, consequentemente, permite que os músculos funcionem corretamente;
- previne dores nas costas e musculares;
- contribui para a boa aparência.

Para manter uma postura correta, é preciso avaliar dois ângulos, um frontal e o outro lateral.

Frontal

Cabeça reta, com as orelhas mantidas no mesmo nível. Se a cabeça está inclinada, um lado do pescoço está sendo sobrecarregado e, em consequência, há tensão muscular e dor nos músculos na região cervical e na nuca. Os nervos dessa região vão para a cabeça, o pescoço e os órgãos deste, como a tireoide. Assim, problemas estruturais podem resultar em dor de cabeça, vertigem e até em problemas na tireoide.

Os ombros também devem estar nivelados, na mesma altura. Um desequilíbrio significa aumento de carga no pescoço, na nuca, na região dorsal superior e no ombro. Há muitos nervos que saem dessa região para o ombro e os braços; portanto, problemas estruturais nessa região podem resultar em dor e adormecimento dos membros superiores ou até mesmo em síndrome do túnel do carpo.

Os quadris devem ser nivelados, pois problemas nessa altura da coluna e bacia podem resultar em dores lombar e ciática, além de problemas em outras regiões, como os joelhos ou a articulação temporomandibular (ATM), decorrentes do desalinhamento global e da distribuição da carga resultante.

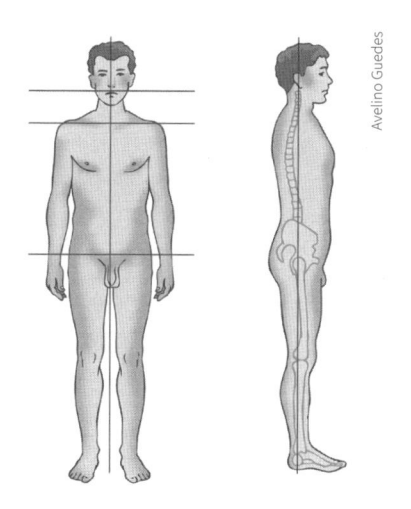

Postura correta frontal e lateral

Lateral

Se observarmos lateralmente, a postura normal deve mostrar curvas nas regiões com ângulos precisos (cervical, torácica, lombar e sacral), para que cada vértebra se mova em harmonia perfeita com a vértebra de cima e a de baixo. Assim, a carga em cada região pode ser distribuída, para que cada vértebra e cada articulação dividam igualmente o peso.

Em uma vista lateral de uma pessoa em pé, a postura correta deve exibir o alinhamento completo entre orelha, ombro, quadril, joelho e tornozelo. Esses pontos juntos formam a "linha de gravidade" e, devido aos efeitos da gravidade, é nessa posição que a carga é mínima, ou seja, a carga excessiva cai em regiões onde não deveria, aumentando a probabilidade de dores, cansaço muscular e lesões, ao exercitarmos os músculos, e subluxações.

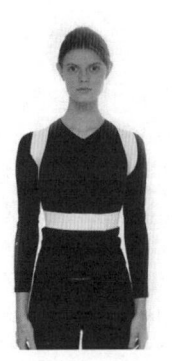

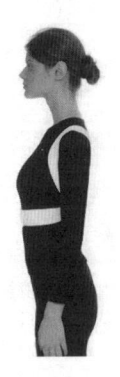

Corretor postural

DICA: O USO DO CORRETOR POSTURAL PODE LEMBRAR A PESSOA QUANDO ESTÁ COM POSTURA INADEQUADA.

Viver no planeta Terra significa nunca estar livre dos efeitos da gravidade. Lembre-se de que a força constante da gravidade está sempre atuando sobre seu corpo de forma compressiva, por isso ser bípede e manter-se ereto requer que as forças da gravidade sejam transferidas, através da coluna e da pelve, para as duas pernas. Algumas das razões mais comuns para a má postura são:

- acidentes, lesões e quedas;
- obesidade;
- distúrbios emocionais;
- problemas de visão;
- apoios inadequados durante o sono (travesseiro ou colchão);
- problemas nos pés ou sapatos inadequados;
- hábitos de assistir à televisão ou ler na cama;
- maus hábitos de posicionamento ao sentar-se ou ficar em pé;
- estresse ocupacional;
- má postura ao dirigir;
- seios grandes;
- sentar;
- usar tablet e smartphone.

Tudo isso significa que você pode ter controle sobre sua postura. Você não é obrigado a usar um colchão inadequado, a dormir de barriga para baixo, a estar acima do peso ou a ficar horas em frente ao computador, tablet ou smartphone. Todas essas escolhas são suas. As consequências dessas escolhas geram efeitos profundos e fortes sobre sua saúde e começam no dia que você desvia da sua postura normal, progredindo diariamente com modificações tão sutis, que são quase imperceptíveis. Elas se acumulam progressivamente durante sua vida, até causar sintomas como rigidez do pescoço e da coluna dorsal, contratura dos músculos da nuca, dos ombros e do pescoço, dor de cabeça, dor cervical, torcicolo e até adormecimento irradiado para as mãos e os dedos, além da dificuldade de manter a postura ereta.

No caso de problemas posturais, nosso corpo acaba se adaptando, pois a má postura, em um primeiro instante, não é um caso de vida ou morte (ver "Adaptação", p. 47).

Como nossa postura é uma janela para a nossa coluna vertebral e esta influencia diretamente nossa saúde, uma postura incorreta pode resultar em redução da saúde e consequências sérias.

POSTURA CORRETA = BOA SAÚDE

Alinhamento

Agora imagine os edifícios de seu bairro. Existe algum que esteja torto ou pendente para um dos lados? Se houvesse um prédio assim, você acreditaria que ele seria estável?

Claro que não, pois, saindo do alinhamento normal, os efeitos da gravidade causam instabilidade, forçando o prédio a se apoiar mais em um lado e, possivelmente, algum dia forçando-o contra o chão. Agora, observe quantas pessoas possuem suas bases desequilibradas.

Repare nas nádegas das pessoas quando elas estão em pé, verificando quantas possuem um dos lados das nádegas mais baixo que o outro. Quantas estão se apoiando mais em uma perna que na outra? Quantas têm um ombro mais caído ou até a cabeça torta, com uma orelha mais baixa que a outra? Quantas realmente você consegue ver com coluna e corpo alinhados e simétricos?

Como os prédios, temos estruturas eretas, no entanto, somos móveis. Nossa coluna é composta por 24 vértebras móveis. Nossas pernas, tornozelos, ossos do pé, joelhos e quadris móveis devem dividir a carga entre os dois lados. Você pode imaginar que tipo de consequências as cargas desiguais causam sobre nossa coluna e articulações, já que a carga atua sobre uma estrutura móvel que deve ser alinhada perfeitamente para poder funcionar bem e resistir ao desgaste?

Como um prédio alto e reto, se nossa coluna não estiver alinhada, não será estável e não exercerá sua função 100%, pois, devido à gravidade, a carga de um lado não será equilibrada e, do outro, será sobrecarregada. É física pura na sua forma mais elementar.

Quando nossa coluna está reta, todas as articulações estão alinhadas perfeitamente, uma acima da outra. Somente com esse alinhamento há mobilidade normal. Os músculos e ligamentos, que são simétricos bilateralmente, precisam da coluna reta para manter este equilíbrio.

Quando a coluna perde o alinhamento, os músculos e ligamentos perdem esse equilíbrio entre os dois lados e contribuem para um estado biomecânico alterado. Quando a coluna perde o alinhamento normal, surgem subluxações que levam à diminuição do forame intervertebral (de onde saem os nervos da medula para todo o corpo), podendo comprimir os nervos.

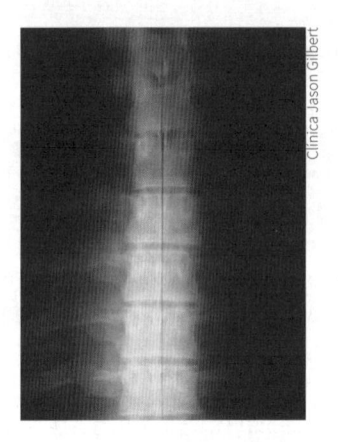

Coluna alinhada 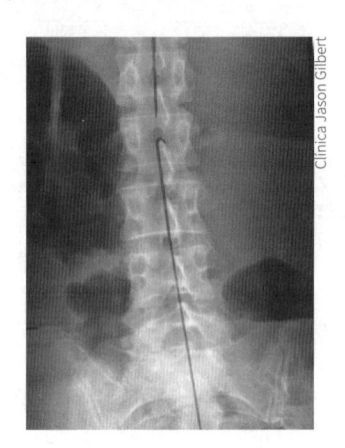   Coluna desalinhada

Estudo de Caso

Pedro é um paciente de quatro anos que veio se consultar reclamando de dor dorsal por um ano. A mãe dele explicou que a dor começou depois da queda de uma árvore. Ela disse que viu a queda e, apesar de a pele ter sangrado, ficou bastante aliviada quando Pedro se levantou sem dor. Ela pensou "nada sério aconteceu!". Ela tratou dos machucados e ficou tranquila.

Depois de um mês, Pedro começou com soluço e indigestão após comer alimentos que anteriormente tolerava. Passado mais de um mês, ele começou a reclamar de dores nas costas. A mãe levou-o ao médico, que recomendou um analgésico e nova consulta, caso a dor persistisse.

Pedro ficou dois meses sem dor, mas continuou com os problemas digestivos. Certo dia, de repente, ele acordou de novo com dor e voltou para o médico, que recomendou um analgésico mais forte e antiácidos para o estômago. Ele tomou o analgésico por dois meses e o antiácido por seis meses. Após esse período, durante um jogo de futebol, a coluna dele voltou a doer e foi nesse momento que a mãe o trouxe para meu consultório.

No exame físico, observei uma protuberância na altura da coluna onde sentia dor. Havia uma cicatriz pequena em cima. Pedi radiografias que constataram uma subluxação na altura da coluna dorsal entre a quinta e a sexta vértebras, com uma escoliose pequena.

Pedro foi ajustado nesse nível e já na terceira vez não sentia mais dor. Logo depois, os soluços e a indigestão também melhoraram e ele parou de tomar remédio.

O caso de Pedro é muito comum. Na queda, sofreu uma subluxação na altura da coluna dorsal onde os nervos saem para o estômago e o fígado, o que contribuiu para os problemas digestivos que surgiram depois da queda.

Como a coluna somente funciona 100% quando está alinhada (ver "Subluxação", p. 60), uma queda como aquela poderia causar subluxações. O corpo tentou avisar Pedro de que havia pressão nos nervos resultante da subluxação. Nesse caso, os soluços, a indigestão e a dor persistente eram avisos cruciais de seu cérebro de que as mensagens para o estômago estavam sendo interrompidas pela subluxação.

Quando problemas estruturais acontecem na infância, podem afetar o alinhamento de forma mais severa, pois os músculos e o alinhamento do corpo jovem são mais moles e menos tensos, e não protegem a coluna tão bem como os do adulto, cujos músculos já são muito mais duros em razão dos anos de uso.

É por isso que subluxações causadas nessa fase da vida podem ter efeitos profundos na fase adulta e devem ser corrigidos o mais breve possível depois do incidente que os causou.

Subluxações ocorridas quando a pessoa ainda é jovem também podem resultar em escoliose compensatória, como no caso de Pedro, pois o desvio no alinhamento resulta também em encurtamento de músculos, tendões e ligamentos no local da subluxação. Em geral, isso ocorre em um lado da coluna, enquanto do outro os músculos da mesma altura podem se alongar. Como está em fase de crescimento, fase que é mais ativa, o encurtamento muscular combinado com o desvio causado pela subluxação pode tornar a coluna mais desalinhada e desviada. Entretanto, quando se é adulto, essa condição fica muito difícil de ser revertida.

Situações simples, como carregar a mochila do mesmo lado ou dormir de bruços, devem ser observadas e evitadas na fase de crescimento.

Escoliose (2 • 6 • 7 • 8 • 10 • 12 • 20 • 16 • 29 • 31)

*Há muitas variedades de curvas da coluna,
mesmo em pessoas saudáveis, dependendo da
conformação natural e do hábito. A coluna tende também
a dobrar-se, devido à dor e à idade avançada.*

Hipócrates

Em grego, a palavra *skolios* significa "torta". Escoliose é uma palavra que descreve a curvatura lateral da coluna vertebral quando vista posteriormente. Não se trata especificamente de uma doença e suas causas ainda são pouco conhecidas, e é um dos fatores que afetam o crescimento da coluna, que poderia ser comparado ao de uma árvore jovem, que deve ser para cima e reto, não torto. Se a árvore jovem está torta por algum motivo, crescerá torta e será uma árvore adulta com desvio.

Por trás dessa condição que assusta muitas pessoas, há, na realidade, uma estratégia de nosso corpo que faz muito sentido. Como devemos sempre estar com nossos olhos alinhados com o chão para desempenhar nossas atividades e receber e processar toda a informação visual corretamente, a coluna cria desvios na sua extensão para permitir isso.

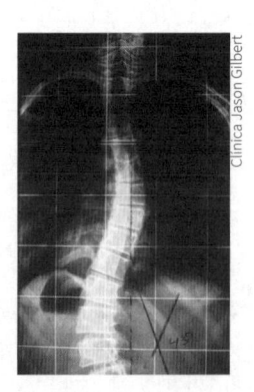

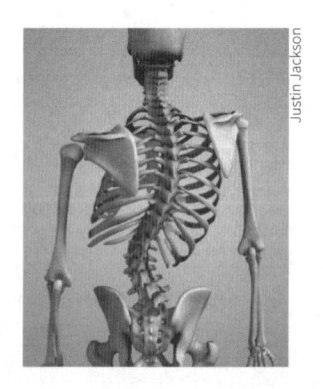

A coluna curva-se para compensar as curvaturas e subluxações (resultado de trauma), geralmente criando uma curva compensatória para o lado oposto, deixando a cervical reta e nivelando os olhos.

Existem dois tipos de escoliose: a estrutural e a não estrutural (funcional). A estrutural é um estado fixo que não se corrige quando a pessoa flexiona o corpo lateralmente. Em geral, é o tipo mais agressivo e mais comum em mulheres na adolescência, com a incidência de 9:1. Sua causa ainda é desconhecida.

Adolescentes com esse tipo de escoliose no período entre doze e dezesseis anos podem ter progressão mais rápida e por isso devem ser monitorados com radiografias a cada três meses. Ao cessar o crescimento do adolescente é improvável haver mais progressão. Há outras causas desse tipo de escoliose, como trauma, degeneração, infecção e radiação (que resultam em deformação das vértebras), doenças neuromusculares e congênitas com má formação das segunda ou terceira vértebras.

A maior parte dos casos de escoliose é da não estrutural, ou seja, funcional, portanto menos agressiva. Frequentemente está relacionada a causas identificáveis (quedas, excesso de peso, dormir de bruços, diferença no comprimento entre as pernas, antalgia causada por hérnia de disco ou inflamações etc.), que afetam a coluna desde sua base, ou a subluxações ao longo da coluna. Esse tipo de escoliose corrige-se quando a pessoa faz flexão lateral. Curvaturas da coluna são medidas em graus, e o maior e mais severo deles é a escoliose, com suas consequências.

É importante lembrar que, devido à configuração biomecânica da coluna, apenas uma coluna perfeitamente alinhada funciona corretamente. Qualquer grau de escoliose terá efeito no funcionamento da coluna, intensificando a velocidade com que ela se degenera e dificultando a transmissão dos impulsos nervosos do cérebro ao corpo. Há três alternativas para determinar a decisão terapêutica em casos de escoliose: observação, uso de colete e cirurgia.

Se a curvatura é inferior a 20°, é considerada leve e não se indica cirurgia ou intervenção médica. Casos assim devem ser monitorados regularmente, em especial durante a fase de maior crescimento (dez a quinze anos), para verificar se há piora. Se há uma piora de 5° (ou mais), deve-se considerar o uso de colete. Essa é uma situação frustrante para os pais, que sentem como se estivessem olhando o problema e esperando-o piorar, sem poder fazer algo por isso.

O colete também é recomendado nos casos em que a curvatura está entre 20° e 40°, a fim de evitar que a escoliose se acentue. Em geral, ele é usado por 23 horas a cada dia até a maturidade óssea. A prática de exercícios e ajustes quiropráxicos também é recomendada. Durante esse período devem ser feitas radiografias a cada três meses para monitorar a progressão.

Os pais devem estar certos de que a escoliose está piorando para optarem pelo uso de colete, porque seu uso nessa fase da vida pode acarretar efeitos profundos na criança. Além da limitação na mobilidade da coluna, há efeitos psicológicos semelhantes aos que crianças enfrentam com aparelhos ortodônticos: além do desconforto, há limitação dos movimentos e impossibilidade de participar de diversas atividades com outras crianças.

Caso o colete não funcione e a curvatura continue a piorar, a cirurgia pode ser recomendada, até a colocação de barras metálicas (barras de Harrington) em cada lado da coluna para estabilizá-la ou um sistema de fios e parafusos (procedimento de Dwyer). Enquanto para alguns casos é realmente necessária a cirurgia, deve-se lembrar de que a coluna é uma estrutura dinâmica e, nas escolioses, determinadas regiões perdem sua mobilidade devido às alterações da biomecânica normal.

Assim, muitos pacientes jovens têm obtido melhoras significativas no grau de curvatura simplesmente fazendo exercícios regulares (a natação é excelente) combinados com alongamentos específicos que estendem os músculos encurtados e fortalecem os mais "preguiçosos".

Ajustes quiropráxicos completam o cuidado para melhorar a mobilidade nas vértebras da coluna (o que foi verificado por radiografias antes e depois). Em caso de escoliose severa essas medidas poderiam retardar a evolução, mas não seriam alternativas à intervenção cirúrgica.

Casos de escolioses severas podem ter consequências graves, como problemas cardíacos, pulmonares, digestivos ou reprodutivos, que surgem mais tarde, em decorrência da compressão nervosa causada pelas subluxações na coluna escoliótica.

Independente da severidade da escoliose, a mobilidade vertebral deve ser mantida de maneira contínua, para permitir a transmissão dos impulsos nervosos entre o cérebro e o corpo, minimizando-se assim o risco de complicações da saúde.

Eu não diria que para escolioses há apenas um tratamento, mas, sim, que a curvatura pode ser retardada ou ter sua progressão contida em muitos pacientes, com exercícios simples, ajustes quiropráxicos e mudança de hábitos.

Obviamente, uma pessoa escoliótica com vida sedentária estaria pedindo por problemas, pois sua "máquina principal", a coluna vertebral, que já está comprometida em sua função normal, ficaria inativa e imóvel por longos períodos durante sua vida.

Pessoas com escoliose que escolhem esse tipo de vida sofrerão dor séria e outros sintomas, enquanto outras com o mesmo grau de curvatura, porém com vida ativa e postura correta, sofrerão significativamente menos ou mesmo nada.

Pais de crianças com escoliose podem motivá-las a praticar alguma atividade física e a evitar o sedentarismo.

Mito: Ter escoliose significa ter dor eternamente

Se você tem uma coluna escoliótica, tem dor e toma remédio para "tratar o problema", por favor, foque o problema real. Aprenda sobre sua escoliose (talvez não seja tão severa quanto imagina), faça exercícios, movimente-se em qualquer oportunidade e faça ajustes quiropráxicos regulares. Talvez você consiga se poupar do consumo desnecessário de medicamentos para aliviar os efeitos de uma causa estrutural.

As curvas normais de sua coluna

Diferentemente das curvaturas problemáticas de escolioses, sua coluna tem curvas naturais vitais para sua ótima função. Uma postura correta envolve a preservação dessas curvas, que, com as restrições impostas pelos avanços tecnológicos de nossa sociedade, é cada vez mais difícil manter.

Há cem anos, teria sido mais difícil encontrar alguém que tivesse de se sentar para trabalhar, pois o trabalho, em geral, era mais físico, e as pessoas moviam-se muito mais e eram menos sedentárias. Atualmente, o mundo moderno senta-se para trabalhar. Se nós somarmos as horas adicionais em que estamos sentados para nos locomover (nos automóveis), nos alimentarmos, para assistir à televisão, jogar videogame, smartphone, laptop etc., perceberemos que cada vez menos preservamos as curvas normais da coluna!

Se compararmos dois animais, a girafa e o flamingo, poderemos perceber que o efeito das curvas de cada um se reflete em sua mobilidade. A girafa, com o pescoço totalmente sem curvaturas, não tem mobilidade. Para beber água, ela precisa afastar as pernas e se abaixar, pois a ausência de curvas e, consequentemente, a falta de mobilidade, impedem que ela dobre o pescoço. O flamingo, porém, com duas curvas no pescoço, tem mobilidade muito maior, podendo girar a cabeça 360° para retirar os piolhos entre suas plumas atrás do pescoço.

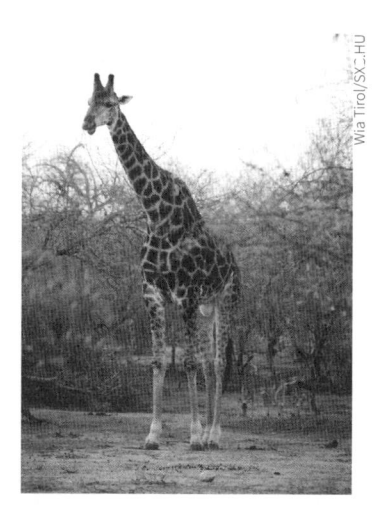

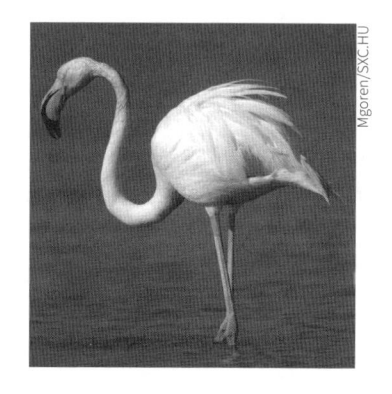

A postura correta mantém o alinhamento e a preservação das curvas normais da coluna vertebral, por isso não pode ser desprezada. A maioria dos problemas biomecânicos que aparecem em nossa clínica tem como origem a alteração da postura e das curvas normais.

Muitas pessoas apresentam dor e sintomas fortes, cujas causas são simples. Muitas das que acordam com dor cervical descobrem que o travesseiro utilizado não permitia o alinhamento entre a coluna e a cabeça durante a noite ou a preservação da curva cervical. Ao corrigir o alinhamento ou a curva com um travesseiro adequado, a dor desaparece, pois o realinhamento é possível.

Quem trabalha sentado em frente ao computador ou ao volante do carro, ao deixar a cabeça ir para frente, intensifica a curva cervical, que deixa de funcionar normalmente, o que causa dores e outros sintomas. Corrigindo a postura, a dor desaparece. Quando você perde o alinhamento da coluna também perde o funcionamento normal, acelerando a degeneração e promovendo dor e outros sintomas. Por isso, saber qual é a postura correta e aprender a conservá-la é fundamental para uma coluna sadia e uma ótima saúde.

Quase todos os problemas estruturais referidos neste livro têm como causa a perda da postura e do alinhamento normal decorrentes de atividades cotidianas ou laborais. Esses problemas são facilmente evitados se respeitarmos a estrutura e a função da coluna e entendermos como esses dois elementos estão inter-relacionados em seus funcionamentos.

Funcionários de escritório, dentistas, arquitetos, motoristas e outros profissionais, todos esses trabalhos exigem posturas sentadas para desempenho das atividades. Isso cria um desafio biomecânico enorme para nossa coluna, uma vez que essas atividades promovem uma postura curvada, com os ombros caídos e a cabeça para frente (anterior), além de deixar a coluna travada e imóvel em vários segmentos.

Muitos de nós sabemos qual é a postura correta e até nos sentimos melhor quando conseguimos mantê-la, mas somos vencidos pela preguiça. Quando isso acontece, a gravidade vence, nossa postura piora, regiões da nossa coluna começam a apresentar disfunções e muitos sintomas e dores começam a ser sentidos.

Vencer a preguiça é a primeira coisa que o homem deve procurar, se quiser ser dono do seu futuro.

Thomas Atkinson

ANTERIORIZAÇÃO DA CABEÇA (2 • 1 • 3 • 4 • 5 • 11 • 20 • 25 • 29 • 31)

A cabeça humana tem mais ou menos o mesmo peso de uma bola de boliche (5 quilos). Para que o pescoço funcione corretamente, é preciso que a curva seja mantida com todas as articulações encaixadas, e isso só ocorre quando a cabeça está na posição correta, ou seja, as orelhas alinhadas com os ombros quando visto do lado (ver "Postura", p. 70).

Com os efeitos constantes da gravidade, temos de nos esforçar para manter a cabeça na posição correta ao dirigir, trabalhar no computador, ler ou caminhar — não podemos permitir que nossa cabeça fique para a frente.

A anteriorização da cabeça é um exemplo perfeito de uma ação diária que piora com o tempo, comprometendo a coluna vertebral, e que, raramente, causa dor ou outros sintomas. Frequentemente, quando há dor, há também outros sintomas, como dor de cabeça, vertigem, zumbido, insônia, tensão muscular no pescoço e nos ombros, formigamento nos braços e nas mãos e dor na ATM. Nessa fase, geralmente pode haver degeneração nos ossos e nos discos, sob a forma de osteoartrose, protusão ou hérnia de disco. Recorrer a medicamentos nesse momento significa desligar o alarme emitido pelo cérebro.

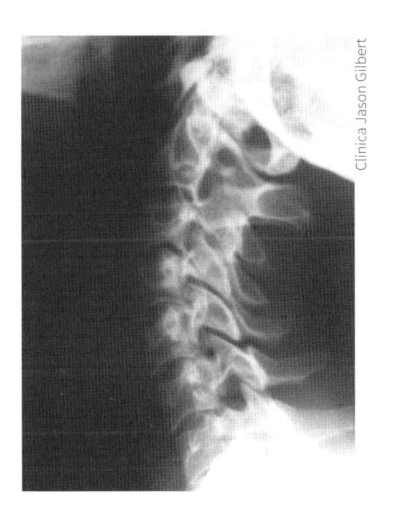

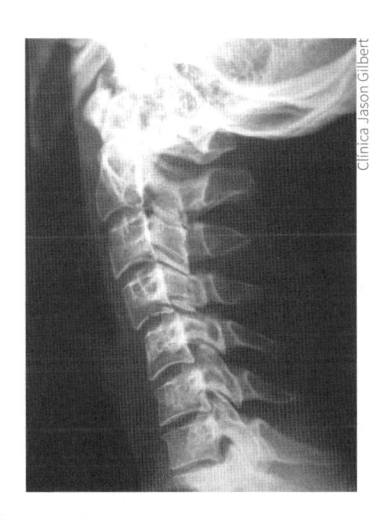

Curva cervical normal e retificação da curva cervical

Sempre busque a causa e se pergunte "*por quê?*".

Na posição normal, não há forças externas adicionais transferidas à coluna, aos músculos ou aos ligamentos. Quando a cabeça se move para a frente, forças compressivas adicionais são transferidas à coluna cervical, aos músculos e a outros tecidos moles, fazendo a força da gravidade tracionar a cabeça no sentido do chão, enquanto os músculos da cabeça e do pescoço resistem. Estima-se que, para cada 1 cm de movimento anterior da cabeça, os músculos e articulações recebam uma tensão de 5 quilos adicionais. Por isso, a degeneração óssea ou nos discos é mais frequente nas vértebras e nos discos inferiores do pescoço (C5-C6, C6-C7). Essa é a região que leva a maior parte das cargas.

Sentar-se em postura incorreta deixa a base de nossa coluna (lombar e pélvica) prejudicada também porque as curvas nessas regiões têm de ser compensadas pela perda da curva normal da coluna lombar.

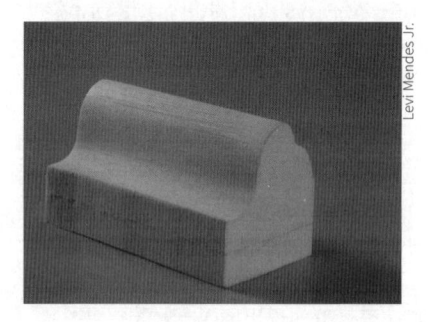

Tração cervical, uma maneira fácil de manter ou recuperar a curva cervical

Estudo de Caso

Gabriela, uma paciente de 54 anos, costureira, trabalhava 12 horas diárias há mais de vinte anos fazendo camisetas. Durante a maior parte desse tempo, olhava para baixo. Ao chegar à clínica, reclamava de forte dor de cabeça, sentida nos últimos três anos, e de dor no pescoço, percebida há muito mais tempo. Tomava analgésicos e anti-inflamatórios receitados pelo médico para trabalhar "com relativo conforto". Ela havia notado que nos últimos anos sua postura piorara bastante, já apresentava dificuldade em manter a postura reta e não conseguia virar a cabeça.

Ao examiná-la, observei que sua nuca era bem pronunciada (tinha um calombo), que os músculos do pescoço e dos ombros estavam muito tensos e que a mobilidade da coluna cervical estava limitada em todos os sentidos. Quando se deitava ou levantava tinha vertigem forte, necessitando de um minuto para poder caminhar sem tontura. Conforme me contou, foi quase impossível trabalhar. Quando olhei suas radiografias, observei que havia perda completa da curva cervical, que, na realidade, estava invertida. Obviamente sua atividade laboral era o fator agravante; por isso pedi que interrompesse suas atividades por duas semanas para avaliar os resultados. Orientei-a a fazer alongamentos e fiz ajustes quiropráxicos a cada dois dias. Depois de uma semana, os sintomas melhoraram.

Quando voltou a trabalhar, sugeri que levantasse a máquina o mais próximo possível do nível de seus olhos, para minimizar os efeitos de ter de olhar para baixo e, com isso, minimizar a retificação da curva cervical. Gabriela também começou a interromper sua atividade a cada hora, alongando os músculos. Há três anos ela não sofre mais com as vertigens porque rompeu o "ciclo vicioso" de anteriorização da cabeça.

Flexibilidade

Talvez você esteja se perguntando que relação existe entre postura e flexibilidade. Uma postura incorreta sobrecarrega as articulações, os músculos e os ligamentos, resultando em contratura muscular (hipertrofia).

Enquanto alguns músculos se contraem, outros simultaneamente relaxam e se enfraquecem, removendo o apoio vital que os músculos dão a nosso esqueleto, interrompendo a função biomecânica e aumentando a chance de lesões musculares.

Todas as pessoas necessitam de certo grau de flexibilidade, e a preservação desta durante a vida deveria ser considerada uma necessidade absoluta. A flexibilidade permite a manutenção da postura correta, promovendo o funcionamento correto de nossa coluna vertebral e de nossa saúde.

"Uma pessoa idosa que é flexível, é jovem, ao passo que uma pessoa nova e rígida, é velha," dizia Joseph Pilates.

As pessoas idosas mais saudáveis que conhecemos são aquelas com mais vitalidade e energia, pois mantêm sua postura e flexibilidade mais preservadas.

Não é a sorte que mantém essas pessoas tão bem dispostas, enquanto outras, mais novas, têm problemas de saúde e são inflexíveis e portadoras de má postura.

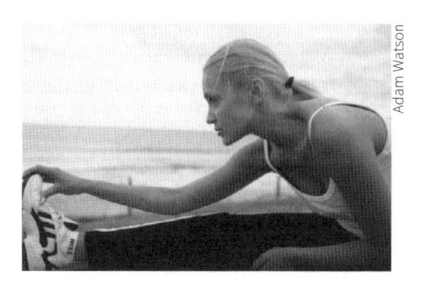

Pessoas flexíveis conseguem manter atividade física a vida toda, o que influi diretamente em sua boa saúde. Outro benefício é o fato de elas terem menos dor e poucos, ou nenhum, sintomas resultantes de problemas da coluna, justamente pelo fato de terem mantido a postura correta.

Você é flexível?

Você consegue tocar os dedos do seu pé sem dobrar os joelhos?

Se você não consegue tocar os dedos de seu pé, sua coluna lombar começa a doer ou a "puxar" na hora de se esticar?

Você consegue tocar seu joelho quando se dobra lateralmente (flexão lateral)?

Você consegue tocar seu queixo contra o peito?

Você consegue virar sua cabeça 90º de cada lado? (Deve ser igual nos dois lados.)

Você consegue ficar de pé e olhar o teto sem sentir dor ou repuxar os músculos da nuca?

Você consegue pôr a mão na coluna, tocando a escápula do lado oposto?

A vida moderna está diminuindo a necessidade de nos movermos. Temos controle remoto para TV, elevadores no lugar de escadas, e quase tudo pode ser entregue na porta de casa. Esses fatores são parcialmente responsáveis por nossa pouca mobilidade e flexibilidade. Devemos manter nossa vida o mais ativa possível, alongando-nos regularmente. Nosso esqueleto e coluna vertebral não foram feitos para se manterem imóveis por longos períodos. Da mesma maneira que escovar os dentes diariamente é vital para a saúde dos dentes, fazer alongamentos é vital para a saúde dos músculos.

Alongamentos podem ser feitos em pouco tempo: 5 minutos quatro vezes por semana, proporcionarão resultados que podem ser vistos em um mês. É claro que, quanto mais tempo você se dedicar ao alongamento, melhores serão os resultados.

Você deve ser paciente e constante na execução de alongamentos. Não deve haver dor, pois esta é um sinal de que as fibras do músculo estão sendo machucadas, o que pode causar rigidez e redução da flexibilidade.

Tenha cuidado, se não tiver o hábito de fazer alongamentos. Se tiver qualquer dúvida em sua execução, procure alguém capacitado para orientá-lo de maneira segura.

Se você não conseguiu fazer a maior parte dos movimentos citados anteriormente, deve começar a se alongar imediatamente. Se seus filhos também não fazem alongamentos, chame-os e façam isso juntos, pois você os estará ajudando a preservar a função vertebral e ter uma vida indolor.

Bacia (19 • 8 • 22 • 15 • 13 • 9 • 26 • 30 • 31)

Como um prédio precisa ter uma sustentação firme e estável, nossa coluna também precisa ter uma base confiável. A pelve é essa base; absorve os efeitos da gravidade e distribui essa força entre os dois lados do corpo, das pernas até os pés.

Para poder desempenhar essa tarefa, as duas pernas precisam ter o mesmo comprimento, e os dois pés a mesma estrutura em relação aos seus arcos.

Pequenas diferenças no comprimento das pernas ou problemas biomecânicos nos pés podem resultar efeitos profundos sobre a função normal da coluna vertebral e, por isso, pernas, pés e pelve nunca devem ser esquecidas em caso de qualquer problema de coluna, pois podem resultar sintomas distantes do local da causa. Dor de cabeça ou problemas de ATM com frequência podem ter sua causa na base do corpo.

A coluna vertebral, a pelve e os membros inferiores formam uma cadeia cinética: problemas em qualquer parte dessa cadeia provocam efeitos em outra região.

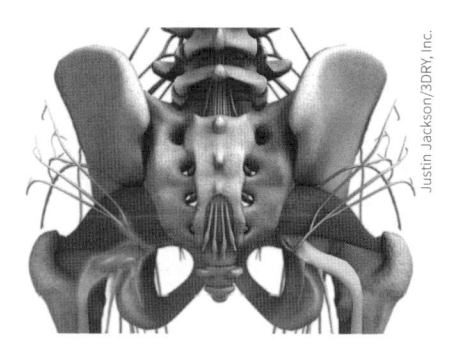

Desenho anatômico da pelve

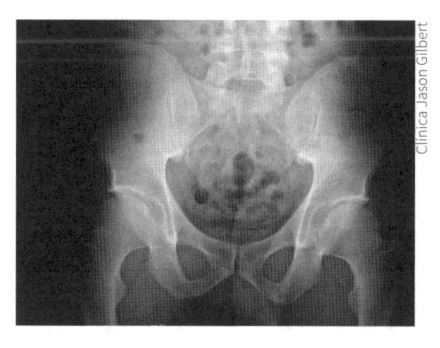

Inclinação da pelve para o lado direito

Estudo de Caso

João é um maratonista de 34 anos que há quinze sofre de dor lombar e ciática do lado direito. A fisioterapia o ajudava e ele continuava correndo com certo grau de alívio. Quando esse tratamento e os analgésicos não estavam mais aliviando suas dores e seu joelho direito também começou a doer, ele me procurou. O médico que consultara antes havia mencionado a necessidade de cirurgia, uma vez que anos de tratamento não tinham resultado em alívio. Ele queria uma segunda opinião.

Como todos os meus pacientes em primeira consulta, ele pisou em duas balanças, com um membro inferior em cada uma, os pés perfeitamente alinhados à borda lateral da balança. E então foi possível perceber que havia uma diferença de 8 quilos entre os dois lados, sendo o direito mais pesado. Nas radiografias foi possível ver que a pelve estava inferior (para baixo) do lado direito e a coluna lombar estava apoiando esse lado para compensar.

A escanometria (medida radiográfica dos membros inferiores) mostrou que a perna direita era 6 mm mais curta, explicando porque o lado direito estava sobrecarregado.

A colocação de uma palmilha do lado direito e ajustes quiropráxicos da coluna por três semanas deixaram-no completamente sem dor. Nesse momento, comparamos os pesos das balanças com a palmilha e os dois lados agora estavam iguais. Em pouco tempo ele voltou a correr.

Mito: O problema é onde está a dor

O exemplo de João é típico. Muitas pessoas sofrem dores unilaterais; outras, dor constante, às vezes por décadas, e têm muita dificuldade para descobrir a raiz do problema. Há ainda as que ouvem de seus médicos que o problema é psicossomático e "está na cabeça" ou que é causado pelo estresse.

Quando a dor está do lado esquerdo da nuca e supostamente foi causada por estresse, sempre pergunto por que o estresse não causou dor dos dois lados. Estresse tem lado favorito?

Você é seu melhor médico. Você conhece seu corpo e as atividades que faz diariamente e deve se perguntar *"por quê?"*. Assim, você mesmo poderá encontrar a raiz do problema.

Cada pessoa tem o próprio "quebra-cabeça" de problemas de saúde e cabe a cada um, com seus especialistas, decifrar cada caso.

Diferença no comprimento das pernas (19 • 8 • 22 • 15 • 13 • 9 • 26 • 30 • 23 • 31)

Você tem dor em um lado só?

Apresentar dor só em um lado da coluna e do corpo é muito comum. Problemas como hérnia de disco, que também podem causar esse tipo de dor, são incomuns se comparados à principal causa: desalinhamento da coluna ou da bacia, decorrente do fato de o centro da gravidade não recair diretamente sobre o centro de nosso corpo, ou seja, sobre a coluna vertebral, resultando sobrecarga e fadiga de certas articulações e músculos.

Há duas causas principais de desequilíbrio da bacia e ambas proporcionam torção da bacia e levam o corpo a apoiar um lado mais do que o outro, sobretudo quando a pessoa está em pé ou caminhando. Essas causas estão relacionadas ao comprimento real (estrutural) e relativo (funcional) das pernas.

Diferença funcional no comprimento das pernas

Subluxações da articulação sacroilíaca ou alterações congênitas podem tensionar a bacia, que puxa o quadril para cima, elevando a perna e fazendo que uma fique funcionalmente mais curta que a outra, mesmo não havendo diferença anatômica entre elas. Na maioria dos casos, o crescimento das pernas ocorre de maneira igual, mas, segundo estudo publicado no jornal *Spine*, há quem apresente diferença de 9 mm ou mais entre os membros inferiores, sendo esse um dos responsáveis pela maior incidência de dor na coluna.

Segundo minha experiência, é difícil precisar o que causa o problema, pois isso depende de quanto tempo a pessoa permanece em pé. Estou mais inclinado a concordar com os resultados de outro estudo, publicado no *Journal of Orthopedic Sports Physioterapy* [Jornal de Fisioterapia Ortopédica Esportiva], que afirma: "Atletas e pessoas que ficam em pé muito tempo poderiam estar sobrecarregando a coluna com somente 5 mm de diferença".

Diferença estrutural no comprimento das pernas

Uma perna estar anatomicamente mais curta que a outra pode ser tanto congênito como resultado de uma fratura, em particular da tíbia ou do fêmur, que calcificaram com menor comprimento.

Em ambos os casos, o efeito do centro da gravidade é igual, recaindo mais de um lado do corpo do que do outro e fazendo que a coluna se apoie mais de um lado. O corpo tenta retificar essa torção, mas alguns músculos se contraem (em especial os da coluna lombar) para resistir aos efeitos da gravidade e manter o equilíbrio. Em uma coluna equilibrada, a carga recai igualmente sobre os dois lados, mas, em uma coluna desequilibrada, isso causa fadiga muscular.

Outras causas de sobrecarga podem ser resultado de claudicância, torção de tornozelo, subluxação em um dos ossos do pé, artroses no pé, no joelho ou no quadril, ou de caminhar com a perna engessada. Qualquer um desses quadros pode resultar em encurtamento muscular, o que sobrecarrega mais um lado, com efeitos que podem persistir por muito tempo após a resolução do problema original.

Não espere o aparecimento de dor para agir, pois a degeneração do disco (na forma de protrusão ou de hérnia de disco) ou óssea ocorre bem antes do surgimento de dor na maioria dos casos. Qualquer diferença de peso entre os lados esquerdo e direito, quando a pessoa está em pé, indica que um dos lados está sendo sobrecarregado e que a pelve não está funcionando corretamente.

O que fazer

Se você notar qualquer um dos sinais mencionados a seguir, deve investigar o comprimento de suas pernas com um exame chamado escanometria e também por radiografias ortostáticas (tiradas em pé) e considerar que suas dores na coluna podem ter suas raízes na pelve, nas pernas ou nos pés.

- Seus sapatos desgastam-se de forma desigual?
- Ao vestir sua camisa, ela se inclina do mesmo lado?
- Você já percebeu que uma perna de sua calça é mais curta que a outra?
- Um pé gira mais para fora que o outro quando você caminha?
- Um joelho ou quadril estala para o mesmo lado quando você caminha ou levanta?
- Você sempre tem dor e sintomas do mesmo lado?
- Uma das suas nádegas é mais alta do que a outra?

Se você respondeu "sim" a uma ou mais perguntas dessa lista, é provável que um problema biomecânico esteja sobrecarregando um dos lados de sua bacia e afetando seu estado de saúde.

Um exame quiropráxico determinará rapidamente se há alguma diferença no comprimento das pernas e se essa diferença é funcional ou estrutural. Se a causa for estrutural, uma palmilha corrigirá o desequilíbrio. Se for funcional, a subluxação da bacia e da coluna vertebral tem de ser corrigida; nesse caso, *não* se recomenda palmilha, pois seu uso pioraria a situação. O quiropraxista corrige as subluxações e ajuda a identificar o que a causou. Problemas biomecânicos no quadril, no joelho e nos pés também podem afetar o comprimento da perna de um modo funcional.

Finalmente, músculos cronicamente encurtados têm de ser tratados depois da correção estrutural. Massoterapia e alongamentos específicos são excelentes para essa finalidade.

Hérnia de disco e sobrecarga (18 • 8 • 22 • 15 • 13 • 9 • 26 • 30 • 31)

A degeneração do disco intervertebral (ver p. 63) ocorre quando há forças excessivas agindo sobre um disco e sua estrutura interna (anel fibroso) é rompida.

O disco, quando se degenera, apresenta migração do núcleo pulposo, na maioria dos casos posteriormente (no sentido da medula) ou posterolateralmente (no sentido dos forames vertebrais), onde estão encaixados os nervos. É mais raro um disco degenerado migrar bilateralmente, ou seja, no sentido dos dois lados. O mais comum é a degeneração do disco tender para um lado dele. *Por quê?*

A migração do disco para um lado só não é um evento aleatório, embora me pareça que poucos especialistas se perguntem: "Por que este lado e não o outro?". Será porque a perna esquerda está mais curta? Será que, por algum motivo, o lado direito está sobrecarregado? Será que a perna fraturada há dez anos ficou mais curta? Será que há um problema congênito, como sacralização unilateral, que poderia afetar a biomecânica da articulação e sobrecarregar o disco?

Infelizmente a dor não avisará da presença de problemas estruturais até que haja consequências mais sérias. Não basta fazer uma cirurgia em uma hérnia unilateral, pensando que se está enfocando a raiz do problema, pois há infinitas possibilidades de problemas estruturais que causam esse tipo de degeneração.

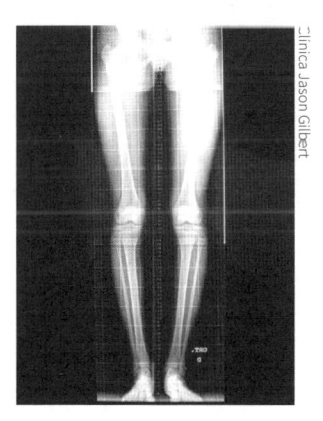

Escanometria: medida exata do comprimento das pernas

Ao contrário do que muitas pessoas acreditam, lesões nos discos não se devem a incidentes isolados, como traumas, quedas ou levantamento de peso, embora estes contribuam para a hérnia e a protrusão do disco. No entanto, estou convencido de que são responsáveis por uma porcentagem muito pequena dos casos. A degeneração geralmente acontece depois de vários anos de alterações biomecânicas. Radiografia, tomografia ou ressonância devem ser utilizados com a anamnese e os resultados da avaliação física para identificar a causa da degeneração antecipadamente, e não quando ela está avançada e em momento de crise. Muitos médicos não buscam a causa real das dores na coluna e de outros sintomas porque eles não veem além da imagem diagnóstica apresentada. Infelizmente, quando esses médicos identificam uma hérnia de disco na ressonância, decidem que a cirurgia é a única resposta: se o problema é a hérnia, a solução é fácil. Mas quando não encontram problemas estruturais, os pacientes são medicados com anti-inflamatórios e analgésicos para se sentirem melhores e livres da dores. Tais medidas, obviamente, não são soluções; estão apenas mascarando a dor. Procure descobrir os problemas estruturais cedo para evitar desgastes desnecessários. Os problemas se agravam desde o dia em que foram causados. No caso de problemas congênitos, esse dia seria aquele que começamos a andar e sujeitar nosso corpo aos efeitos do peso e da gravidade. No caso de pessoas que, por exemplo, usam a carteira no bolso posterior, mantêm má postura no trabalho ou têm maus hábitos posturais, o problema começa no momento em que a articulação para de funcionar como deveria, e *não quando a dor aparece*.

Estudo de Caso

Isabel tem 58 anos e, alguns meses antes da consulta, sentia dores na coluna lombar que irradiavam para a perna direita quando ela caminhava. Há cerca de um ano sentia os músculos das nádegas e dos quadris tensos, mas não se preocupou com isso. Ao examinarmos a coluna dela, encontramos uma diferença de 9 quilos do lado direito, o mesmo lado em que ela sentia dor. Como ela pesa 54 quilos, isso significava que quase 17% de seu peso estava recaindo do lado direito. Quando estudamos as radiografias, observamos uma hérnia de disco muito avançada. O que surpreendeu Isabel é que ela nunca tinha sentido dor nessa região até recentemente e atribuía sua tensão muscular ao sedentarismo de trinta anos de trabalho. Apesar de tratá-la intensivamente por um mês, a dor acentuou-se, e ela não teve outra alternativa senão a cirurgia para a hérnia, uma vez que a degeneração estava avançada demais para se devolver a função normal à articulação e tirar a compressão dos nervos do glúteo e da região lombar.

Muita gente como Isabel espera ter "problemas" para começar a pensar na saúde e na função de sua coluna. Na realidade, o que a maioria das pessoas chama de "problemas" são os efeitos (dores e outros sintomas) de uma causa presente há muitos anos.

Isabel não achou que tivesse um problema simplesmente porque não sentia dor; mas, quando procurou ajuda, era tarde demais. Motoristas entendem que o desalinhamento das rodas resulta no desgaste precoce dos pneus. Novos pneus custam caro e, em muitos casos, não seria necessário gastar nada se o alinhamento fosse feito regularmente.

Pés

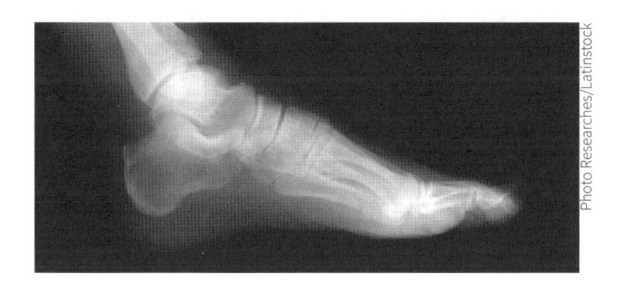

Radiografia do pé

Os pés são a sustentação de cada passo, fornecendo equilíbrio e força enquanto caminhamos ou corremos. Cada pé é composto por 26 ossos principais, 33 articulações, 107 ligamentos e 19 músculos e tendões. Sua importância é tão grande, que Leonardo da Vinci chegou a afirmar que o pé humano é uma obra-prima de engenharia. Em média, damos 10 mil passos diários, ou seja, percorremos 7 km.

Um processo normal da marcha é o movimento dos arcos dos pés que levantam e abaixam a cada passo. Como resultado, os ossos das pernas e dos quadris viram-se para dentro e para fora. Quando há problemas como pronação ou pés planos, essa rotação pode ser excessiva, causando aumento de estresse nos joelhos, na bacia e na coluna lombar. Desequilíbrios estruturais como esse requerem movimentos compensatórios na perna e na bacia para minimizar a carga adicional. Com o tempo, aparecerão disfunções articular e muscular.

Em caso de pés planos (condição definida pela falta de arco medial e longitudinal do pé) ou pronação (rotação do pé), forças de torção são colocadas na pelve cada vez que o pé entra em contato com o solo, ou seja, quase todo o tempo, causando disfunção da pelve e da coluna vertebral.

Pés planos (13 • 15 • 19 • 22 • 24 • 31)

Como um prédio precisa ter uma sustentação firme e estável, nosso corpo e coluna vertebral precisam de uma base sólida também. Nesse caso, a base são os pés, onde a carga deveria ser distribuída simetricamente entre os dois lados, mantendo as pernas retas com ângulos de inclinação iguais para permitir a função normal da bacia e da coluna vertebral, além de uma postura correta. Os arcos dos pés são extremamente importantes nesse processo e, quando são planos, podem afetar a biomecânica das articulações de pés, tornozelos, joelhos, quadris e coluna lombar, resultando em trauma cumulativo e degeneração precoce.

Apesar de pés planos serem muito comuns em crianças, a incidência exata na população adulta não é conhecida. Quase todas as crianças não têm arco plantar quando são muito pequenas ou, quando o têm, ele é muito pouco acentuado, uma vez que quase todas nascem com uma camada grande de gordura na parte medial do pé. Com o tempo, enquanto essa camada diminui, o arco medial longitudinal aparece e fica mais proeminente. Um estudo confirmou que 28% a 35% das crianças em idade escolar têm essa deformidade, com 80% sendo consideradas "leves", ou seja, sem necessidade de tratamento, e estimando-se que 90% desenvolveriam arcos normais. Esses pés são conhecidos como pés planos flexíveis e são normais. O pé plano congenitamente anormal é chamado pé plano rígido e deve ser diferenciado dos flexíveis para identificarmos a necessidade de intervenção. O pé plano rígido em geral decorre de deformidade óssea, como coalizão dos tarsais (fusão óssea ou fibrótica dos ossos dos pés).

Um exame básico para distinguir entre esses casos pode ser feito em casa. Coloque a criança sentada e peça a ela para levantar a perna e dobrar o joelho. Se nessa posição se notar o arco, então ela tem pé plano flexível. Esse tipo de problema pode ser corrigido facilmente com uma palmilha ortopédica. Mas, se o pé se apresentar plano e rígido durante esse exame, a criança deve consultar um ortopedista pediátrico.

Quando se identifica pé plano em crianças de seis a dez anos, a intervenção imediata é necessária, pois estudos comparativos constataram que "as [crianças] que apresentam pés planos realizavam tarefas físicas com mais dificuldade e caminhavam devagar, pelo efeito da marcha, causada pela falta de arcos. Quando a intervenção é feita, o arco pode desenvolver-se normalmente, além de ajudar a evitar deformidades pélvicas e da coluna vertebral".

Isso é ainda mais importante quando um pé é mais plano que o outro, pois, durante a atividade física, as forças assimétricas resultantes disso aumentam ainda mais a disfunção biomecânica de pés, tornozelos, joelhos e quadris, podendo acumular-se durante anos, causando degeneração avançada sem dor ou outros sintomas.

Arcos dos pés deformados associados aos efeitos constantes da gravidade ao longo da vida, perturbam nossa base. Problemas na coluna e de saúde podem ter suas raízes nos arcos dos pés.

Se seu filho tem dez anos ou mais, o pé plano flexível pode ser considerado permanente e requer uso definitivo de palmilha para evitar problemas. Isso é ainda mais importante para jovens atletas ou obesos.

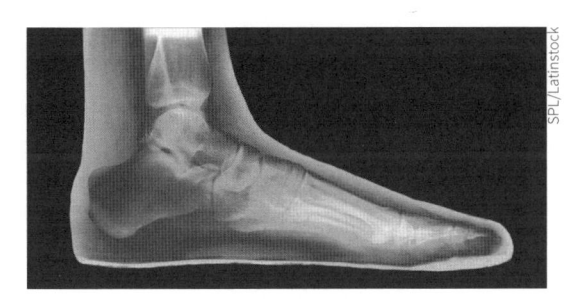

Pés planos: observe a falta de arco plantar

Se você quer saber se tem pés planos, verifique:

- se é possível colocar dois dedos sob o arco de seu pé descalço, apoiado no chão;
- se o seu pé vira para fora quando você caminha;
- se sua patela vira para dentro;
- se o tendão de Aquiles se inclina para dentro.

Palmilhas

O apoio corretivo proporcionado pela palmilha auxilia no desenvolvimento normal e previne mais deformidades nos pés. As palmilhas também reduzem o estresse na bacia e na coluna vertebral durante os anos em que a criança está crescendo, minimizando muito os problemas degenerativos já mencionados.

As palmilhas devem ser receitadas e acompanhadas por um ortopedista infantil especializado em pés. Mas lembre-se de que a maioria dos problemas dos pés pediátricos se resolverá com exercícios e sapatos adequados. Embora palmilhas raramente sejam necessárias nos primeiros anos de crescimento, se o pé for plano ou se a pronação excessiva (pé para dentro) persistir até os sete anos ou depois, elas devem ser utilizadas.

Sapatos

Sapatos adequados são essenciais para o desenvolvimento normal dos pés. Sempre que possível, deixe a criança caminhar descalça, pois isso estimula os nervos responsáveis pela propriocepção. Os proprioceptores transmitem informação dos pés ao cérebro, informando a localização do pé no espaço em relação ao corpo e também promovendo coordenação e força muscular.

Os sapatos das crianças devem ser de tamanho adequado porque seus pés ainda são macios e maleáveis. Sapatos inadequados ou pequenos demais interferem no crescimento normal e podem resultar em deformidades.

Os pais devem examinar e avaliar os pés de seus filhos regularmente com e sem sapatos, observando se há alguma pressão extra ou se existem pontos sensíveis. Não se esqueça de examinar os sapatos e conferir as solas para ver se o desgaste é igual nos dois pés ou se há pontos onde o desgaste é excessivo.

Sapatos de crianças devem ter solas flexíveis para permitir a atividade delas e o movimento correto das articulações dos pés. Deve-se evitar os sapatos de sola grossa ou materiais rígidos sobre os pés.

Um bom exercício para trabalhar os músculos dos arcos dos pés e promover sua formação e sua estabilização pode ser feito em apenas 15 minutos diários. Com uma toalha no chão sob os pés, a criança deve usar os dedos para "arranhar" a toalha, puxando-a e empurrando-a. É excelente.

Mas não se esqueça de que a maioria dos problemas relacionados ao pé plano se resolverá durante o crescimento e o desenvolvimento normal da criança. Enquanto os arcos estão se formando, a carga na coluna lombar e no quadril está aumentando e, por isso, é ainda mais importante cuidar da coluna por meio da quiropraxia. Dessa maneira, efeitos permanentes poderão ser minimizados.

O problema é a ATM ou o pescoço? (7 • 1 • 2 • 3 • 5)

Da mesma maneira que problemas na parte inferior do corpo, aqueles originários na ATM podem refletir-se em sintomas em outras articulações.

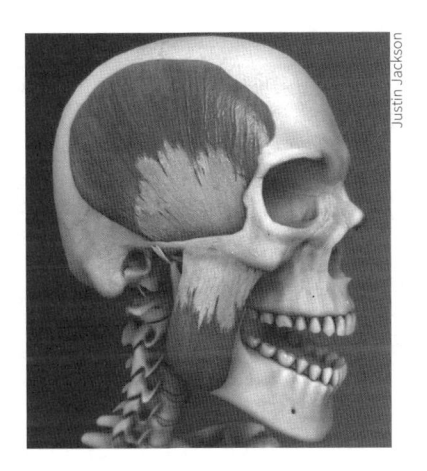

Articulação temporomandibular

A relação entre a coluna cervical e a ATM é muito íntima. Muitos problemas do pescoço podem resultar desequilíbrios na ATM, e vice-versa. Uma causa de dor no pescoço não muito lembrada pelos profissionais de saúde é a disfunção na ATM.

Muitos músculos — da mandíbula, do pescoço, do ombro e das costas — trabalham para equilibrar a cabeça, cujo peso é semelhante ao de uma bola de boliche, sobre a coluna vertebral.

Para compreender a complexidade dessa relação, imagine uma bola de tênis equilibrando-se sobre um lápis presa exclusivamente por tiras de fita adesiva. Se uma das tiras for menor, as demais terão de se "esticar" mais para manter o equilíbrio. Algo semelhante ocorre em nossa cabeça quando há encurtamento muscular em qualquer uma dessas regiões: ombros, costas, pescoço ou mandíbula.

Uma disfunção articular (subluxação) no pescoço afeta o equilíbrio, da mesma maneira que a tira adesiva afeta a bola. Nervos que estão encaixados dentro dos músculos do pescoço e que atravessam a cabeça até a testa e a ATM podem ser pressionados. O resultado pode ser:

- dor acima dos olhos;
- dor em um ou em ambos os lados da cabeça;
- zumbido;
- vertigem;
- estalos na ATM;
- ATM que parece "deslocar" durante a abertura;
- paralisia facial;
- torcicolos.

Quando estamos cansados, tiramos férias, mas os músculos da boca e mandibulares nunca param. Estes últimos estão entre os mais fortes do corpo. Eles são os responsáveis pela mastigação e também atuam na articulação da fala.

Os músculos de um lado do rosto podem ser mais tensos que os do outro em pessoas que mastigam mais de um lado ou que dormem de barriga para baixo, pois a ATM fica sobrecarregada com o peso da cabeça, tensionando os músculos.

Outras causas de disfunção da ATM são:

- má oclusão (quando os dentes não se encaixam);
- aparelhos dentários inadequados;
- estresse e ansiedade;
- ações repetitivas, como bruxismo, mascar chiclete em excesso, roer as unhas ou comer alimentos muito duros;
- trauma direto na ATM ou acidentes de carro com efeito chicote;
- abertura excessiva da boca, em especial durante visitas ao dentista.

Não devemos excluir a possibilidade de os problemas do pescoço e efeitos associados terem raiz na ATM, e vice-versa.

Talvez você tenha problemas de coluna inatos

É possível que desalinhamentos (subluxações) na coluna vertebral ocorram ainda na fase intrauterina ou durante o parto.

Vários estudos científicos sobre traumas na coluna vertebral ocorridos no parto já foram documentados e duas das principais causas (incluindo medidas pélvicas da mãe) são o tamanho da criança e posição distócica.

O corpo e a coluna vertebral do recém-nascido são extremadamente delicados e os músculos ainda não foram usados para locomoção. Portanto, são hipotônicos, ou seja, incapazes de se contrair e proteger a coluna vertebral.

As contrações uterinas são extremamente vigorosas, tanto que o crânio pode ser deformado ao passar pela vagina. Mesmo fraturas no crânio podem ocorrer por uso de fórceps ou de pressão sobre uma proeminência da bacia.

Se esses efeitos podem ocorrer no crânio, imagine o que pode acontecer em uma das delicadas e móveis vértebras da coluna cervical. O pescoço aloja estruturas extremamente importantes, como a medula, os nervos que irrigam os órgãos vitais da região do pescoço e as artérias que irrigam o cérebro.

Outras lesões podem ocorrer ainda no útero. Como alguns fetos expandem-se mais do que o útero pode acomodar, podem passar a última fase da gestação torcidos ou flexionados em posições que comprometem a integridade da coluna vertebral.

Você pode imaginar o efeito que esse tempo de posição poderia ter em uma delicada coluna jovem? Então é fácil entender como alguns bebês podem já nascer com subluxações. O único problema é que, sem detecção e correção precoces, eles podem desenvolver por muitos anos problemas sérios de saúde, como cólica, dificuldade de dormir, alergia, choros etc. Consequentemente, ingerindo enormes quantidades de medicamentos e fazendo cirurgias sem nunca entender qual é a raiz dos problemas: o lugar onde passamos os primeiros nove meses de nossas vidas após a concepção!

Outros danos comuns, durante o processo de nascimento, incluem fraturas, frequentemente da clavícula e, menos, do úmero e fêmur (braços e pernas proximais). Embora a maioria das fraturas seja fissuras e estas se curem rapidamente, o trauma do processo de nascimento que as resultou também afeta a coluna vertebral. O processo de cesárea pode ser traumático.

Nenhum trauma que o corpo sofra deixa de ser absorvido pela coluna, e, mesmo que não haja problemas aparentes (afora as fraturas), as subluxações podem ter sido causadas (pelas fraturas) e permanecer anos sem serem detectadas e corrigidas.

A nossa inteligência inata é muito forte quando nascemos, por isso o poder de recuperação do bebê é extremamente rápido. Aqueles que nascem com sintomas, como infecções do ouvido médio, cólicas, torcicolo, dificuldades para dormir ou comportamento irregular, devem receber tratamento especial, pois podem ter desenvolvido subluxações, resultantes dos traumas induzidos no útero ou durante o processo de nascimento.

POSTURA DE DORMIR (20 • 7 • 2 • 3 • 1 • 11 • 13 • 22)

A postura correta, seja quando estamos em pé ou sentados, caminhando ou deitados, é a posição onde o mínimo de carga é colocada sobre os músculos e ligamentos, as curvas naturais da coluna são preservadas e seu alinhamento é mantido. Se entendermos como é a postura correta para a coluna vertebral, será fácil entender também qual é a postura correta para dormir.

As melhores posturas para dormir são: de barriga para cima (decúbito dorsal); de lado (decúbito lateral); ou essas posições alternadamente durante o sono.

Excluindo apenas a presença de alguma patologia que não permita dormir corretamente, *nunca* deveríamos dormir de barriga para baixo (decúbito ventral). Além dessa postura aumentar as curvas da coluna lombar e cervical (promovendo hiperlordose e hipercifose), não é possível manter a simetria na coluna entre lado direito e esquerdo, pois temos de virar a cabeça para um lado, a fim de respirar, causando tensão e carga desnecessárias no pescoço.

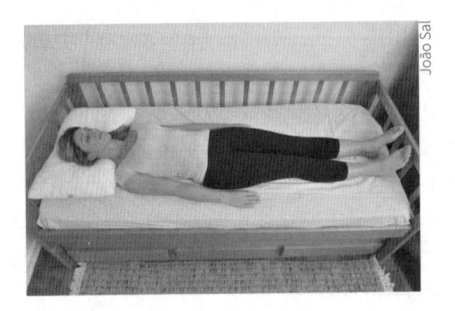

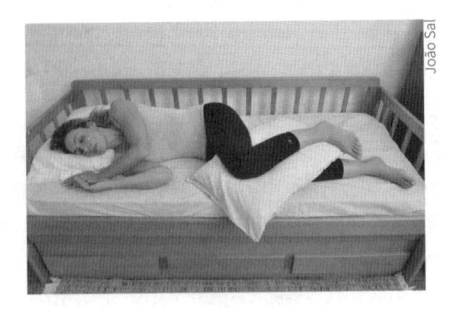

Posturas corretas de dormir: decúbito dorsal e decúbito lateral

A pessoa que costuma dormir de bruços frequentemente sofre de disfunções na ATM, bruxismo, dores de cabeça crônicas, zumbido no ouvido, vertigem, rigidez e limitação na mobilidade do pescoço. Lembre-se sempre de que esses são alertas de que algo não está agradando seu corpo.

Quase todas as pessoas que dormem de bruços têm um lado favorito, seja esquerdo, seja direto, pois, depois de vários anos, a pessoa se acostumou, causando encurtamento crônico dos músculos de um lado mais que do outro e, claro, comprometendo a função normal do pescoço. Depois de vivenciarmos milhares de casos de problemas cervicais, e compararmos com os outros problemas mencionados anteriormente, é nítida a relação entre esses problemas e a postura errada de dormir.

Nunca durma em decúbito lateral com o tronco e os joelhos encolhidos. Essa posição flexiona desnecessariamente a coluna, causando má postura, perda das curvaturas normais e, eventualmente, disfunção da coluna vertebral.

Por favor, não durma assim!

Serão necessários alguns meses para que você se acostume, mas você vai se adaptar. Como qualquer hábito ou atitude que desenvolvemos com o tempo, é difícil mudar, mas, com força de vontade, você vai conseguir! Tente, a partir de hoje, dormir em decúbito dorsal ou lateral.

Se durante a noite você acordar de bruços, mude de posição na hora. Pouco a pouco, você se livrará desse mau hábito.

Travesseiros

Independente da posição em que você durma, o travesseiro deve estar embaixo da cabeça e não dos ombros. Sua espessura deve permitir que a cabeça permaneça em posição normal, ou seja, deixá-la no mesmo alinhamento da coluna vertebral, com as orelhas alinhadas aos ombros. Na posição lateral, o travesseiro não deve ser nem baixo nem alto demais. Isso também deve ser observado quando se estiver deitado de barriga para cima: a cabeça não pode estar acima do alinhamento normal, mas alinhada à coluna.

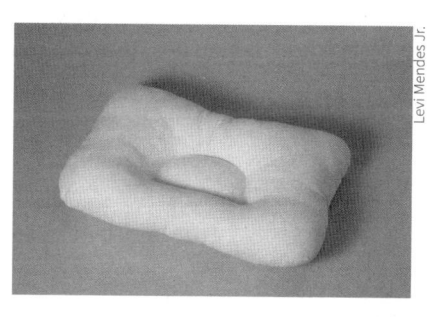

Travesseiro ideal que permite a sustentação da postura
correta nas posições decúbito dorsal e lateral

Às vezes, em decúbito lateral (de lado), um pequeno travesseiro no espaço entre os joelhos ajuda a evitar a dor, porque mantém a coluna mais alinhada. Isso ajuda também durante uma crise de dor lombar.

Colchões

Estudo de Caso

Luciana vinha sofrendo dor cervical e dor de cabeça semanalmente desde a infância. Era comum ela acordar com dor de cabeça. Em uma crise de torcicolo, ela resolveu realizar uma consulta conosco. Ao começar o tratamento, os sintomas melhoraram, mas não acabaram.

Desvendamos o quebra-cabeças quando perguntei a ela que tipo de travesseiro usava e em qual posição dormia. Luciana respondeu que sempre usou travesseiros finos e que dormia de lado. Encomendei um travesseiro mais grosso para manter sua cabeça alinhada à coluna e que fosse feito de espuma poliuretano ou fibra siliconizada, para manter a firmeza e, consequentemente, o apoio necessário para a cabeça. O travesseiro adequado, combinado aos ajustes quiropráxicos regulares, eliminou as constantes dores de cabeça, a rigidez cervical e os torcicolos recorrentes.

Um terço da vida é muito tempo! E é exatamente essa proporção das nossas vidas que passamos dormindo, ou seja, de seis a oito horas por dia. O bom sono é tão essencial para a saúde que, se nos privarmos dele por determinado tempo, logo ocorrerão problemas sérios. O sono é responsável pela regeneração e recuperação de nosso corpo depois das atividades diárias. Apenas uma noite mal dormida já resultará na diminuição da nossa imunidade, na falta de concentração e em menores níveis de energia, essenciais para o bom rendimento durante o dia.

Problemas crônicos de sono resultam em consequências muito mais sérias. Existem muitos fatores que dificultam um sono reparador, rejuvenescedor e regenerador: o ambiente onde a pessoa dorme, o ruído, o tipo de alimentação realizada antes de dormir, por exemplo. No entanto, alguns fatores comumente esquecidos na hora de enfocar este assunto são os equipamentos básicos utilizados para dormir, principalmente o colchão.

Um conhecimento profundo é imprescindível para a escolha de um produto que não somente promova o sono de boa qualidade, mas também forneça o apoio anatômico para manter a função normal da coluna vertebral, agora e durante toda a vida.

Como quiropraxista, vejo muitas pessoas com problemas crônicos resultantes de colchões inadequados usados por vários anos. A maioria nunca parou para pensar no prejuízo que esses acessórios surtem sobre suas colunas. Por serem peças tão importantes para a sua saúde, investir algum tempo na pesquisa sobre as características e benefícios de cada tipo compensaria muito a você e lhe traria conforto e saúde.

Confira algumas dicas para escolher adequadamente o colchão:

- Pergunte sobre os componentes do colchão e sobre as molas que apoiam a coluna, cujo número e configuração variam de um modelo para outro. A parte superior, em geral de espuma, é para proporcionar conforto e pode ter diferentes espessuras. Em geral, a altura do colchão varia entre 16 cm e 40 cm. Com tais características, tem-se um produto que propicia o apoio necessário e o conforto desejável para uma noite bem dormida, sem comprometimento da postura e da estrutura da coluna vertebral.
- Não há um colchão que agrade a todos, mas, se tem preferência por colchões moles, considere que talvez já esteja acostumado e vai demorar para se adaptar a um colchão mais firme. Para pessoas acostumadas a dormir de barriga para cima, um colchão mais duro é melhor, enquanto as pessoas que dormem de lado precisam de um colchão ligei-

ramente menos duro para acomodar os ombros. Tente usar um colchão duro (pode ser um colchão de outra pessoa da família) para ver como se sente após algum tempo, pois, sem dúvida, colchões muito moles não têm estrutura para apoiar sua coluna.

- Saiba quando chegou a hora de usar um novo colchão: se o colchão afunda no meio e, claro, se você acorda com dor ou rigidez (especialmente se a dor for lombar), está na hora de trocar seu colchão! Colocar uma lâmina de madeira debaixo do colchão é apenas um paliativo.
- As mudanças em seu corpo ou em sua vida podem levá-lo a precisar também de um novo colchão. Por exemplo, se você emagreceu ou ganhou peso, se um problema médico o obrigou a modificar a maneira como dorme, ou se há um(a) companheiro(a) novo(a).
- Um colchão caro não é garantia de qualidade e adequação. Muitos pacientes, ao falarem da qualidade de seus colchões, afirmam que ele é bom porque foi caro. Colchões que têm mais molas e estofamento ou revestimento, em geral, têm mais qualidade e, por isso, são mais caros, embora o preço elevado não garanta que seja mais confortável ou que dê mais apoio que um colchão barato. Um colchão também deve dar apoio uniforme da cabeça aos pés. Se houver "espaços" em seu colchão, você não está recebendo o apoio de que precisa.
- Experimente o colchão antes de comprá-lo, em um hotel ou na casa de amigos. Quando estiver na loja, deite-se no colchão por pelo menos 10 minutos antes de decidir se é bom ou não. Se duas pessoas vão usar o colchão, ambas devem experimentá-lo para terem certeza de que há espaço suficiente e de que ambas o consideram confortável.
- Procure um colchão que não se movimente quando a outra pessoa se vira ou levanta da cama durante a noite.
- Cuidado com as palavras "ortopédico" ou "semiortopédico". Não há padrão para testar a firmeza de um colchão, razão pela qual cada empresa adota parâmetros diferentes para classificar firmeza e conforto.
- Compre seu colchão em uma empresa de confiança. Se você conhece a marca e sabe que tem boa reputação, já é um começo. Assegure-se de poder trocar o produto caso não se adapte a ele.
- Cuide de seu novo colchão! Recomenda-se que, a cada seis meses, o colchão seja reposicionado para garantir que o desgaste seja uniforme. Vire o lado que estava utilizando para baixo e gire o colchão horizontalmente 180°, ou seja, onde estava a cabeça, agora ficam os pés. Isso é essencial para que o peso seja distribuído por todo o colchão, pois as estruturas de um colchão são vulneráveis à compressão, assim como sua coluna. Para

as pessoas que passam por uma crise aguda de dor nas costas (lombar) e não têm como comprar um colchão novo imediatamente (mas reconhecem que o atual está muito velho/mole), há uma saída imediata: coloque vários cobertores no chão, com espessura suficiente para dar apoio e conforto para a coluna e não a deixar tocar o chão quando estiver deitado de barriga para cima (decúbito dorsal). Isso vai proporcionar uma superfície bastante firme e o apoio necessário para sair da crise. Se dormindo assim você acordar sem dor, a questão está resolvida: o colchão não é adequado para você! Troque-o o quanto antes. Um colchão adequado e firme manterá a coluna vertebral alinhada.

Dormir em uma cama que não é sua

Se você viajar, pense na cama em que vai dormir. Se costuma ir ao mesmo lugar, procure um hotel com colchões adequados. Ligue antes para perguntar sobre os colchões e as camas. Você é o cliente, não seja tímido!

Peça para trocar de quarto se percebeu que aquele onde está tem um colchão que obviamente vai prejudicá-lo. Se não for possível mudar, talvez os funcionários do hotel possam tirar o colchão da cama e colocá-lo no chão. Algumas pessoas colocam uma tábua entre o estrado e o colchão como um apoio extra.

Cuidado quando dormir em sofá-cama, porque em alguns modelos você vai acordar rígido e com dores. Nesse caso, prefira dormir em cobertores sobre o chão.

Um colchão mole pode ser menos problemático se você o colocar no chão temporariamente, até comprar outro mais firme e adequado.

Alguns colchões infláveis oferecem um apoio surpreendente. Durma em um colchão assim por uma noite para testá-lo antes de viajar, especialmente se você tiver de ficar um bom tempo longe de sua cama. Colchões infláveis não proporcionam o apoio de um colchão ortopédico normal, mas são melhores que um sofá ou uma rede.

Levantando da cama (12 • 19)

Qualquer atividade malfeita repetida várias vezes afeta a função normal da coluna ou de qualquer outra estrutura biomecânica. Então, aprenda e pratique a maneira correta de levantar da sua cama.

Essa dica é ainda mais importante para pessoas com crise aguda. Vire-se de lado, dobre as pernas levemente e empurre o tronco com seu braço e mão. Enquanto você estiver subindo, ponha as pernas fora da cama e deixe os pés tocarem o chão. Se sentir necessidade, fique um pouco sentado nessa posição para permitir que sua coluna e seu pescoço se ajustem à mudança. Depois se levante usando as duas pernas com força igual e contraindo os músculos abdominais. Para se deitar, faça os mesmos movimentos em ordem inversa. Se estiver deitado no chão, pode usar a mesma técnica, sem virar as pernas.

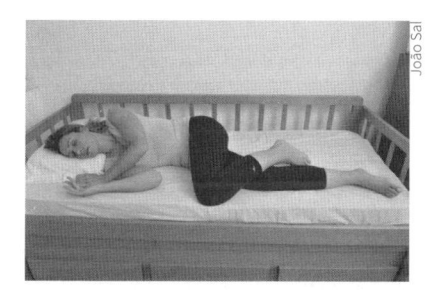

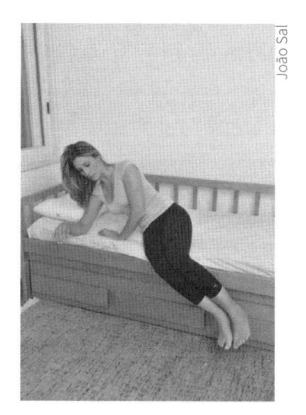

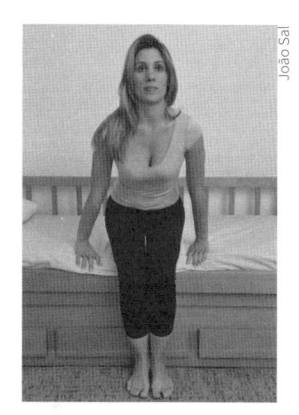

Sequência correta para se levantar

Trabalho

Os homens que perdem a saúde para ganhar dinheiro e depois perdem o dinheiro para recuperar a saúde, por pensarem ansiosamente no futuro, esquecem o presente; não vivendo nem no presente, nem no futuro, vivem como se nunca fossem morrer e morrem como se nunca tivessem vivido.

Dalai Lama

Escritório

Seu escritório pode parecer inofensivo, mas tem vários perigos ocultos que podem causar problemas sérios à sua coluna. Em geral, não sabemos como usar móveis e equipamentos, mas é necessário aprender para protegermos nossa coluna.

SENTAR-SE (19 • 22 • 20 • 8 • 13 • 2 • 10)

Independentemente de sua cadeira ser a melhor do mercado, temos de lembrar que se sentar não é natural. Nossa coluna é uma máquina, com várias peças (as vértebras) que se movem coordenadamente para dar mobilidade ao corpo. Nossa coluna foi feita para o movimento, e não para permanecermos sentados ou sedentários.

Enquanto a aparência das cadeiras historicamente pode indicar progresso e tecnologia, é importante lembrar que nossos ancestrais não ficavam sentados. Eles ficavam de cócoras, e todas as culturas do mundo que ainda adotam essa postura registram menor incidência de dor ou degeneração na coluna vertebral do que nós.

A maneira correta de se sentar protege sua coluna: sente-se reto, mantendo sua lordose lombar na base da cadeira e evitando flexionar o corpo para frente.

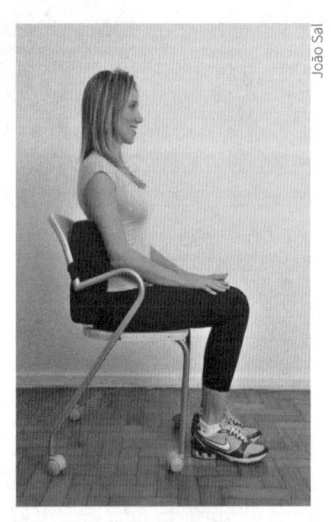

Apoio adequado garante a manutenção da postura correta

Atualmente há cadeiras ergonômicas excelentes que ajudam a manter as curvas da coluna apoiadas sem aumentá-las. Caso você não tenha uma cadeira assim, a chave é um apoio lombar, pois, se a região lombossacral estiver apoiada, o resto da coluna permanecerá na posição certa.

Sua cadeira deve ter apoios para os braços, porque isso tira um pouco de carga da sua coluna. Cadeiras ergonômicas também giram, e isso é importante porque significa que você não está constantemente causando rotação desnecessária ao pegar documentos ou quando se move para atender um cliente ou o telefone. Lembre-se de que rotação com flexão é uma das piores coisas para a sua coluna, então não gire enquanto estiver sentado.

Um apoio para os pés também pode ajudar, pois com os pés ligeiramente elevados é possível redistribuir um pouco do peso, nem que seja por pouco tempo.

Há duas maneiras de sentar que estão sendo muito adotadas atualmente na Europa e nos Estados Unidos: uma é a cadeira de ajoelhar e a outra é a bola suíça.

A cadeira de ajoelhar pode trazer benefícios, porque deixa a maioria do peso do corpo sobre os joelhos, e não sobre a coluna lombar. São cadeiras inclinadas para a frente com uma plataforma para colocar os joelhos para trás. Pode demorar um pouco para você se acostumar, mas são boas porque dificultam muito sentar-se agachado ou dobrado.

Como nesse modelo não há parte traseira para você se apoiar, é obrigado a sentar-se reto e contrair os músculos abdominais para manter boa postura. No entanto, como não há apoio para os braços, os joelhos podem ficar um pouco cansados, razão pela qual se sugere o uso alternado dessa cadeira com outra ergonômica com apoio lombar e para os braços.

As bolas suíças têm o mesmo princípio da cadeira para os joelhos. Ao usá-la, você deve manter os músculos abdominais e as pernas contraídos para se manter reto e em equilíbrio. Algumas pessoas se cansam demais porque não têm apoio lombar ou para os braços, mas outras se adaptam bem a essa maneira de sentar-se. Experimente você também essas cadeiras, verificando em qual delas se adapta melhor.

Procure não cruzar as pernas quando estiver sentado, pois isso desequilibra a coluna e a pelve, sobrecarregando alguns músculos, ligamentos e articulações e interferindo no movimento normal da articulação. Se você realmente precisar cruzar as pernas, alterne entre os dois lados. Lembre-se também de que sua coluna não foi feita para ficar sentada oito horas diariamente. Por isso, levante-se a cada 50 minutos para caminhar e alongar-se por pelo menos 5 minutos.

COMPUTADORES (11 • 10 • 33 • 20 • 2 • 3 • 29 • 31)

Atualmente, com a tecnologia, é impossível imaginar nossa vida sem um computador. Embora revolucionário, ele reforça o sedentarismo, cujo impacto em nossa saúde é assustador. Um número cada vez maior de pessoas depende do computador, desde crianças de 5 anos até quem trabalha em escritório.

O computador deve estar diretamente na sua frente e não ao seu lado.

O meio da tela tem de estar no nível dos olhos.

O teclado deve estar na altura dos cotovelos e, se for possível, levemente inclinado para cima.

Deixe espaço suficiente entre você e o teclado para apoiar os punhos enquanto está digitando.

Tente não usar o *mouse* mais do que o necessário. Use o teclado a maior parte do tempo, pois quando favorecemos um lado do corpo, aumentamos a carga, provocamos uma contratura na musculatura e causamos um desequilíbrio.

Posicione o *mouse* o mais próximo possível de seu corpo.

Seus pés têm de estar planos no chão e as pernas dobradas em ângulo de 90º.

Preserve as curvas da coluna (orelhas, ombros e quadris alinhados), pois só assim distribuímos a carga e as forças de gravidade por ela toda, sem sobrecarregar nenhuma região. Você também pode usar um apoio lombar para manter boa postura, pois ele possibilita uma postura ereta sustentada por mais tempo com menos dispêndio de energia.

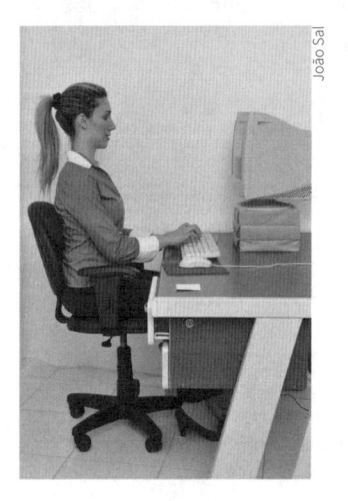

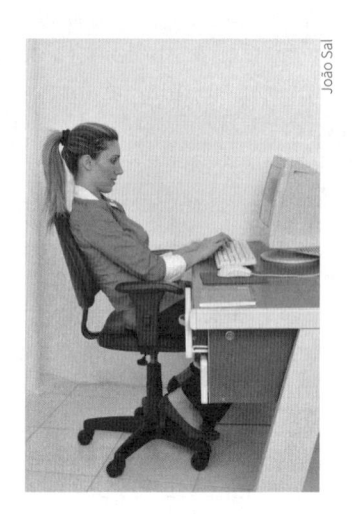

Postura correta e errada ao usar o computador

Muito do que aprendemos sobre postura é por meio de experiências. Infelizmente, quando desenvolveram o computador, não incluíram um manual de postura adequada para sua utilização.

Sendo seu próprio médico, você precisa reconhecer as dores que aparecem, por exemplo, quando o computador está posicionado de lado.

Se calcularmos que trabalhamos de 8 a 10 horas diárias, cinco dias por semana (descontando dois dias de descanso), 48 semanas por ano (descontando quatro semanas de descanso) e, em média, quarenta anos (8 x 5 x 48 x 40), teremos um total de, no mínimo, 76.800 horas trabalhadas!

Imagine, agora, as disfunções articulares e o encurtamento de músculos e ligamentos resultantes da aceleração do desgaste na articulação pelo simples fato de não pararmos para ajustar a tela ou a altura da cadeira em relação à mesa. Não deixe a posição de um computador ser mais um fator prejudicial à sua saúde, além daqueles de nosso cotidiano que não podemos controlar.

Se a tela está baixa demais, a cabeça precisa se inclinar para baixo. Isso gera uma carga estática, ou seja, um peso que não se move acima dos ombros. A carga aumenta na base do pescoço também, pois há tensão muito maior nos músculos posteriores. O peso da cabeça é mais facilmente equilibrado quando permanece bem acima dos ombros, como explicado anteriormente. (ver "Anteriorização da cabeça", p. 80).

Para corrigir o posicionamento da tela, coloque uma caixa ou outro suporte debaixo do monitor. Se sua cadeira for ajustável, pode ser regulada para deixar os olhos na posição necessária. Lembre-se também de que a mesa precisa estar no nível dos cotovelos. Quando tiver anotações ou páginas para digitar, use um apoio vertical para mantê-los na mesma altura do monitor. Para distribuir a carga entre os dois lados, mova o apoio de um lado para o outro a cada 10 minutos. Dessa maneira, evitará contraturas musculares desnecessárias.

LAPTOP (11 • 10 • 13 • 20 • 2 • 3 • 29 • 31)

Feitos para serem portáteis, os laptops tornam a vida um pouco mais fácil, pois podemos trabalhar em qualquer lugar, como aviões, hotéis etc. No entanto, também acarretam vários problemas. Como no caso da bolsa, a maioria das pessoas prefere um lado para carregá-lo e carrega-o o dia inteiro.

Como já vimos neste capítulo, o desequilíbrio sobrecarrega não só o braço e o ombro do lado afetado, mas também as colunas cervical e lombar, e até os quadris. Mas as complicações aumentam assim que você abre o computador e o posiciona em uma mesa desapropriada ou, pior ainda, no seu colo. Não há nenhum modo de manter uma boa postura quando se usa um laptop. Diferentemente de um computador, com monitor e tela separados, o laptop é uma unidade. Se a tela estiver suficientemente alta para nivelar-se aos olhos, suas mãos estarão na altura de sua boca.

Da mesma forma, se o teclado estiver na altura requerida dos cotovelos, a cabeça terá de se inclinar em um ângulo de 45°. Nas duas situações, você vai colocar uma carga enorme na coluna cervical e dorsal superior, comprometendo o funcionamento normal de todas as estruturas dessa região, desde músculos e tendões até ligamentos e discos intervertebrais.

Temos de nos lembrar que o laptop foi desenvolvido para ser utilizado com intervalos, e não em tempo integral, por ser mais fácil ou conveniente. Alternar entre computador e laptop é mais adequado.

Antes de adquirir um laptop, considere por quanto tempo você realmente o utilizará.

Um dos aspectos que mais chamam a atenção é o elevado número de crianças que se tornaram usuárias de computador por longos períodos, pois isso tem acarretado o aparecimento das chamadas "dores da velhice" em idades precoces. Além disso, os hábitos adquiridos na infância ou na adolescência são muito difíceis de serem modificados na idade adulta. Muitas crianças deitam-se de barriga para baixo, apoiando-se nos cotovelos para utilizar o laptop, e isso, com certeza, é uma ótima receita para uma vida com dores no pescoço, torácicas e na coluna lombar. As crianças de hoje serão os funcionários de amanhã e elas já estão apresentando problemas biomecânicos antes de chegarem ao seu ambiente de trabalho.

Usuários ocasionais

Use uma cadeira confortável, que lhe permita recostar-se levemente para trás.

Posicione o laptop no colo até encontrar a postura mais neutra possível para os punhos, sem extensão, nem flexão — o mais reto e alinhado com o antebraço possível.

Incline a tela de modo que minimize a flexão do pescoço (cabeça para a frente).

Usuários integrais (full-time)

Posicione o *laptop* na mesa para poder ver a tela sem flexionar ou dobrar o pescoço. Para isso, você talvez tenha de elevá-lo usando um apoio estável (livro, caixa ou bloco de madeira, ou suporte especial para laptop) ou conectar-se a um monitor separado, que fique na altura dos olhos. Afinal, hoje o custo é bem acessível e bem menor que o prejuízo que você vai ter no futuro se não cuidar de sua cervical.

Use teclados e *mouse* separados.

Tamanho do laptop

Muitos laptops oferecem tela grande (15 polegadas), mas você deve se perguntar se realmente precisa disso, pois esses são mais difíceis de manejar em lugares como aviões e automóveis.

Atualmente, há vários laptops menores portáteis, mas você tem de considerar o tamanho da tela e a resolução. Uma tela pequena (12 polegadas) pode ser útil, mas a resolução tem de ser muito alta, com símbolos e palavras bem visíveis na tela. Em laptops menores os teclados são pequenos e dificultam ainda mais a postura das mãos.

Peso do laptop

Isso é muito importante se você é um profissional que trabalha na rua e com frequência utiliza o laptop. Considere também o peso total de todos os assessórios (bateria, *drive* de mesa, fios). Se tudo isso pesa 4 quilos ou mais, você deve considerar a possibilidade de carregá-los em uma mala com rodinhas. Se você prefere uma bolsa menor, uma mala de ombro, ergonomicamente boa, também pode ser utilizada.

Smartphone

Uma pesquisa realizada recentemente pela Associação Britânica de Quiropraxia descobriu que 44% das pessoas que possuem um smartphone ficam até duas horas por dia usando seus aparelhos em atividades não relacionadas a chamadas telefônicas. Isso quer dizer que essas pessoas passam até duas horas por dia olhando para baixo.

Nossos smartphones e tablets estão ficando cada vez mais "inteligentes" e, com isso, aumentamos o tempo de uso, comprometendo nossa postura. O resultado desse uso indiscriminado é que um grupo grande da população se encontra com problemas cervicais, no ombro e na coluna dorsal.

Sua cabeça pesa 5 quilos, e quando você olha para baixo os músculos do pescoço e dos ombros têm de trabalhar o dobro. Quando a carga continua por muito tempo, os músculos ficam tensionados, encurtando e prejudicando a função normal da coluna.

Outras regiões afetadas pelo uso de smartphones e tablets são o antebraço e os polegares.

Veja algumas dicas que podem minimizar o impacto que seu smartphone ou seu tablet tem sobre sua coluna e sua saúde.

- Se você estiver sentado enquanto usa seu smartphone, mude sua posição regularmente e alongue seus braços. Mova seus ombros em círculos para trás e mova seus dedos.
- Evite ficar sentado por mais de 40 minutos.
- Ao contrário do laptop ou do computador, você não precisa ficar sentado enquanto usa seu smartphone ou tablet. Fique em pé e levante seus joelhos alternadamente, como se fosse encostá-los no peito.

- Quando estiver em casa, use o laptop para descansar seus braços, mãos e dedos e, principalmente, para tirar a carga adicional do seu pescoço.
- Quando estiver sentado em um transporte público ou na mesa de um restaurante, utilize sua pasta, sua bolsa ou a própria mesa como apoio para os cotovelos, e traga seu smartphone para o nível dos olhos. Dessa forma, não será necessário mover a cabeça para baixo, sobrecarregando os músculos do pescoço e dos ombros.
- Use a tecnologia *"smart"* e programe alarmes para lembrá-lo de mudar de postura, ficar em pé ou, simplesmente, descansar.

Carregar peso (22 • 1 • 19 • 31 • 15)

Uma das maneiras mais comuns de prejudicarmos a coluna é carregando excesso de peso. Tanto uma mochila, no caso de uma criança, como as compras até o carro, podem sobrecarregar a coluna, dando início ao processo de degeneração progressiva. Lembre-se sempre de que uma articulação que tem uma função comprometida não consegue distribuir a carga uniformemente e, com o tempo, essa sobrecarga resultará em desgaste ósseo e do disco e em outros problemas mais graves.

Pense antes de levantar objetos

Se você não tem certeza de que conseguirá carregar um objeto de um modo seguro, porque é muito pesado, *não o levante*. Sempre haverá outra maneira de movê-lo sem sobrecarregar a coluna. Muitas vezes corremos mais riscos de nos machucarmos levantando um objeto não muito pesado, como ao colocarmos as compras no porta-malas, do que carregando um objeto muito pesado. Há um modo correto de levantar e carregar objetos pesados, protegendo a coluna.

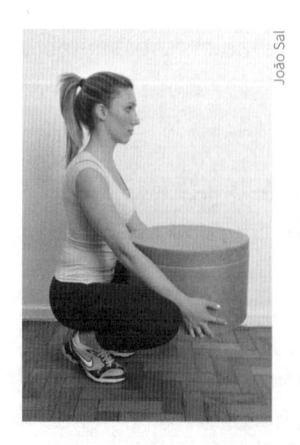

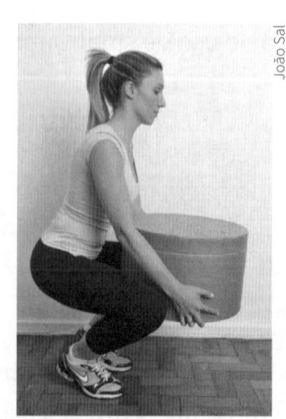

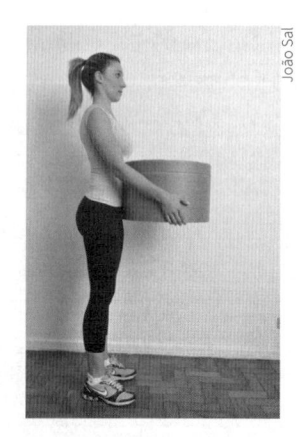

Forma correta de carregar peso

Planeje como vai carregar determinado objeto antes e visualize seus movimentos.

Quando pegar algum objeto do chão, nunca dobre a cintura. Agache-se, flexionando as pernas e quadris, e mantenha a coluna o mais vertical possível.

Se puder, coloque o objeto pesado entre seus pés, que devem estar separados à mesma distância existente nos quadris.

Segure a carga o mais perto do seu corpo possível; o ideal seria encostando-a a seu corpo.

Respire profundamente, contraindo os músculos abdominais ao mesmo tempo em que levanta o objeto.

Quando expirar, solte o ar devagar para manter um apoio para a coluna.

Deixe os cotovelos encostados no tronco.

Levante-se utilizando os músculos das pernas e dos glúteos.

Nunca se vire enquanto estiver subindo.

Use luvas, se isso o ajudar a segurar o objeto com mais força.

Não carregue o peso com uma mão, se puder fazê-lo com as duas.

Se o objeto for muito pesado, peça ajuda e faça questão de que seus movimentos sejam sincronizados.

Se não conseguir levantar o peso sozinho nem com a ajuda de alguém, providencie um guindaste. Há momentos para ser forte e há momentos para ser inteligente.

Quando você levanta uma carga, sobrecarrega os discos intervertebrais. Isso geralmente não é um problema, se você mantiver as curvas naturais da coluna. Mas, se sua coluna estiver dobrada para a frente ou para o lado, ou, pior ainda, torcida, uma carga assimétrica é concentrada em um lugar específico do disco, e não distribuída pelo disco inteiro; da mesma maneira, pode-se sobrecarregar um ligamento ou toda a musculatura em volta do disco. Os efeitos podem resultar de um único episódio em que levantamos peso erroneamente ou pode ser acumulativo.

Desenvolva seus músculos abdominais. Isso minimiza a carga sobre a sua coluna lombar, dando um forte apoio para a parte anterior do seu corpo.

Essas regras não se aplicam somente em situações em que você tem de levantar algum tipo de peso. Também devem ser aplicadas quando recolher um sapato do chão ou uma moeda que cai. Todas as vezes que você se agachar por qualquer motivo, demore um segundo pensando no que está fazendo e depois se lembre de se agachar flexionando as pernas, e não a coluna. Nunca se esqueça de manter a coluna o mais vertical possível.

Casa

O futuro é constituído pelas nossas decisões diárias, inconstantes e mutáveis; cada evento influencia todos os outros.

Alvin Toffler

Bichos de estimação (20 • 22 • 31)

Quem pensaria que até nossos bichos de estimação poderiam prejudicar nossas colunas? Na realidade, muitos problemas da coluna ou de má postura podem ser causados ou exacerbados pelo convívio com nossos animais.

Como qualquer outro mau hábito ou esforço repetitivo, temos de analisar bem como lidamos como nossos bichos e modificar algumas coisas, caso seja necessário.

Se você tiver um cachorro que o puxa muito enquanto você o leva para passear (ou seja, é ele quem o está levando para passear!), você está sujeito a subluxar sua coluna cada vez que ele o força. Além de contrair a musculatura dos braços ou do ombro, isso também pode enrijecer seu pescoço e até a coluna lombar. Considere a hipótese de levá-lo para algum tipo de adestramento, pois abusar tanto tempo de seu corpo com certeza acarretará efeitos sobre sua coluna.

Não dobre sua coluna ao se abaixar para colocar ração ou água na vasilha dele. Mantenha sempre a coluna reta. Agache, dobrando as pernas, coloque a comida e depois se levante. Você também pode ajoelhar-se, se precisar, ou trazer a vasilha até a mesa para enchê-la. E, claro, tome cuidado quando você dá banho em seu cachorro, especialmente na hora de carregá-lo.

Sofá

Você já se sentou num sofá sem dor nas costas e na hora de se levantar sentiu sua coluna reclamando? Se você já passou por isso, saiba que não é o único. A maioria dos sofás é projetada com enfoque mais no desenho da peça ou do ambiente do que necessariamente no apoio necessário para sua coluna vertebral. Isso sem mencionar o fato de que algumas pessoas se deitam no sofá para assistir à televisão ou dormir!

Como os sofás costumam ser baixos e profundos, é difícil sentar e manter a postura correta. A estrutura do sofá tende a curvar a pessoa na forma de um "C". Uma coluna nessa posição acaba alongando excessivamente os músculos que dão apoio a ela e aumentando significativamente a compressão sobre os discos intervertebrais.

Considere os alertas e as dicas a seguir.

- Nunca se deite no sofá usando o apoio dos braços para descansar a cabeça. Isso sobrecarrega demais o pescoço, além de dificultar a manutenção do alinhamento normal da coluna.
- Cuidado quando se deitar com os pés no sentido da televisão, pois a hiperflexão do pescoço vai resultar em dor muscular, rigidez e talvez torcicolo. Coloque alguns travesseiros baixos na cabeça e na região dorsal, para inclinar o tronco gradativamente, tirando a carga do pescoço.
- Se o sofá for muito profundo e a coluna lombar não tiver apoio, apoie no encosto um travesseiro, na direção da região lombar.

Veja agora como escolher seu sofá.

- Evite encostos que reclinem demais.
- Evite apoios para a cabeça que inclinem para a frente.
- Evite encostos muito espessos e macios demais, que afundem. O encosto e as almofadas devem ser feitos de espuma de alta qualidade e firmes, para fornecer apoio suficiente ao usuário.
- Evite almofadas soltas ou que se movam excessivamente.
- A profundidade do assento deve apoiar a maior parte das pernas, deixar os joelhos a 90 graus e a canela com suporte.

Tarefas da casa

Seria uma coincidência mais de 60% dos pacientes de quiropraxia serem mulheres? Talvez isso ocorra porque no século XXI a maioria delas ainda tenha responsabilidade sobre as tarefas da casa, que, além de ser uma grande fonte de problemas para a coluna vertebral, nunca acabam. O trabalho doméstico é contínuo, pois a roupa limpa ficará suja, assim como os pratos, as camas ficarão desordenadas e o estoque de alimentos inevitavelmente diminuirá.

Essas tarefas são cíclicas e sempre será necessário refazê-las. Então, deve-se aprender a maneira correta de executá-las, pois o efeito acumulativo deixa o funcionamento da coluna extremamente comprometido.

Ao longo de muitos anos, tenho observado mulheres com problemas decorrentes de atividades cotidianas, como passar roupa, lavar louça, fazer compras etc. Já que é muito difícil remover toda a carga que cada atividade provoca em sua coluna, existem estratégias que podem ser utilizadas para minimizar os danos.

PASSAR ROUPA (20 • 2 • 3 • 5 • 11 • 13 • 29 • 31)

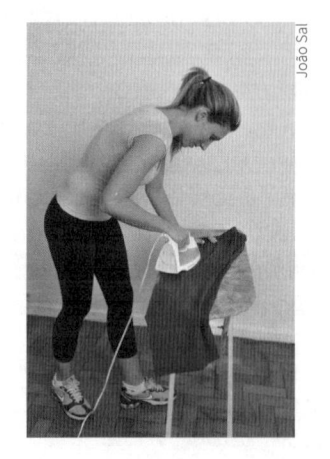

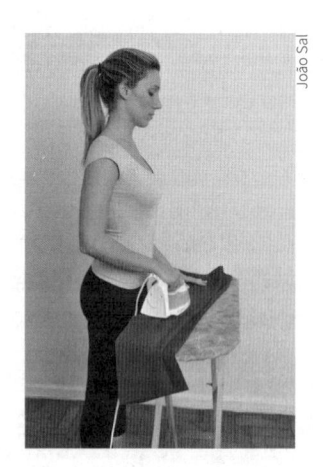

Postura incorreta e correta de passar roupa

Ajuste a mesa de passar na altura adequada à sua altura. Se for fixa, solicite ao marceneiro que a adapte à sua altura, ou adquira outra que seja mais apropriada a você. É óbvio que, quanto mais alta for a prancha, menos você precisará olhar para baixo, e isso minimizará a retificação da sua coluna cervical e a tendência de dobrar os ombros para frente.

Mantenha o peso de seu corpo igualmente distribuído nas duas pernas, assim você manterá o equilíbrio entre o lado esquerdo e direto.

Use um ferro leve na opção "vapor", dessa forma aplicará menor pressão enquanto passa a roupa.

Não passe todas as roupas de uma vez só: várias sessões de curta duração são melhores (meia hora).

Se tiver dor ou problemas na coluna lombar, coloque uma lista telefônica ou um bloco de madeira embaixo de um pé, deixando o joelho levemente flexionado. Isso tira um pouco da carga sobre a sua coluna.

Atenção: se você sofre de vertigens ou dores de cabeça e elas aumentam quando você passa roupa, *pare*! Esse é um aviso de seu corpo de que alguma coisa não está bem devido à má postura sustentada. Esses sintomas são avisos sérios de que você deve procurar a raiz do seu problema.

Não esqueça que vertigens ou algumas dores de cabeça podem ter causas graves. Consulte seu otorrinolaringologista ou neurologista para descartar outras possibilidades.

Lavar roupas ou louça (20 • 2 • 3 • 4 • 11 • 13 • 29 • 31)

Assim como quando passamos roupas, quando lavamos louça também necessitamos olhar para baixo por muito tempo. Infelizmente, essa também é uma tarefa feita, no mínimo, uma vez por dia.

Hoje o mercado dispõe de pias e bancadas reguláveis. Mas, se você não tem meios para adquirir um modelo mais moderno, adapte a você o que já tem em casa.

Citaremos, a seguir, algumas estratégias para minimizar o impacto que essa atividade exerce sobre a sua coluna.

Se houver um armário embaixo da pia, você poderá abrir a porta e colocar um pé na prateleira inferior. Isso manterá a sua coluna reta e evitará que você se incline para a frente enquanto estiver lavando a louça. Lembre-se de que 5° de flexão lombar já sobrecarregam a coluna, então faça o possível para manter-se ereto.

Se não houver armário, use uma lista telefônica ou um banco para apoiar o pé e terá o mesmo efeito.

Cuidado ao levantar pesos, especialmente se sua coluna não estiver reta. Primeiro verifique seu alinhamento, depois levante o objeto.

Peça ajuda! Se sua coluna ou seu pescoço já estiverem doendo enquanto lava a louça, peça ajuda a alguém da casa. Delegue uma pessoa diferente para cada dia. Não é justo? Ainda mais se você cozinhar, não parece justo que alguém mais ajude com o resto?

Lembre-se de que tarefas cotidianas, como lavar louça, além de causar muito sofrimento para quem já possui problemas na coluna, também são raízes de várias disfunções, que podem demorar anos ou décadas para se apresentar na forma de dor ou outros sintomas óbvios. Não espere por esses sinais do corpo; comece o mais rápido possível a exercer atividades com o menor impacto possível sobre sua coluna.

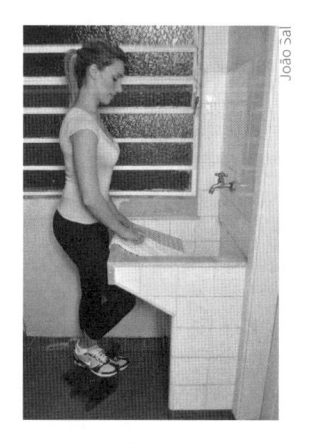

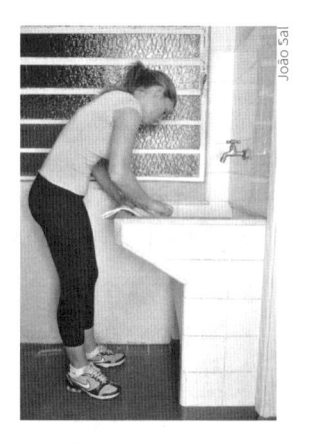

Postura correta e incorreta de lavar roupa

Varrer ou usar aspiradores de pó (2 • 5 • 13 • 22 • 19 • 31)

O problema principal dessas atividades é a necessidade de se curvar para exercê-las. Além disso, são atividades assimétricas, ou seja, sempre utilizamos um lado do corpo mais do que o outro. Então, o primeiro conselho é alternar entre os dois lados. Varra cinco minutos com a vassoura apoiando do seu lado esquerdo e depois cinco com seu lado direito, e assim sucessivamente. Para minimizar os efeitos prejudicais sobre a sua coluna, você precisa manter-se o mais reto possível. Pode até dobrar os joelhos um pouco e usar o quadríceps (músculo da coxa) para gerar força, em vez de usar a coluna.

Mantenha seus ombros baixos. Tenha certeza de que eles estejam nessa posição, e não elevados, para não travar o pescoço.

Tente variar entre puxar e empurrar, entre movimentos para a frente e para trás. Mude sempre de lado, direito e depois esquerdo.

Facilite sua vida. Procure usar equipamentos de limpeza que evitem o esforço da coluna. Tire o lixo do chão com a pá e a vassourinha de cabo, agachando-se. O escovão limpa tudo que vem com balde é uma ótima opção no lugar de rodo e pano. Com ele você limpa facilmente embaixo dos móveis e ainda torce os pelos de pano no balde sem ter de se abaixar.

No caso do aspirador, compre um que possua uma mangueira longa e considere que, com um aspirador vertical, você dobrará menos sua coluna. No entanto, esse modelo pode ser um pouco mais pesado e difícil de manejar.

Para alcançar embaixo dos móveis grandes, se for necessário, ajoelhe-se. Isso sobrecarregará menos sua coluna. Siga a mesma regra quando estiver estendendo a cama (com os joelhos dobrados) ou limpando o box ou a banheira. Lembre-se de que sua coluna precisa permanecer o mais reta possível.

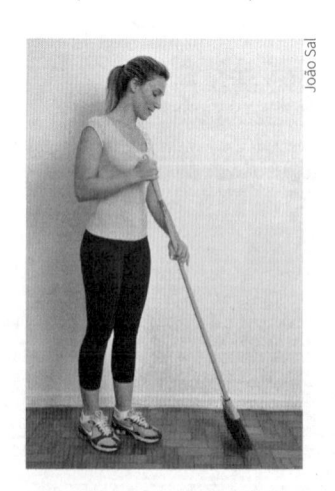

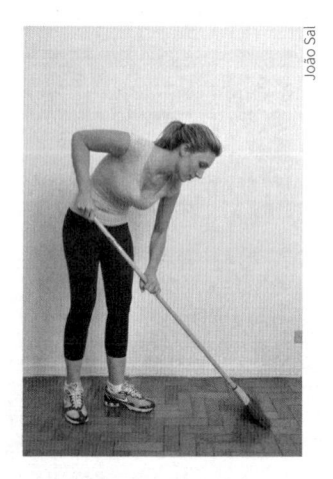

Postura correta e incorreta de varrer

COMPRAS (22 • 19 • 20 • 13 • 31)

Utilize um carrinho em vez de uma cesta, para não carregar peso desnecessariamente.

Não sobrecarregue o carrinho, pois será difícil empurrá-lo.

Não use um carrinho com rodas quebradas, pois podem parar ou mudar de direção repentinamente, travando ou impactando sua coluna.

Apesar de economizarmos comprando alimentos ou produtos de limpeza em grande quantidade, talvez seja melhor escolher embalagens menores, mais leves, para carregá-los mais facilmente.

Se escolher um produto que esteja em uma prateleira próxima do solo, agache-se, dobrando os joelhos, e levante-se com o peso do produto no seu peito.

Você pode pedir a alguém no supermercado para auxiliá-lo caso queira um produto mais pesado, como ração para cachorro ou saco de carvão.

Da mesma forma, quando tirar os produtos do carrinho na hora de pagar, peça ajuda, se o produto for muito pesado, e dobre o joelho se precisar pegar algo no fundo do carrinho ou longe de seu corpo. Faça o mesmo quando transferir os produtos para o carro ou quando chegar a sua casa.

Se não encontrar nenhum carrinho para as compras, você pode usar duas cestas para equilibrar o peso entre os dois lados, colocando-as no chão quando pegar um produto da prateleira. Quando ficar pesado demais, leve-as até o caixa, deixe-as lá e volte com uma vazia para pegar mais produtos.

Se você estiver sentindo algum incômodo ou tiver problemas de coluna, planeje melhor os dias para fazer compras e leve alguém para ajudá-lo

Casa segura

Uma lesão desnecessária, decorrente de queda ou escorregão, pode deixá-lo imobilizado ou com a mobilidade limitada. Uma proporção grande das lesões que aparecem na clínica acontece em casa e, na maioria das vezes, poderiam ser evitadas com um pouco de cautela e preparação. Sua casa pode ser tão perigosa ou tão segura quanto você quiser, mas vale a pena revisar as situações que poderiam colocar em risco sua vida e a dos outros. Caminhe em sua casa para identificar qualquer possibilidade de lesão em cada cômodo, cada entrada, no quintal e na garagem.

Muitas lesões acontecem devido a escorregões e atropelos. Pessoas idosas, com osteoporose, correm riscos enormes em um atropelo, pois a chance de fratura é alta, especialmente no quadril. A incidência de morte decorrente de fraturas nessa região é elevada, pois a vítima precisa permanecer imobilizada e há risco de formação de trombos nas artérias, que se deslocam, causando derrame cerebral, cardíaco ou pulmonar.

Identifique tapetes soltos em que você poderia escorregar. Se tiver dúvida, tire o tapete e deixe o chão sem nada. Se o tapete é utilizado para esconder uma mancha ou aparência desgastada, acostume-se com ela ou troque-o, pois as consequências de uma queda podem ser, no mínimo, muito danosas à sua coluna.

Cuidado também com brinquedos ou objetos deixados pelo chão. Cultive o hábito de tirá-los do caminho na hora em que você os encontra. Ensine aos seus filhos onde devem guardá-los, pois também eles podem cair e iniciar um processo de desgaste precoce em suas colunas.

Escadas

Muitas coisas podem ser feitas para que suas escadas permaneçam seguras para você e sua família. Confira o corrimão para ver se está bem fixo na parede. Pode puxá-lo forte sem que ele se solte? Se não tiver corrimão, pense se algum dia não vai precisar ter, caso tenha mãe com 80 anos e com osteoporose, por exemplo.

Lembre-se de que, se a escada estiver exposta ao tempo, ela pode tornar-se uma superfície escorregadia como uma pista de gelo. Sempre deixe um saco de areia pronto para espalhar na escada quando o chão ficar molhado.

Iluminação

Se sua casa for bem iluminada, você estará menos suscetível a tropeçar em objetos deixados dentro ou fora dela.

Cuidado com as luzes que se acendem sozinhas, pois podem se apagar enquanto você está a ponto de pisar em uma superfície pouco conhecida. Muita luz também pode ser um problema para algumas pessoas, pois se atingir diretamente os olhos pode cegá-las temporariamente. Então, caso a luz seja forte, direcione para iluminar direto o chão.

Armazenando suas coisas (22 • 20 • 19)

Evite guardar objetos pesados no chão ou em lugares do armário difíceis de alcançar, senão você terá de levantar coisas pesadas desnecessariamente, prejudicando sua coluna. Agachar-se uma ou duas vezes realmente não causa nenhum impacto forte, mas essas atividades, quando repetidas várias vezes ao dia, geram um efeito acumulativo sobre a coluna. A preguiça é a nossa pior inimiga, por isso domine sua preguiça hoje e monte prateleiras de alturas diferentes em seu armário ou garagem!

Muitas lesões são causadas quando nos esticamos para alcançar objetos em armários. Cuidado! Muitas vezes esses objetos são mais pesados do que você imagina e, além de poderem causar desequilíbrio (muitas vezes você está suspenso em uma escada) e queda, podem lesionar os ombros, o pescoço ou a lombar devido à força extra requerida para levar a carga para baixo. Peça ajuda para fazer essa atividade sem correr riscos.

O lixo deve ser depositado em lixeiras menores para facilitar o transporte, como as caixas que usamos para guardar roupas, livros e objetos. Compre uma lixeira com rodinhas e deixe-a perto da porta da cozinha ou do quintal, para não ter de carregá-la por uma distância muito grande.

Mudança (22 • 1 • 19 • 31 • 15 • 26 • 18)

Planeje sua mudança de casa com antecedência para prejudicar o mínimo possível sua coluna.

Se você tiver recursos, contrate um serviço profissional. Isso já evitará sobrecarga da coluna. Em geral, a etapa de encaixotamento dos objetos ficará por sua conta. Também nessa tarefa há carga excessiva para a coluna que apresenta problemas estruturais. Delegue essas atividades.

Carregando móveis

Durante o processo de mudança, você carregará todos os tipos de objetos com formas e pesos diferentes. Pense antes de se esforçar e levantar qualquer móvel ou objeto pesado; veja onde fica seu centro da gravidade e só então se posicione de uma forma que lhe permita levantar o objeto o mais próximo possível dele.

Use as pernas, e não a coluna, para se levantar, e sempre se agache antes de pegar qualquer objeto do chão, contraindo os músculos abdominais. Não olhe para baixo, olhe para a frente; ao olhar para baixo, a tendência maior é carregar o peso usando sua coluna, e não seus músculos abdominais. Compre um carrinho que possa ser manobrado com facilidade, para carregar móveis pesados.

Em uma mesma caixa, coloque objetos leves e pesados.

Anote na parte externa da caixa se ela é leve, pesada ou muito pesada, para avisar quem for levantá-la. Lembre-se de que essas caixas podem ficar guardadas por anos, em especial se sua nova residência for menor do que a anterior. No futuro, sua coluna pode não estar tão bem quanto hoje, por isso se programe. Não remova mais móveis que o necessário.

Compartilhando a carga

Deixe para as pessoas maiores, mais fortes ou com a coluna em boas condições o trabalho com os objetos mais pesados. Se você estiver carregando um item, coordene seus movimentos (pernas dobradas, coluna reta) e divida a tarefa com outra pessoa. Cuidado ao passarem por escadas ou superfícies desniveladas para não desequilibrar o peso, pois isso poderia sobrecarregar uma parte de seu corpo que não está preparada. Avalie o trajeto antes e planeje como "manobrar" o móvel. Ao descer móveis pesados pela escada, utilize, sempre que possível, almofadas, carpetes ou cordas para puxá-los. Use a gravidade a seu favor.

Jardim (22 • 19 • 20 • 8 • 13 • 4)

Não abandone o prazer da jardinagem por causa de problemas na coluna. Para manter uma atividade como essa, prazerosa e relaxante para muitas pessoas, adote estratégias seguras que evitem lesões na coluna.

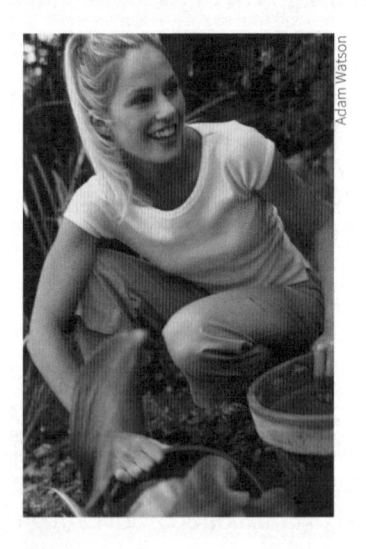

O perigo principal da jardinagem é a posição de flexão contínua prolongada. Enquanto cavamos um buraco grande para plantar uma folhagem ou agachamos para arrancar algumas folhas ou tirar um matinho indesejável, nossa coluna passa muito tempo com a postura comprometida. Em geral, não sentimos nada na hora, pois estamos distraídos com a atividade; no entanto, ao nos levantarmos, há rigidez e dor devido à posição inadequada.

Em posições como essa, os músculos são contraídos por um longo período, reduzindo o fluxo sanguíneo e deixando certos segmentos da coluna imóveis. Essas áreas podem literalmente travar e, se os efeitos não aparecem na hora, podem permanecer por muito tempo, acumulando-se toda vez que essas posições forem adotadas.

Preparações

Alongue-se antes de começar suas tarefas no jardim, pois isso é essencial para você sustentar as posições prejudiciais inevitáveis. Se sua vida é sedentária, você estará ainda mais propenso a sofrer com uma carga adicional. Caminhe por 20 minutos e alongue os músculos da coluna lombar, dos glúteos e das pernas. Pense no alongamento como algo tão "relaxante" quanto a jardinagem. Depois de iniciada a atividade, interrompa-a a cada 30 minutos para caminhar por pelo menos 5 minutos. Isso o ajudará a manter a mobilidade de sua coluna e minimizará o risco de ela travar. Nunca fique mais de 20 minutos cavando, pois, com certeza, será prejudicial à sua coluna. Para cavar buracos ou arrancar ervas daninhas, sempre dobre os joelhos, e não a coluna.

Exerça qualquer força através dos joelhos e dos quadris, usando os braços e ombros como força secundária, para diminuir ao máximo a carga sobre sua coluna. Quando possível, coloque uma almofada sob os joelhos para facilitar e tornar sua posição mais cômoda. Mantenha-se também o mais próximo possível da árvore ou do arbusto em que estiver trabalhando, para evitar esforços desnecessários. Evite rotacionar a coluna quando for arrancar alguma planta, pois isso pode prejudicá-la.

Não se sobrecarregue!

Mova ou carregue cargas aos poucos. No supermercado ou na casa de jardinagem, veja se alguém pode levar suas compras até o carro. Ao chegar em casa, coloque um carrinho ao lado do carro e levante as sacolas com os joelhos dobrados e a coluna reta. Alguns são mais fáceis de manejar do que outros. O tipo com duas rodas na frente é o mais indicado para sua coluna.

Mantenha sempre seu depósito limpo e organizado para que não seja necessário esticar-se demais na hora de alcançar ferramentas. As de jardinagem, como enxadas, devem ter o cabo comprido e ser leves, para que sua coluna permaneça o mais reta possível. Ferramentas de aço inoxidável evitam que a terra grude nelas, tornando a carga mais leve. Opte também por espátula, pá ou colher pequenas para não carregar mais terra do que o recomendável para sua coluna.

Invista em uma mangueira boa, que seja fácil de puxar, evitando a necessidade de carregar regadores ou baldes de água. Se você usa regadores, deixe-os no jardim para diminuir a distância percorrida para levá-los.

O desenho de seu jardim

Seu jardim deve ser planejado para parecer bonito, mas, ao mesmo tempo, deve ser fácil em termos de manutenção e cuidados. Assim que possível, coloque as plantas em um nível elevado para evitar que tenha de se dobrar demais ao limpá-las. Prefira plantas que não necessitem ser trocadas a cada ano, nem regadas com regularidade, mesmo no verão — o que também evita desperdício de água. Faça canteiros estreitos para trabalhar neles sem se esticar demais.

Cozinha

A cozinha é mobiliada com armários em vários níveis e revestidas de pisos frios, muitas vezes perigosos. As atividades realizadas nela podem sobrecarregar a coluna. Dessa forma, algumas dicas são: usar mobiliário equipado com gavetões que deixem tudo à mão; instalar armários e prateleiras sempre considerando a periodicidade do uso dos utilitários; evitar deixar os objetos de maior uso muito baixos ou muito altos; no piso, procurar usar revestimentos antiderrapantes. Se puder investir em bancadas reguláveis, são uma alternativa quando existem vários usuários. Se não, siga as medidas-padrão, que atendem à média do mercado. Mas, se quiser personalizar a altura do tampo ao seu biótipo, saiba que deve estar quatro dedos acima do quadril.

Banheiro

O banheiro representa uma série de ameaças à sua coluna e é provavelmente o lugar mais perigoso de sua casa, não apenas por causa de pisos escorregadios.

Secar e pentear o cabelo (20 • 13 • 3 • 4 • 11)

Como já dissemos, nossa cabeça deve estar sempre alinhada com a coluna vertebral, e não inclinada para um dos lados.

Quando o cabelo está embaraçado, a cabeça pode receber ainda mais força para se inclinar na hora de tirar os nós. Nesse caso, a inclinação combinada com a força pode provocar disfunções articulares na hora e problemas como torcicolo, espasmos e dores no pescoço em seguida. Um pequeno grau de inclinação esporadicamente não é prejudicial, mas, se repetido diariamente ou várias vezes no mesmo dia com força considerável, há grande chance de as articulações travarem.

Penteie seus cabelos sem inclinar a cabeça. Para desembaraçar com facilidade, comece a pentear sempre das pontas e então vá subindo para a raiz.

Quando você encontrar um nó, use a força de seu braço e tente desembaraçá-lo devagar, em várias tentativas, e não apenas em uma única, com uso da força.

Pais devem adotar esse mesmo procedimento ao pentear os cabelos de seus filhos. O pescoço da criança é muito mais delicado e um mau jeito nessa idade pode acarretar sérias consequências no futuro.

Ao usarmos o secador, normalmente tendemos a dobrar ou girar a cabeça para secar o cabelo de modo uniforme e rápido. Esses movimentos comprometem o funcionamento normal do pescoço e agravam os problemas já existentes. O pior é quando a pessoa tem o secador em uma das mãos e o pente na outra, pois sobrecarrega os ombros e a base do pescoço (a nuca).

Seque o cabelo primeiro, mantendo sua cabeça alinhada ao corpo e à coluna, e depois o escove, mantendo a posição correta da cabeça em relação à coluna.

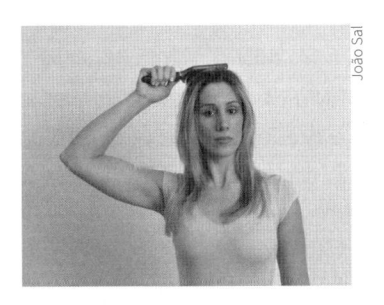

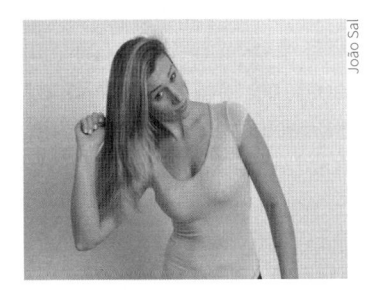

Formas correta e incorreta de pentear o cabelo

SECAR-SE COM UMA TOALHA (22 • 13 • 20)

Secar o corpo com uma toalha com frequência sobrecarrega algumas articulações. Como a maioria das pessoas toma banho todos os dias, essa atividade, se feita incorretamente ao longo da vida, pode deixar sequelas sérias na coluna.

Cuidado ao secar seus pés: agache dobrando as pernas, e não a coluna, seque seus pés e levante-se.

Se você tiver boa flexibilidade e força suficiente para apoiar-se em uma perna, apoie os pés em um objeto mais elevado, como uma banqueta ou a borda da banheira.

Ao secar a cabeça e o pescoço, não incline a cabeça, e sim mantenha-a reta.

Utilize uma toalha comprida para secar os dois lados do corpo (cada um deles com uma das mãos). Desse modo poderá secar suas costas e sua cabeça sem se dobrar ou se inclinar.

ESCOVAR OS DENTES E FAZER A BARBA (22 • 1)

Pessoas com osteoartrose ou hérnia de disco relatam dores e/ou crise na hora de fazer tarefas simples de higiene. Fazer a barba ou escovar os dentes, para essas pessoas, pode ser brutal, devido à inclinação do corpo.

Isso porque a pia fica muito distante do espelho (em geral 40 cm).

Apenas 5% da flexão é necessária para sobrecarregar os discos da coluna vertebral até cinco vezes mais que o normal. As articulações da coluna vertebral podem travar e os músculos se enrijecer reflexamente, agravando a crise ou acumulando, dia após dia, a aceleração da degeneração na coluna.

Fique o mais perto possível e evite a inclinação anterior enquanto estiver escovando os dentes ou fazendo a barba. Quando for necessário se inclinar, dobre um pouco as pernas (contraia os músculos abdominais primeiro para apoiar a coluna e protegê-la enquanto você se inclina). Alternativamente, você pode aproximar o espelho ou iluminá-lo mais.

Hoje o mercado dispõe de cubas e pias com altura regulável, que se adéquam a qualquer biótipo. Se não for possível adquirir um modelo desses, eleve a pia em altura agradável à sua coluna. O ideal é que o topo da pia fique em uma altura quatro dedos acima do quadril. Se não for possível, resolva provisoriamente, colocando um balde ou uma bacia sobre a pia.

ARMÁRIOS (22)

Armários de banheiro em geral são uma fonte de dor nas costas. A única maneira segura de usá-los é dobrar as pernas, e não a coluna.

Coloque os itens usados com mais frequência na parte da frente do armário e na prateleira mais alta, para facilitar o alcance e reduzir o tempo em que sua postura fica comprometida.

Mais uma vez, como no caso da pia, se você puder, considere os armários no projeto do banheiro, colocando-os em uma altura adequada (de preferência na altura dos braços ou dos olhos). Você pode morar um longo período nessa casa, usando esse banheiro por muitos anos, por isso o local tem de ser o mais prático e agradável possível.

Ducha e banheira

Tanto o box quanto a banheira apresentam sérios perigos para sua coluna e para sua saúde.

Banheiras ou boxes de banheiro, quando molhados, em especial com xampu ou sabonete, podem ser extremamente escorregadios. Independente de sua idade e de seu estado de saúde, a possibilidade de uma queda no box ou na banheira é real e pode causar trauma cranial, fratura ou mesmo ser fatal.

Utilize um tapete de borracha no box ou na banheira e também no piso do banheiro. Ele deve ter a parte inferior (que entra em contato com o piso) composta de ventosas para sucção, pois evitam que você escorregue.

Instale barras de mão no banheiro e no box, fixadas estrategicamente para lhe dar apoio. Devem seguir as normas técnicas da Associação Brasileira de Normas Técnicas (ABNT) e também ser afixadas de acordo com as instruções e normas do fabricante, de modo a garantir segurança e equilíbrio durante o banho e na saída e na entrada do box e da banheira.

Tais barras de aço são muito importantes em banheiros de pessoas idosas, cuja força e equilíbrio já estão comprometidos. Evite acidentes. Fraturas de quadril são muito comuns e resultam principalmente de quedas facilmente evitáveis. Se você tiver idosos em sua casa, faça tudo que for necessário para reduzir o risco de queda.

Dois tipos de barra são indicados ao banheiro de uma pessoa idosa:

- para entrar ou sair do banheiro em posição ortostática (de pé);
- para abaixar se ou levantar se quando estiver sentada.

Não se recomenda a instalação de barras de mãos na diagonal, pois a mão pode escorregar e, se os pés não estiverem firmemente apoiados, há maior probabilidade de quedas.

Bancos

Cadeiras especiais para boxes e banheiras podem reduzir drasticamente o risco de quedas e aumentar o conforto em casos de coluna rígida, causada por degeneração óssea ou dores. Os pés e o assento dessas cadeiras precisam ser antiderrapantes.

Chuveiro (13 • 20)

Alguns chuveiros são baixos e outros, altos demais, por isso muitas pessoas têm de dobrar os joelhos ou se inclinar para tomar banho, posição desconfortável para quem tem problemas, pois é preciso manter a postura correta e não sobrecarregar mais a coluna por meio dessas torções. Existem modelos reguláveis de ducha. Aqui também é desejável que o projeto siga a medida-padrão de instalação, que é 2,10 cm.

O chuveirinho pode ajudar, pois direciona a água e evita movimentos errados e posições desnecessárias.

Aviso: não se esqueça de se agachar dobrando as pernas, quando você deixar cair o sabonete.

Se você não conseguir agachar-se com facilidade, troque sua barra de sabonete por sabonete líquido e coloque-o em um suporte na parede do banheiro.

Sentar-se no vaso sanitário (22)

A altura padrão do vaso sanitário é de 43 cm a 45 cm, segundo a norma NT 905 da ABNT. O que causa problemas para muitas pessoas, especialmente para as que já têm doenças e restrição de mobilidade causada por artrose da coluna, do quadril e do joelho, além de problemas de disco.

O vaso sanitário pode ser elevado de 7 cm a 14 cm ou pode-se colocar um assento, removível ou permanente, que ajuda muito a minimizar o esforço para sentar e reduz a carga resultante sobre a coluna.

Se você estiver construindo um novo banheiro ou tiver a chance de trocar o vaso sanitário do atual, considere a possibilidade de instalar uma unidade com assento preso à parede, pois assim poderá regular a altura que lhe for mais adequada.

Barras de mão podem ser colocadas para dar mais segurança e facilitar o movimento de se abaixar ou de se levantar dele.

Transportes

Moto (20 • 29 • 31 • 11 • 10 • 22)

Depois de tantas informações sobre boa postura e preservação da coluna e suas curvas fisiológicas, é fácil entender por que os pilotos de motos têm tanto comprometimento vertebral.

Em diversos lugares do mundo, a motocicleta é um meio de transporte bastante comum. Trabalhando em projetos sociais, observei que muitos pacientes usuários de motocicleta apresentavam problemas posturais e dores em pontos específicos da coluna. Além disso, a porcentagem de quedas e acidentes que acometem os motociclistas é elevada, e qualquer trauma no corpo (por exemplo, no braço ou no ombro) em geral afeta alguma parte da coluna vertebral. Os problemas mais comuns são os desalinhamentos (subluxações), que têm de ser retificados o mais rápido possível pelo quiropraxista.

Ao analisar a postura correta para andar de moto, notamos que é muito difícil dirigir sem flexionar o corpo, e isso dificulta a manutenção da postura correta. Muitos já apresentam hipercifose torácica (corcunda) ou alguma protuberância na região cervical, o que significa que o funcionamento daquela região já está comprometido pela flexão. Dores de cabeça ou nos ombros, adormecimentos das mãos ou dos dedos e tensão no pescoço ou entre as escápulas podem ocorrer.

Além disso, por permanecerem sentados com a coluna lombar em extensão por muito tempo, pode haver também dor lombar ou ciática ou adormecimentos das pernas e dos dedos dos pés.

A coluna vertebral possui curvaturas fisiológicas normais voltadas para dentro na cervical e para fora na dorsal. Ao nos sentarmos na moto, é praticamente impossível preservar essas curvas, pois o guidão é inclinado para a frente e temos de curvar a coluna para alcançá-lo, o que, com o tempo, aumenta a tensão muscular cervical e a fibrose nos músculos locais.

O que fazer?

Para muitas pessoas, a moto é o único meio de transporte, razão pela qual têm de se adaptar da melhor maneira possível aos males posturais, tentando compensá-los quando não está pilotando.

Ao pilotar, procure manter a postura mais ereta possível. O ideal seria manter a orelha alinhada com o ombro. Ao comprar uma moto, leve em conta sua postura e quanto tempo pretende pilotá-la diariamente. Algumas posições serão mais agradáveis para sua coluna que outras.

Tente descer da moto por cinco minutos de hora em hora (em especial se estiver com dores). Caminhe um pouco, alongue-se.

Use capacete não articulado, que o protegerá muito mais no caso de um acidente.

Faça exercícios para o tronco para aumentar sua força abdominal e proteger sua coluna lombar.

Para mudar a moto de lugar ou movê-la, preste atenção na curvatura da sua coluna, esteja sempre em pé e reto.

Se você já sofre com problemas na coluna, procure um modelo de moto adequado à sua coluna. Uma moto de corrida exige muito mais flexão do que os modelos *chopper* ou *custom*, que permitem ao piloto manter a postura mais ereta.

Avião (22 • 20 • 8 • 11 • 3)

Como se sabe, o exíguo espaço de uma poltrona na classe econômica de um avião não é nada confortável. Em voos longos, como Brasil-Europa e Brasil-Ásia, a coluna de fato é prejudicada. Quando comprar sua passagem, reserve antecipadamente sua poltrona. Ao fazer o *check-in*, procure assento na fileira mais próxima da saída de emergência, onde há mais espaço. Assim, você poderá, sem incomodar os passageiros sentados ao seu lado, levantar-se e caminhar durante o voo e alongar-se um pouco. Se tiver vergonha de fazer alongamento na frente dos outros passageiros, faça-o no banheiro. Se houver um banheiro com fraldário, prefira-o, pois é maior que os outros. Movimentar-se e alongar-se também permite redução do fluido que se acumula na base dos tornozelos e no corpo, minimizando o risco de trombose.

Procure alongar-se ainda no embarque ou durante uma escala.

Se decidir ler para passar o tempo, coloque o livro na frente de seu rosto, no nível dos olhos. Muitas pessoas desembarcam com rigidez no pescoço e até adormecimento nos ombros, braços ou dedos das mãos porque passaram muito tempo olhando para baixo.

O mesmo cuidado deve ser tomado para o uso dos laptops. Nesse caso, será mais difícil adaptá-lo ao nível dos olhos, mas compense isso com alguns alongamentos de extensão do pescoço nos pequenos intervalos em que estiver descansando.

Longas viagens também provocam sono, o que leva muitas pessoas a se descuidarem da posição da cabeça e do pescoço. Procure dormir com a cabeça bem apoiada e mantenha o alinhamento normal. Não apoie sua cabeça na janela. Coloque um rolinho na curva do pescoço, recline-se e durma tranquilo. Para isso, o cobertor oferecido pela companhia aérea é melhor do que o travesseiro — como utilizará o cobertor de outra forma, não se esqueça de carregar uma blusa a mais para agasalhar-se.

Use o travesseiro na curva da coluna lombar para apoiá-la enquanto estiver sentado, mantendo assim uma boa postura.

Quando estiver vendo filmes, mantenha a cabeça encostada na poltrona, deixando os músculos do pescoço relaxados e menos propensos a enrijecimentos.

Como em viagens de longa distância há certa tendência à desidratação, aumentando as câimbras e, consequentemente, a intensidade de qualquer dor preexistente, recomenda-se beber bastante água e evitar qualquer consumo de álcool (que aumentará a desidratação). Claro que isso fará com que você se levante mais vezes para ir ao banheiro — uma boa desculpa para movimentar-se e alongar-se!

A maioria carrega excessos quando viaja, mas utiliza apenas algumas roupas específicas, em vez do armário inteiro que pôs na mala. Todo esse peso terá de ser carregado e, mesmo havendo assistentes para ajudá-lo, em algum momento você terá de fazer isso sozinho. Muitos problemas acontecem nessa hora e podem levá-lo ao consultório no dia seguinte. Reduza a bagagem, deixe-a mais leve. Sua coluna agradecerá!

Quanto à mala, opte por modelos com rodinhas e tente se manter reto quando a estiver puxando. Boa viagem!

Carro (22 • 20 • 19 • 8 • 9 • 18 • 13 • 11 • 10)

No que diz respeito ao conforto e a poltronas ergonômicas, não há um modelo de carro adequado para todos. Seu carro tem de combinar com sua altura e biótipo, se você passa muito tempo dirigindo até o trabalho ou viajando — talvez seu carro seja seu próprio escritório (local de trabalho). Se algo o estiver incomodando, como a forma da poltrona ou algum detalhe que o obriga a manter uma má postura, você tem de admitir que seu carro não vai mudar de forma e a situação não vai melhorar. Consequentemente, a disfunção da coluna e, possivelmente, as dores associadas só tendem a piorar.

Comprando um carro

Quando você for testar um carro na concessionária, não pense apenas em seu desempenho, potência ou acessórios. É de suma importância que a poltrona seja adequada a você e permita que se sente confortavelmente, mantendo a postura correta!

Muitos problemas que aparecem na clínica são acarretados por poltronas inadequadas, especificamente dores recorrentes na nuca e na coluna lombar. Se você pertence a esse grupo, verifique se não é seu automóvel que está causando esses problemas.

Leve o carro para um *test drive* de, pelo menos, 20 minutos, para ver se depois desse período você ainda se sente confortável; você não deve sentir nenhuma sensação de desconforto.

Ajuste a poltrona do seu carro

A poltrona deve ser regulada de acordo com suas necessidades. Ela deve se mover para trás o suficiente para permitir que suas pernas e braços fiquem relaxados e ligeiramente dobrados. Verifique se você consegue empurrar a embreagem e o acelerador totalmente. E, claro, ela também deve ser firme para apoiar a coluna e as costas.

A poltrona deve ser mais larga que seus quadris, e o apoio da coluna, suficientemente alto para encaixar seus ombros. O modelo ideal deverá ter um ajuste para altura e ângulo, independentemente de você ser mais baixo ou mais alto que a média da população.

O ângulo precisa estar ligeiramente inclinado para trás e confortável para sua coluna e pescoço. Também verifique se o ângulo do volante pode ser alterado, permitindo que os braços fiquem confortáveis e que haja um espaço entre eles e as pernas quando utilizar os pedais.

Despenda o tempo que for necessário para fazer essas alterações antes de viajar. Depois desses ajustes você deve conseguir alcançar todos os controles manuais e ver todos os instrumentos no painel. Além de ser imprescindível uma boa postura, esses ajustes também não devem interferir na sua visão da rua e do que estiver o seu redor.

Um carro com direção hidráulica facilitará consideravelmente as manobras e não sobrecarregará a coluna ou os ombros. Considere também a possibilidade de comprar um carro automático para evitar movimentos repetitivos com os pés.

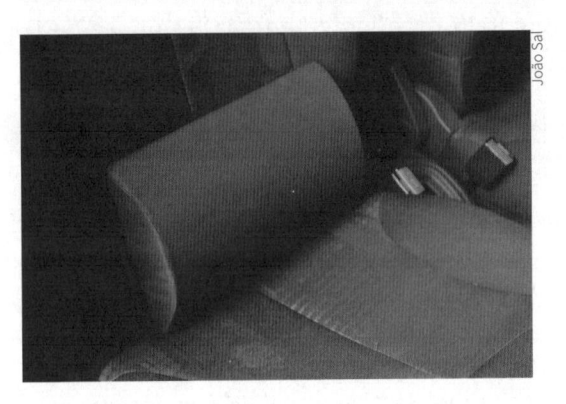

Apoio lombar para uso em carros

Se sua poltrona não tiver um bom apoio lombar, recomendo que você adquira um, mantendo sua coluna lombar bem alinhada e em boa postura. Apenas tenha um pouco de cuidado com o uso de apoios para o pescoço ou outros que você possa adquirir, especialmente durante viagens longas. Pode ser muito perigoso descansar a cabeça ao dirigir, principalmente porque isso pode deixá-lo sonolento, aumentando a probabilidade de acidente, sobretudo em viagens longas. Se sua coluna estiver suficientemente apoiada, seu pescoço dificilmente estará desconfortável enquanto você dirige, pois o que cansa o pescoço ou a nuca é a anteriorização dos ombros — que causa maior contração dos músculos da coluna superior (como os trapézios). Mantenha os cotovelos ao lado do corpo, o mais alinhado possível aos ombros.

Como sair do carro

Primeira regra: você terá de descer do carro sem fazer muito esforço, evitando o risco de lesões musculares e ligamentos, que podem travar articulações, especialmente quando se faz movimentos repetitivos de maneira errada.

O correto é mover seu corpo inteiro no sentido da porta, mantendo as coxas unidas. Gire seu corpo 90º para colocar os pés no chão, e só então se levante e fique em pé.

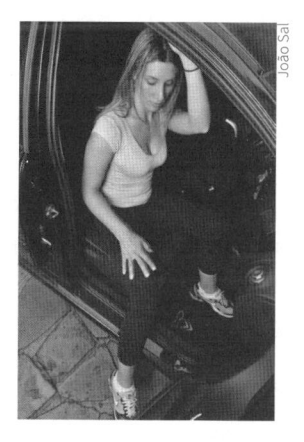

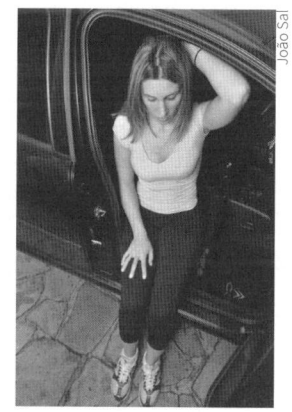

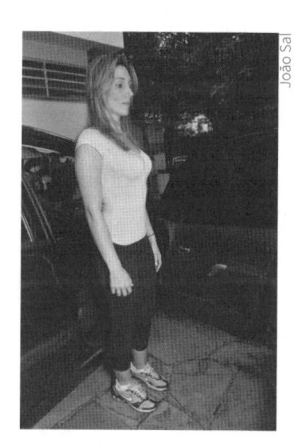

Maneira correta de sair do carro

Tirar objetos do porta-malas

Nunca descarregue o porta-malas imediatamente após uma viagem longa. Primeiro ande um pouco, espere uns 5 minutos. Se puder, alongue-se, pois seus músculos e ligamentos passaram muito tempo comprimidos e qualquer posição em flexão combinada com força exigirá mais dessas estruturas.

Quando flexionar o corpo ou se agachar, contraia os músculos abdominais e segure o peso o mais próximo possível de seu corpo para levantá-lo. Coloque-se no mesmo sentido da carga, em frente ao objeto que será levantado, olhando para o lado do local para onde você levará o peso. Não se esforce para pegar bolsas no banco de trás do carro quando estiver na frente. Desça do carro, abra a porta traseira e retire-as.

Não permita que uma viagem de carro agrave seu problema de coluna

Muitos pacientes que estão se recuperando de crises agudas da coluna pioram quando viajam de carro, em especial, se estão na fase de cuidados mais intensos. Eles podem estar praticamente sem dor depois de algumas semanas de tratamento quiropráxico, mas, como já dissemos, permanecer muito tempo sentado é uma das piores coisas para a coluna lombar inflamada ou em fase aguda de um problema crônico, como hérnia de disco ou osteoartrose. Para esses casos, recomendo sair do carro por pelo menos 10 minutos a cada hora. Esses descansos regulares darão à coluna a oportunidade de se esticar e se movimentar.

Caminhe, levantando os joelhos para o alto e, se for possível se alongando... aproveite!

Transporte público (31 • 22 • 10 • 12 • 8 • 32)

Pessoas acostumadas ao transporte público também precisam tomar cuidado. Entrar no ônibus ou no vagão do metrô pode ser problemático. Às vezes, o motorista está com pressa e entramos rapidamente no ônibus enquanto ele deixa o ponto ou corremos para entrar no vagão antes da porta se fechar. Cuidado: esses movimentos apressados levam a descuidos, como um tropeço, um choque do ombro contra a porta ou um movimento brusco. Não se esqueça de se apoiar nas laterais ou então espere o próximo carro. Tenha sempre as mãos livres para se apoiar corretamente. Seja cauteloso.

Se você precisa se deslocar diária ou frequentemente de ônibus ou de metrô, em especial em horário de muito movimento, e sofre da coluna, procure amenizar os efeitos de bancos e assentos duros e não ergonômicos, colocando, por exemplo, sua blusa ou jaqueta para apoiar a coluna lombar, mantendo dessa maneira uma postura mais reta, que lhe permite manter a cabeça alinhada com os ombros, sem que o pescoço se incline para a frente. Se estiver sentado na janela, tome muito cuidado ao descer, pois pés e objetos do passageiro do seu lado podem provocar um tropeço ou queda.

No ônibus, evite sentar-se nos bancos localizados sobre as rodas, pois aí o impacto é maior, sobretudo quando o veículo passa por lombadas. O banco traseiro deve ser evitado a todo custo, especialmente por quem está enfrentando crise aguda de dores nas costas ou tem histórico de problemas na coluna. Um movimento mais rápido joga o corpo do passageiro para o alto (efeito chicote), e este, ao "aterrissar", provoca uma força compressiva nas nádegas, que é absorvida principalmente pela coluna lombar, prejudicando toda a coluna. Já as pessoas mais altas podem ser lançadas contra o teto do veículo, o que pode levar a uma lesão no pescoço.

Mulheres

Não se nasce mulher, torna-se.

Simone de Beauvoir

Salto alto (19 • 32 • 8 • 18 • 22 • 31)

Este é um assunto levado pouco a sério não porque as mulheres não o entendem, mas porque a maioria não admite os efeitos prejudiciais à coluna, inclusive profissionais da saúde. Toda semana atendo várias pacientes com problemas na parte inferior da coluna causados pelo uso de sapatos de salto alto.

Primeiro, devemos nos lembrar de que nosso centro de gravidade é uma linha intermediária entre orelhas, ombros, quadril (cabeça do fêmur), joelhos e tornozelos. Ao elevarmos os pés com sapatos de salto alto, o corpo altera sua postura normal para manter o equilíbrio. Quando o centro de gravidade se transfere para a frente, todas as curvas da coluna obrigatoriamente se acentuam, desde a curvatura lombar (causando hiperlordose) até a dorsal, para impedir o desequilíbrio; simultaneamente se processa o encurtamento dos músculos e dos tendões da perna e dos glúteos, ou seja, o salto alto modifica severamente o funcionamento normal da coluna e de outras articulações.

Restrinja o uso para ocasiões especiais, casamentos etc.

Quando tiver oportunidade, alongue as panturrilhas.

Coloque uma bolinha embaixo do arco do pé e faça-a rolar para a frente e para trás, pois isso também ajuda a alongar os músculos que ficam encurtados pelo uso de saltos altos.

Se puder ir andando até o trabalho, use tênis, pois estes são mais confortáveis e não machucam.

Não use salto alto todos os dias. Tente variar a altura do salto de seus sapatos, utilizando o mais baixo possível.

Não calce sapatos de salto alto quando estiver com crise lombar ou se recuperando de uma lesão.

Aprenda a alongar os glúteos, os músculos paravertebrais da coluna lombar e os gêmeos (panturrilha) para compensar o uso de saltos.

Faça ajustes quiropráxicos ao menos uma vez por mês para corrigir a disfunção e manter a saúde da coluna.

Muitas mulheres não conseguem usar tênis ou sapatos baixos ou andar descalças porque se adaptaram aos saltos altos. No início haverá dificuldades e dor. Mas não desista! Persista para que seu corpo se adapte novamente à postura normal e, por mais difícil que possa parecer, depois de algumas semanas, já estará acostumada.

GRAVIDEZ (22 • 8 • 19 • 29 • 31 • 10 • 20)

Os nove meses da gestação poderão ser uma experiência relativamente tranquila ou difícil e desagradável, dependendo da maneira com que a gestante se prepara e de quais cuidados adota.

No que diz respeito especificamente aos problemas da coluna vertebral, muitas mulheres que nunca tiveram dores ou problemas antes da gravidez passam a senti-los, assim como as que já sofriam têm seus problemas agravados e sofrem muito mais durante a gestação.

É possível fazer muita coisa para minimizar e/ou evitar possíveis dores na coluna ou os efeitos prejudiciais causados pela gravidez, que, em alguns casos, se manifestam anos depois do nascimento do bebê. Na gravidez, o corpo feminino passa por mudanças. O peso aumenta significativamente (em alguns casos até 25%), exigindo grande transformação da estrutura corpórea para compensar o peso extra. Além disso, o quanto a coluna tem de se adaptar, criando curvas e se desviando para se manter equilibrada, e quanta força extra a mulher precisa fazer para carregar o bebê?

Com tantas mudanças ocorrendo ao mesmo tempo, é fácil compreender por que um corpo feminino bem preparado fisicamente lidará melhor com esse novo estado. Portanto, prepare seu corpo para a gravidez, fortalecendo sua coluna e tornando-a mais flexível antes da concepção. A atividade física regular melhorará sua capacidade aeróbica, ao passo que alongamentos específicos (de ioga ou pilates) prepararão seus músculos e darão mais flexibilidade ao seu corpo.

Quando se está grávida, os ligamentos da coluna ficam mais frouxos devido ao aumento dos hormônios circulantes em seu corpo, sobretudo o chamado relaxina, que permite à bacia expandir-se durante o parto. No entanto, esse hormônio também permite que as articulações da coluna e a união dela com a bacia se tornem instáveis. A frouxidão ligamentar pode se manter por muitos meses depois do parto, o que exige cuidados nesse período para evitar a sobrecarga dos músculos da coluna. Lesões sofridas nesse período que não são logo percebidas e corrigidas podem levar à disfunção articular ou dores subsequentes muitos anos depois.

Os músculos abdominais se esticam progressivamente durante a gravidez conforme o crescimento do feto. Nesse período, as laterais do músculo principal, o *reto abdominal* (que desce na parte anterior da barriga), separam-se para permitir que o útero se expanda. É recomendável exercitar suavemente esses músculos abdominais com natação, ioga ou pilates, mas não antes de doze semanas de gravidez, período em que o risco de aborto é maior.

Os seios também crescerão, e esse aumento do peso acabará anteriorizando os ombros e causando uma curva a mais na coluna superior. Essa é a fonte da dor na nuca, no pescoço e na cabeça, da rigidez escapular e até adormecimento ou inchaço nas mãos e dedos. Então, tenha consciência da postura ideal, especialmente quando estiver em pé ou sentada. Invista num sutiã adequado, que apoie bem os seios e permita que os ombros fiquem corretamente alinhados às orelhas. Se isso ainda não resultar numa boa postura, invista num corretor postural por algumas semanas, até corrigir o desequilíbrio.

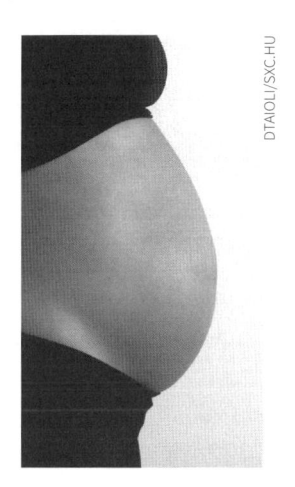

Parto

Os músculos pélvicos — que dão estabilidade à bacia — perdem muito tônus durante a gravidez, sendo essencial que se comece a fortalecê-los o quanto antes depois do parto.

Se ficarem frouxos e sem condicionamento, podem causar incontinência urinária ou descontrole dos esfíncteres, situação bastante comum e facilmente evitável com exercícios pélvicos. Um exercício simples que pode ser feito em qualquer lugar é contrair a vagina e mantê-la nessa posição por segundos. Repita no mínimo dez vezes em cinco sessões diárias. Para ter certeza de que o exercício está sendo feito de maneira correta, introduza o dedo na vagina e contraia a musculatura até sentir a pressão adequada.

Faça atividade física regular, como caminhada, natação ou bicicleta, já algumas semanas após o parto, o que também a ajudará a queimar as calorias extras acumuladas durante a gravidez, proporcionando-lhe boa recuperação. Sua coluna se fortalecerá e seus músculos abdominais começarão a se "endireitar".

Procure um quiropraxista para ajustar as subluxações da coluna. Lembre-se de que o trabalho e a sobrecarga na coluna não acabam depois do parto.

A vida materna apresenta novas exigências para a coluna vertebral e novas tarefas nunca feitas anteriormente. Novas posições e ações combinadas, com o peso do bebê constantemente aumentando, exigirão muito de você e de sua coluna. Por esses motivos, atividade física e cuidados com a saúde são ainda mais importantes, e a quiropraxia compensará os efeitos regulares prejudiciais que essas atividades terão sobre a coluna.

É muito fácil esquecer de cuidar de si mesma depois do nascimento do bebê, porque você fica muito ocupada. Caso não tenha muito tempo para si, faça o que puder em casa, no quintal ou mesmo no prédio onde mora. Compre livros ou publicações que ensinem alongamentos ou posturas de ioga. Corra no mesmo lugar, sem se mover, ou simplesmente caminhe por 20 minutos dentro de sua própria casa.

Se você nunca fez exercício físico na vida, comece caminhando e, aos poucos, aumente a velocidade ou o tempo dedicado a essa atividade.

Amamentação (20 • 10 • 13 • 3 • 29)

Durante essa atividade, a postura correta realmente tem de ser respeitada, se a mulher deseja não ter dor nem vivenciar os efeitos inconvenientes desse momento tão especial.

Muitas mulheres costumam olhar para seu bebê na hora de amamentar, acompanhando um processo lindo e novo. Cuidado, pois essa posição sobrecarrega a nuca, o pescoço e os ombros. Olhe para baixo, mas não mantenha essa posição por muito tempo. Levante o olhar e concentre-se na postura; se precisar, use um espelho para acompanhar a amamentação.

Utilize um apoio especial ou um travesseiro no colo para apoiar o bebê e levantá-lo o mais próximo do seio. Isso diminuirá a postura curvada prejudicial que trava as articulações e enrijece os músculos.

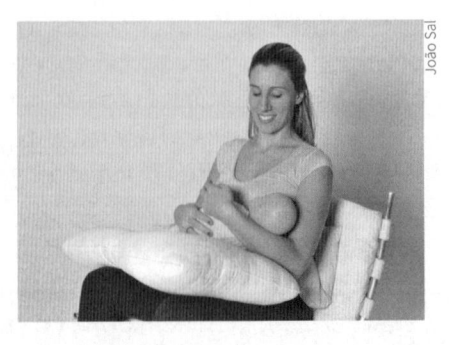

Forma correta de amamentar

Transportando o bebê (2 • 3 • 11 • 13 • 20 • 22 • 31 • 29)

Em relação ao seu bebê, aplique as mesmas regras de levantar e carregar peso já mencionadas. Uma lesão muito comum ocorre quando a mãe carrega o bebê apoiando-se em seu quadril, pois isso causa desequilíbrio, já que o peso está distribuído assimetricamente na coluna e na bacia, causando disfunção lombar ou na articulação sacroilíaca.

As subluxações resultantes causam dor ciática ou inflamação, dores glúteas ou até irradiadas para a região inguinal (virilha). Se puder, mantenha o peso do bebê o mais próximo do centro de seu corpo. Se isso não for possível, alterne frequentemente os lados direito e esquerdo.

Lembre-se de que o peso do bebê aumenta constantemente. Essa fase exige muito do seu físico, porque a mãe não pode simplesmente deixar as tarefas diárias de lado para não prejudicar sua coluna.

A mãe tem de pegar o bebê no colo, colocá-lo no berço, agachar-se e muito mais. Portanto, trate de manter boa postura a maior parte do tempo possível, deixando a coluna reta. Agache-se com as pernas dobradas, não com a coluna flexionada, e, quando for mover o bebê, aproxime-se ao máximo do lugar onde ele está, pois isso minimizará a carga que passa pela coluna lombar. Nesse momento, quanto mais forte estiverem seus músculos abdominais e o alongamento da coluna lombar, menos problemas você terá.

A força e a musculatura abdominal permitem que qualquer carga seja levantada — sem usar os músculos da coluna lombar. Sempre contraia os músculos abdominais antes de levantar o bebê.

A importância de boa flexibilidade nos músculos lombares não pode ser esquecida. Você tem de estar preparada para o peso durante toda a gravidez e por muitos outros meses de tarefas associadas ao bebê. Nessa fase, a melhor maneira de provocar uma lesão séria é não se cuidar.

Um carrinho é a maneira mais segura de transportar seu bebê: além de evitar o peso, você pode pendurar bolsas ou sacos de compras nas alças.

Outra opção é o canguru. Aqueles posicionados na frente do corpo são excelentes, porque mantêm você e seu bebê bem próximos, mas é difícil colocá-los sem esforço para a coluna. São ótimos para recém-nascidos, mas, quando eles crescem, podem tornar-se um peso considerável para a coluna lombar, o pescoço e os ombros. Se perceber que o bebê está muito pesado, suspenda imediatamente o uso do canguru.

Os cangurus levados nas costas, embora proporcionem ao bebê uma visão panorâmica do mundo ao redor, podem ser cruéis para a coluna da mãe, pois alteram mais o centro da gravidade delas quando comparado aos que são levados na frente. Além disso, há mais espaço para o bebê se movimentar, o que acaba sobrecarregando a coluna da mãe em pontos diferentes.

Importante: o uso do canguru só é recomendado se a mãe tiver músculos abdominais resistentes e se o bebê não for muito pesado, pois a compressão da coluna e dos discos intervertebrais é inevitável. Não os utilize por tempos prolongados.

Slings são usados por mulheres há séculos e são muito eficientes. Com ele pode-se alterar a posição do bebê periodicamente para distribuir e minimizar a concentração do peso. Tome cuidado se a cabeça da criança estiver solta e se ela estiver dormindo, pois os movimentos causados durante o caminhar serão absorvidos pelo pescoço delicado dela.

Quando a criança estiver aprendendo a caminhar, resista aos seus pedidos constantes para ser carregada no colo. No início será difícil, mas mantenha-se firme, para deixar sua coluna em melhor estado e mais bem preparada para os próximos anos.

SEIOS GRANDES (29 • 2 • 3 • 10 • 11 • 20 • 31)

Estudo de Caso

Luísa estava em seu último ano escolar quando veio me consultar. Com dezessete anos de idade, sua postura já estava bastante comprometida: seus ombros caíram para a frente e sua coluna dorsal estava curvada. Luísa tinha muita dificuldade em se manter ereta.

Seus pais atribuíam a má postura ao tamanho de suas mamas. Chegaram até a consultar um cirurgião plástico com o intuito de fazer uma cirurgia de redução, mas se esqueceram de considerar o fator mais importante: a sua má postura durante as dez horas diárias de estudo, já que o objetivo dela era ingressar na melhor universidade de Direito do país. Outro fator que contribuía para sua má postura era o tempo (horas) em que ela ficava olhando para baixo, usando seu smartphone para se comunicar com as amigas e o namorado.

Sugeri que, antes de pensar em cirurgia, Luísa realizasse o tratamento quiroprático e exercícios posturais, e que adotasse mudanças em sua postura na hora de estudar e de usar seu smartphone.

Depois de três meses de tratamento, foi notada uma melhora surpreendente na postura de Luísa.

Para as mulheres com pouco busto, é difícil imaginar que ter seios grandes seja uma desvantagem. Pergunte a quem os possua e verá que essa característica não é tão desejável assim, especialmente quando analisamos o efeito que eles podem ter sobre a postura e, consequentemente, sobre as colunas cervical, dorsal e até lombar.

Como já foi explicado, há uma postura ideal que deve ser mantida o máximo possível durante a vida para minimizar a disfunção e o desgaste da coluna. A linha da gravidade que parte da orelha deve passar verticalmente através do ombro, do quadril, do joelho e do tornozelo.

A distribuição desigual do peso entre as partes posterior e anterior do corpo, como em casos de seios grandes, gravidez e obesidade, faz com que essa linha saia da orelha e não passe pelos pontos mencionados.

No caso dos seios, geralmente a linha passa bem na frente dos ombros, pois o peso leva os ombros e a cabeça para a frente. Isso resulta, muitas vezes, no aumento da curvatura dorsal (cifose) e na exacerbação da curva lombar (lordose), ou seja, causa disfunção da coluna vertebral e acelera o processo de degeneração; em muitos casos, aparecem dores subsequentes na nuca ou na região do pescoço, além de adormecimento ou formigamento de braços, mãos ou dedos, dor de cabeça, vertigem, restrição de respiração etc.

Seios grandes podem afetar a coluna e os ombros, provocando má postura e fadiga muscular.

Mulheres ativas estão especialmente propensas a sentir dor relacionada a exercícios ou atividades físicas. O movimento constante dos seios resultante de exercícios de alto impacto pode causar crise aguda de dor e fadiga muscular, pois os músculos são obrigados a aguentar uma carga grande.

Infelizmente, mulheres que desistem de fazer exercícios devido à dor geralmente relatam que sofrem de outras sintomas físicos e emocionais.

As alças do sutiã também, em muitos casos, acabam lesionando a pele na altura dos ombros.

Obviamente, isso causa disfunções biomecânicas no funcionamento da coluna e, em consequência, do corpo. A autoestima inevitavelmente é prejudicada, e muitas pessoas relatam que ela melhora somente depois de uma cirurgia.

Muitos exercícios posturais e alongamentos podem ajudar, promovendo o alongamento da coluna, ou seja, o oposto da posição habitual em mulheres com seios grandes, a flexão. Ioga e pilates também trazem muitos benefícios.

Natação é uma alternativa mais indicada que corrida ou exercícios aeróbicos, que aumentam o impacto causado pelo peso adicional dos seios sobre a coluna. Obviamente os efeitos da gravidade na água são menores, e a coluna pode se mover sem sofrer a influência do excesso de peso dos seios. Natação tem o benefício adicional de ser feita em extensão, excelente para compensar a postura flexionada.

Procure um sutiã adequado para o seu tamanho. Há vários tipos desenhados para distribuir o peso dos seios fartos em uma área maior, o que reduz a força muscular normalmente requerida para sustentá-los. Esses sutiãs são especialmente importantes em mulheres com estrutura pequena, já que seus seios concentram mais carga numa área menor.

Cirurgia para redução de seios é um procedimento sério e invasivo, que remove gordura e glândulas mamárias, fazendo com que os seios, menores, fiquem mais leves e mais firmes. No entanto, muitos efeitos colaterais podem surgir dessa cirurgia, que deve ser pensada como última opção, depois do uso de métodos alternativos. Se não obtiver sucesso, você pode se candidatar à cirurgia, mas sempre contrabalanceando riscos e benefícios para tomar uma decisão. Se decidir prosseguir com a cirurgia, procure o melhor médico especialista nessa área. Tratando-se de seu corpo, esse não é o momento para economizar.

Bolsa feminina (31 • 29 • 20 • 22 • 11 • 13)

Já sabemos dos perigos do salto alto. Ao mesmo tempo que você está na última moda, seu corpo pode estar pagando um preço "alto" por sua aparência. Com bolsas grandes, as mulheres também sofrem: bolsa grande equivale a dor grande.

Embora aparentemente sejam práticas e permitam transportar muitos objetos grandes, não são saudáveis para o ombro, o pescoço ou a coluna. Levar uma carga em um ombro só é a maneira menos eficiente de se transportar objetos, pois cria uma assimetria na coluna — que, como vimos, funciona corretamente somente quando os dois lados do corpo estão equilibrados.

Apoiada em um ombro, a bolsa interfere na postura e nos movimentos superior e inferior do corpo. A pessoa tem de movimentar um ombro para compensar o peso do outro lado, aumentando a imobilidade e forçando a coluna a se curvar.

Pensamos que as dores no ombro e no pescoço são as mais comuns, mas na realidade não são. A dor na coluna lombar é a mais comum entre pessoas que carregam bolsas muito pesadas, porque a base da coluna acaba sendo a região em que todas as cargas excessivas da parte superior do corpo se concentram. Dores no pescoço e de cabeça são as algias seguintes na lista de efeitos causados pela bolsa.

Preste atenção em sua postura. Caminhar com postura correta vai ajudá-la a distribuir o peso de seu corpo e o da bolsa. Não olhe para baixo ou deixe os ombros caídos; enquanto estiver caminhando, olhe para a frente.

Elimine periodicamente de sua bolsa tudo o que não for necessário, tornando-a mais leve.

Alterne o ombro em que costuma carregar sua bolsa, em especial se percorre grandes distâncias ou fica parado muito tempo em pé, no ônibus ou no metrô.

Escolha uma bolsa com alça longa ou ajustável. A alça deve ser suficientemente longa para passar por cima de sua cabeça, assim a maior parte do peso será distribuída pelo corpo.

Ponha objetos necessários e utilizados com frequência, como carteira e telefone celular, nos bolsos anteriores, porque se esticar para alcançar ou pegar itens pode resultar em fisgadas musculares no pescoço ou nas costas.

Procure usar bolsas de estilos e tamanhos diferentes a cada dia.

Ponha seu laptop em uma mochila para não sobrecarregar só um lado do corpo.

O antebraço é o pior lugar possível para deixar a bolsa, pois está longe de seu centro da gravidade, o que acarreta desequilíbrio nos músculos do pescoço e da coluna lombar, que também ficam sobrecarregados e tensionados. O cotovelo não foi projetado para apoiar muito peso. Carregue a bolsa segurando com a mão a alça ou a transpassando no ombro.

ROUPA APERTADA

Tanto homens quanto mulheres estão expostos aos perigos que a moda impõe. Saias justas e calças apertadas podem ser bonitas e atraentes, mas ao mesmo tempo são muito restritivas, dificultando tarefas cotidianas simples, como agachar, sentar-se e caminhar. Também podem desequilibrar a pessoa pela limitação da mobilidade, resultando consequentemente em uma postura comprometida e desalinhamento da coluna vertebral.

Evite o uso excessivo de roupa justa e restritiva. Se sua preferência é por roupas desse tipo, escolha estilos que permitam executar tarefas cotidianas com facilidade.

Designers e estilistas estão mais preocupados com a aparência da roupa do que com o conforto que ela proporciona. Portanto, assim como em todas as outras situações nas quais a coluna poderia ser prejudicada, escute seu corpo. Você pode se manter na moda enquanto permanece confortável e sem causar prejuízos à sua coluna vertebral.

Crianças

O futuro dependará do que fazemos no presente.
Mahatma Gandhi

Os adultos não são os únicos que podem desenvolver problemas na coluna com as atividades desenvolvidas no dia a dia. As crianças estão expostas aos mesmos riscos e também precisam resistir aos efeitos constantes da gravidade.

Diferente dos adultos, as disfunções e os desalinhamentos da coluna vertebral dos pequenos geralmente não resultam em dor nessa região. Sintomas de problemas na coluna e no pescoço em uma criança podem ser difíceis de diagnosticar, dadas as dificuldades de comunicação, especialmente quando elas são muito pequenas. Quando não detectados na infância, tornam-se a razão de muitos casos severos de degeneração vertebral na vida adulta.

O NASCIMENTO (3 • 20)

A doença deve ser combatida ao nascer.
Aulo Pérsio

O trauma sentido pela coluna vertebral, em especial pelo pescoço, durante o nascimento é suficiente para induzir a desalinhamentos e disfunções nas articulações. A força de puxar o bebê, combinada com os movimentos de rotação que dobram a coluna cervical, pode lesionar uma coluna tão delicada já no primeiro dia de vida.

Subluxações, em recém-nascidos, podem estar associadas à falta de apetite, regurgitação e dificuldade para dormir. Bebês com irregularidades durante a amamentação (por exemplo, os que mamam apenas em um seio) podem ter alguma restrição articular (subluxação) devida a desalinhamento vertebral.

Em "Talvez você tenha problemas de coluna inatos" (ver p. 96), há mais sobre esse assunto. Lembre-se de que problemas presentes nessa fase da vida podem demorar anos ou décadas para se manifestarem e levar a inúmeras doenças degenerativas em adultos.

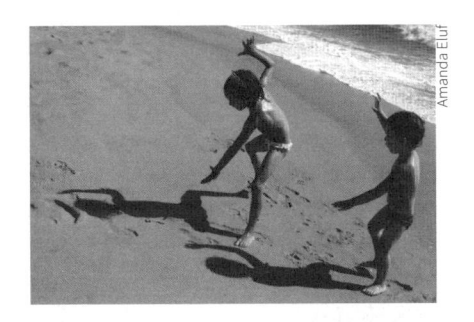

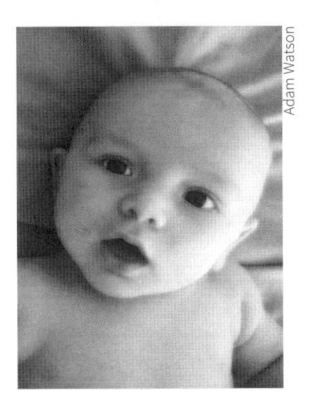

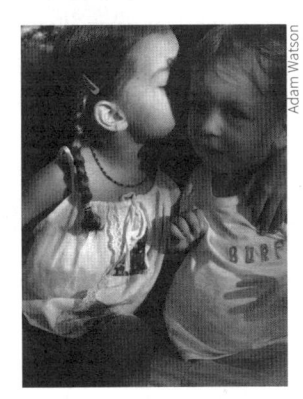

Estudo de Caso

Cecília era uma paciente que eu tratava há alguns anos. Ela engravidou de gêmeos, cuidando-se muito bem durante a gravidez, com exercícios regulares, alimentação saudável e ajustes todo mês.

Onze meses após o parto, ela me relatou que sua filha Fernanda já estava engatinhando há um tempo, enquanto o irmão gêmeo, André, ainda não. Cecília perguntou-me se isso poderia ser um problema de coluna. Solicitei, então, que ela trouxesse os dois para que eu pudesse examiná-los.

Os dois bebês, Fernanda e Joaquim, tinham muita energia e eram saudáveis. Fernanda engatinhava à vontade e tranquila. Notei que, quando Joaquim era colocado no chão de barriga para baixo, ficava imóvel por um tempo, então se virava sentado e se arrastava no chão. Repetimos o processo várias vezes e ele se comportou do mesmo modo.

Eu pensei: "O que dificultaria que um bebe engatinhasse? Um problema cervical!". Quando examinei a coluna dele, percebi uma protuberância na altura da primeira cervical. Uma das vértebras superiores tinha saído muito fora do alinhamento normal.

Perguntei à Cecília como havia sido o parto, e ela me respondeu que Fernanda saiu primeiro e que Joaquim demorou muito mais tempo, devido a uma complicação do cordão umbilical. Ela lembrou do médico comentando, depois, que "Joaquim não queria sair" e que ele precisou usar mais força com o menino do que com Fernanda.

Quando eu toquei a vértebra, Joaquim virou-se sorrindo, mas com uma expressão dolorida. Toquei de novo, de leve, e ele chorou. Fiz uma ajuste, devagar, com uma ferramenta chamada "ativador", que aciona uma força baixa, mas rápida e muito precisa, na vértebra. Requisitei que Cecília trouxesse Joaquim ao consultório em dois dias. Repetimos o processo mais quatro vezes e, na quarta, Joaquim já estava engatinhando normalmente.

Parece incrível, mas, na realidade, a vértebra desalinhada incomodava Joaquim na hora de esticar o pescoço (procedimento necessário para engatinhar), por isso ele simplesmente desistia de continuar, para evitar a dor.

QUEDAS (1 • 2 • 3 • 6 • 5 • 11 • 12 • 13 • 19 • 20 • 22 • 29)

Entre as fases de engatinhar e caminhar com confiança, as quedas são muito frequentes. Não existe uma estatística, mas acredita-se que até os 5 anos a maior parte das crianças tenha caído por volta de duas mil vezes: da cama, do trocador, da cadeira, do carrinho... Até vencerem esse novo desafio.

Para os pais, é difícil saber se a queda causou um problema sério, mas até os aparentemente simples podem ser prejudiciais, acarretando desalinhamento nas vértebras que pode interferir na função do sistema nervoso ou causar degeneração óssea em longo prazo. Os pais devem estar atentos sempre.

Crianças maiores (de cinco a nove anos) normalmente caem de brinquedos em parques e *playgrounds*, estando a gravidade da queda diretamente relacionada à altura do tombo e à superfície onde caíram.

Depois de uma queda:
- console a criança; mantenha a calma, não entre em pânico, pois isso tranquilizará a criança e você avaliará melhor;
- não corra para chamar a ambulância ou levá-la para o pronto-socorro;
- examine os membros, a cabeça e o corpo para verificar quaisquer sinais de hematomas, inflamação (áreas vermelhas), inchaço ou deformidade; se não houver nenhum desses sinais, provavelmente não há nenhuma lesão significativa.

Você deve levar seu filho ao médico ou ao pronto-socorro se:
- observar inflamação ou deformidade nas extremidades (braços ou pernas) ou que ele está mancando por mais de duas horas;
- ele não parar de chorar;
- estiver sonolento e com dificuldade para acordar;
- vomitar mais de duas ou três vezes;
- reclamar que a dor está aumentando;
- tiver dificuldade de focar os olhos em objetos;
- apresentar alterações de comportamento.

Não remova seu filho do local do acidente e ligue para o resgate se ele:
- estiver inconsciente ou assim esteve temporariamente;
- tiver lesionado seriamente a cabeça, o pescoço ou a coluna;
- estiver com dificuldades para respirar;
- tiver líquido transparente ou sangue saindo do nariz, dos ouvidos ou da boca.

Se você achar que é seguro mover a criança:
- segure-a e apoie-a até ela parar de chorar;
- use gelo em qualquer lesão superficial ou hematoma;
- fique atento às 24 horas seguintes à queda, observando qualquer ocorrência fora do comum.

Casa

Embora sua casa seja um lugar seguro para você ou outros adultos, para as crianças pode ser um local cheio de armadilhas.

Móveis

Não deixe bebês sozinhos sobre a cama, sofá ou trocador.

Quando a criança estiver sentada em cadeiras altas, mantenha-a presa com uma alça.

O berço deve ter uma distância de 60 cm entre o colchão (parte superior) e sua parte superior (barras laterais). O espaço entre o colchão e as barras não deve ser maior que 10 mm. As barras do berço devem ter uma separação de 50 mm a 80 mm.

Carrinho

Lembre-se de que o carrinho do bebê pode tombar, se pendurarmos sacolas de compras nas laterais. Compre um carrinho com um cesto porta-objetos para acondicionar as compras.

Altura

Não deixe crianças sozinhas em varandas ou escadas. Lembre-se de que crianças adoram brincar em escadas.

Janelas

Janelas devem ficar fechadas e travadas quando houver crianças por perto. Nunca deixe uma criança sozinha em um quarto com as janelas abertas. Quando abrir uma janela para ventilação, abra somente aquelas que a criança não consegue alcançar.

Providencie proteção especial para as janelas, como redes de segurança e grades, para impedir que a criança caia.

Não deixe cadeiras, berços, camas e outros móveis perto das janelas.

Escadas

Use portas de segurança no topo e na parte inferior de escadas, principalmente se tiver crianças pequenas.

As escadas devem ser bem iluminadas.

Lembre-se de que crianças adoram subir e descer escadas.

As escadas são responsáveis por elevada porcentagem de quedas. Deixe-as livres para as pessoas transitarem.

No chão

Fixe tapetes e almofadas, especialmente em piso de madeira, de cerâmica ou de plástico. Espuma sob o tapete também ajuda a prevenir escorregões.

Andadores

Não são recomendados, pois muitas crianças se machucam ao usá-los. Seu filho deve caminhar quando estiver pronto (aproximadamente aos treze meses de idade).

Carro (3 • 4 • 12 • 20)

O carro da família pode causar vários problemas à coluna das crianças. Ao acomodá-las no banco traseiro, não use cinto de segurança, cujas especificações são adequadas para adultos.

Use uma cadeira própria para crianças até seu filho ter idade e tamanho para sentar-se no banco com o apoio devido.

Quando colocamos um bebê em um assento no carro, o corpo facilmente fica bem apoiado e protegido, mas a cabeça fica livre e sofre o impacto dos movimentos como curvas, freadas bruscas e mudança de faixa. Os movimentos repentinos geram uma carga grande no delicado pescoço do bebê.

Dirija devagar e saia de casa com antecedência, para não ter de "pisar fundo" com seu bebê a bordo. Evite mudar bruscamente de faixa e não freie violentamente. Apoie a cabeça do bebê da melhor maneira possível para limitar movimentos desnecessários.

Acidentes de automóvel, em geral, afetam toda a família. É muito comum, depois de um acidente, que pais e irmãos mais velhos passem por exames médicos apropriados devido à facilidade de se comunicarem com o médico. Crianças muito jovens, sem sintomas, podem ser liberadas sem exames adequados, quando, na realidade, são elas que precisam de maior atenção.

A coluna da criança é muito flexível e, por isso, o impacto e a força do acidente podem atingir mais a medula.

Se a colisão for suficientemente forte para amassar o casco metálico do automóvel, então será forte para tirar uma vértebra de seu alinhamento normal.

Dormir (3 • 2 • 7 • 10 • 11 • 20 • 22 • 25)

A coluna vertebral da criança está em constante desenvolvimento e ela passa muito tempo dormindo. Por isso, requer um colchão de boa qualidade, que lhe forneça o apoio adequado.

Adquira um colchão firme.

Providencie para seu filho um travesseiro adequado. Os de adulto não têm as medidas adequadas e podem deformar as curvas e o alinhamento normal da coluna e do pescoço da criança.

Procure um travesseiro adequado para seu filho e troque-o quando necessário, acompanhado o desenvolvimento da criança. Releia as orientações sobre como manter as curvas e o alinhamento correto da coluna (ver "Postura de dormir", p. 97).

Uma criança somente precisa usar travesseiro quando os ombros crescem relativamente e passam o tamanho da cabeça.

Mochilas (2 • 3 • 11 • 12 • 13 • 20 • 22 • 29 • 31)

Para os jovens, a mochila é mais adequada do que uma pasta ou bolsa, sobretudo se tiver de ser utilizada por muito tempo. Se usada de modo correto, todos os músculos mais fortes da coluna e os abdominais (que trabalham juntos para estabilizar o tronco e manter nosso corpo em alinhamento postural) auxiliam a carregá-la, distribuindo seu peso de modo uniforme. No entanto, se usada inadequadamente, pode causar problemas na coluna lombar, no ombro ou no pescoço, além de dor de cabeça e até escoliose.

Se seu filho se queixa de dores nas costas, de cabeça, no pescoço ou no ombro, observe:

- Ele tem de alterar sua postura normal para compensar a carga que carrega?
- Tem dores na nuca e dores de cabeça?
- Ele se queixa de adormecimentos ou formigamentos nos braços?
- Carrega, na mochila, mais que 10% do peso do seu próprio corpo?

Apoie a mochila nos dois ombros, pois, se o fizer em apenas um deles, sobrecarregará mais um lado para compensar o desequilíbrio, curvando a coluna vertebral e provocando subluxações. Com o tempo, isso acelera o processo de degeneração articular e, eventualmente, sintomas como dores na coluna cervical, dorsal ou lombar, dor de cabeça e até escoliose funcional (curvatura lateral da coluna). Lembre-se de que os efeitos, e principalmente os sintomas, surgirão muito tempo depois, razão pela qual você deve orientar seu filho desde pequeno.

Evite bolsas ou mochilas de alça única.

Limite o peso. Alunos de todas as idades com frequência enchem a mochila desnecessariamente (livros em excesso, roupas ou tênis para atividades depois da escola etc.). Se você notar que seu filho tem de se inclinar para a frente para manter o equilíbrio, sua mochila está muito pesada e pode provocar a perda das curvas naturais da coluna, levar à compensação cervical e lombar e aumentar imensamente a carga sobre os discos intervertebrais. Dez por cento de seu próprio peso é o máximo que ele deve carregar na mochila.

Opte por mochilas com alças largas, porque os ombros, próximos à articulação acromioclavicular, são uma região de pouca circulação sanguínea, em que os nervos estão mais expostos. Alças estreitas podem afetar a circulação, causando adormecimento ou formigamento nos braços. Mochilas com um apoio na cintura auxiliam na distribuição da carga de maneira uniforme.

OBESIDADE INFANTIL (31 • 29 • 26 • 25 • 22 • 23 • 20 • 19 • 15 • 13 • 10 • 6)

As crianças, em geral, estão ficando cada vez mais gordas e, como se sabe, o sobrepeso prejudica seriamente a saúde, comprometendo, entre outras coisas, o funcionamento da coluna vertebral. Mais do que isso, uma criança obesa tem grande probabilidade de se tornar um adulto obeso; entre os adolescentes, a taxa de obesidade é de 80%. Se, no passado, isso era algo raro, atualmente é um dos problemas médicos mais sérios, em especial nas sociedades desenvolvidas. Em junho de 2013, o governo norte-americano declarou a obesidade uma doença.

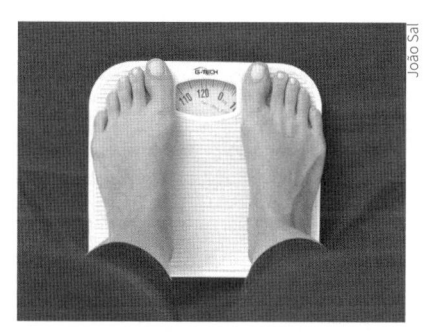

De acordo com a Organização Mundial de Saúde (OMS), há no mundo 22 milhões de crianças obesas com idade inferior a 5 anos. Nos Estados Unidos 30,3% das crianças (entre seis e onze anos) têm sobrepeso e 15,3% são obesas. Entre os adolescentes, a taxa é praticamente igual: 33,4% com sobrepeso e 15,5% obesos (segundo dados de 2006 da American Obesity Association).

No Brasil, o índice de crianças e adolescentes obesos aumentou 240% nos últimos vinte anos, segundo pesquisa realizada pela Força Tarefa Latino-americana de Obesidade (entidade que reúne as principais sociedades de combate ao excesso de peso no país).

Crianças obesas carregam mais peso, sofrem com a redução da mobilidade e têm grande dificuldade em manter a postura correta necessária para o funcionamento normal da coluna vertebral. Além disso, podem apresentar escorregamento da epífise femoral (região do osso do quadril relacionado ao crescimento) e pernas valgas (ou outros problemas sérios das pernas que invariavelmente acabam afetando a coluna). Sem esquecer do efeito sobre os ossos dos pés, pois o aumento de peso pode resultar em anomalias estruturais nessa região. Outros problemas sérios de saúde incluem:

- diabetes tipo 2 (há alguns anos presente apenas em adultos, atualmente de grande incidência em crianças);
- pressão arterial alta (hipertensão);
- problemas hepáticos;
- fadiga;
- problemas respiratórios, como bloqueio das vias aéreas e restrições na parede do tórax;
- patologias do coração, vesícula e ovários (síndrome dos ovários policísticos).

Quanto às consequências psicológicas, ser uma criança obesa é o gatilho para uma série de fatores prejudiciais que, infelizmente, como um vício, acompanham a criança a vida inteira.

Ser obeso significa, no mais das vezes, que a criança não pratica exercícios físicos, hábito que deve ser adquirido ainda na infância. Uma vida sedentária implica diversos riscos, incluindo mau funcionamento da coluna, pois esta passa muito tempo sem se movimentar, o que trava articulações, causando desvios (subluxações).

Exercício e dieta adequada são vitais para evitar os "quilinhos a mais" que sobrecarreguem os discos, desidratando-os e tornando-os mais propensos à degeneração. A degeneração óssea ou a osteoartrose aceleram-se em razão do excesso de carga sobre as articulações e da falta de funcionamento normal resultante.

Causas

A obesidade é causada por dois fatores principais: dieta inadequada (excesso de gordura ou açúcar) e falta de exercício (para queimar as calorias). Outros fatores incluem:

- Pais obesos — os hábitos alimentares incorretos da família são a causa do sobrepeso em crianças. Uma dieta equilibrada não só mantém o peso ideal como propicia um sono tranquilo. Infelizmente, alguns pais obesos parecem não se preocupar com a alimentação de seus filhos, se comparados àqueles com peso ideal.
- Passatempos sedentários — o avanço tecnológico significa também que nossas crianças têm cada vez mais distrações e entretenimento que não requerem esforço físico. Televisão, DVD, *videogames* e computadores são passatempos sedentários que estão substituindo as atividades físicas, como futebol, vôlei, basquete, andar de bicicleta, brincadeiras ao ar livre, passeios em parques etc.
- Genética — alguns distúrbios genéticos causam obesidade acentuada em crianças ou adolescentes, assim como hipotireoidismo e síndrome de Cushing. Nesses casos, os pais têm de ser ainda mais conscientes e escolherem alimentos saudáveis para toda a família.

Solução — Emagreça já!

A obesidade é diagnosticada por meio de Índices de Massa Corporal (IMC). Calcula-se esse valor dividindo o peso da criança por sua altura ao quadrado. Esse índice deve ser avaliado de acordo com a faixa etária e não se deve compará-lo com os de adultos.

Se seu filho é obeso, consulte um nutricionista. Não o submeta a uma dieta agressiva. Faça alterações alimentares saudáveis e sutis em longo prazo para toda a família.

Ajude seu filho a encontrar um esporte que lhe agrade, uma atividade física que ele não abandonará pouco depois de iniciada.

Aumente o consumo de frutas e legumes frescos para cinco vezes ao dia e reduza o de gorduras e açúcares. Ajude seu filho a encontrar "comidinhas" saudáveis e saborosas.

Seu filho depende de você para emagrecer. Pense o quanto a obesidade afeta a criança psicologicamente, sua autoconfiança e seu relacionamento com seus colegas. Adolescentes obesos são mais propensos a ter baixa autoestima, o que pode influenciar no estabelecimento de amizades e no desempenho escolar.

Seu filho depende de você para tomar decisões responsáveis e saudáveis, decisões que podem ter consequências positivas pelo resto da vida dele.

SEDENTARISMO (31 • 29 • 26 • 25 • 22 • 23 • 20 • 19 • 15 • 13 • 10 • 6)

Sedentarismo em crianças é um problema sério. Entre 8 e 18 anos, as crianças despendem mais tempo (44,5 horas/semana) em frente ao computador, à televisão e ao *videogame* do que fazendo qualquer outra atividade, sem contar o tempo que passam dormindo, segundo pesquisa da Kaiser Family Foundation em 2005.

A infância é uma etapa incrível da vida, e a atividade física influencia de maneira positiva a integridade e a quantidade de massa óssea. Um estudo com meninas pré-escolares[1] revelou que as que assistem mais televisão têm menor taxa de densidade óssea nas articulações do quadril.

Um estudo comparativo[2] entre crianças obesas e não obesas, entre oito e doze anos de idade, sobre a relação entre o tempo em frente à TV e o metabolismo, demonstrou que a taxa de metabolismo era significativamente mais baixa nessa atividade do que no período de descanso.

Pessoas sedentárias têm maior probabilidade de sofrer artrose nas articulações, degeneração do disco, obesidade e, claro, sintomas comuns consequentes, como dores de cabeça, ciática e lombar, adormecimento das pernas, pés, braços ou mãos, constipação, disfunção sexual, problemas cardíacos e digestivos, insônia, depressão etc.

---

[1] JANS, F. K. et al. Physical activity and bone measures in young children. The Iowa Bone Development Study. *Pediatrics*, v. 107, p. 1387-93, Jun. 2001.
[2] KLESGES, R. C. et al. Effects of television on metabolic rate: potential implications for childhood obesity. *Pediatrics*, v. 91, p. 281-6, Feb. 1993.

O movimento é o nutriente mais importante para o corpo humano. Nós somos animais. Repare que a saúde de qualquer animal diminui quando enjaulado. Muitos de nós, hoje, estão vivendo como esses animais, enjaulados, dividindo o tempo entre o escritório, o carro, o transporte, o elevador, o sofá na frente da televisão etc. É fácil entender porque doenças degenerativas são cada vez mais comuns.

Solução

Ensine seu filho a respeitar o corpo, fazendo-o exercitar-se; ele não foi feito para ficar parado.

A atividade física, entre outros benefícios: auxilia na construção de ossos, músculos e articulações saudáveis e de um sistema musculoesquelético ótimo; aumenta e mantém a força e a resistência; controla o peso corporal, formando músculo e reduzindo a gordura; diminui a ansiedade e o estresse, aumentando a autoestima e os níveis gerais de energia; melhora a pressão arterial e os níveis de colesterol; previne doenças, promovendo a saúde.

Como você pode ajudar

Reduza o tempo que seu filho fica diante do computador e da televisão, e retire esta do quarto dele.

Estimule-o a encontrar um exercício ou esporte de que ele goste. Pratique exercícios com seu filho. Seja um exemplo para ele.

Motive seu filho a fazer intervalos regulares para caminhar e se alongar enquanto estiver fazendo suas tarefas, pois permanecer sentado por muito tempo fadiga os músculos da coluna.

Não seja um mau exemplo para seu filho. Se você leva uma vida de pouca atividade física, seu filho se espelhará em você e não terá motivação para ouvir seus conselhos e movimentar-se. Seu conselho será contraditório.

Seu filho precisa de você

As crianças, assim como os adultos, podem desenvolver problemas na coluna vertebral. Mas, diferentemente dos adultos, os problemas mais comuns na infância e na adolescência geralmente não causam dores nas costas.

O simples fato de seu filho não sentir dor não significa que ele não tenha problemas na coluna vertebral. Com frequência, problemas na coluna podem ser a causa de várias queixas infantis comuns, que parecem não ter nenhum vínculo com a coluna. Dores de ouvido, de cabeça, cólicas, asma e enurese (fazer xixi na cama), entre outros, ocorrem devido à relação íntima entre a coluna e o sistema nervoso, pois todos os órgãos podem ser afetados quando há compressão dos nervos causada por disfunções e desvios articulares. A transmissão de impulsos nervosos do cérebro ao corpo simplesmente pode estar bloqueada de forma parcial.

Ainda mais importante do que esses problemas não detectados na infância é o fato de eles possivelmente serem a causa da degeneração vertebral/articular severa na vida adulta. É muito comum, ao examinar radiografias da coluna vertebral de adultos, identificar a degeneração dos discos ou das articulações iniciada anos ou décadas atrás. Postura correta na hora de estudar ou sentar, maneira certa de carregar a mochila ou até de fazer alongamentos e exercícios são hábitos que têm de ser aprendidos. Um dos piores equívocos em que um pai pode incorrer é assumir que o filho não tem nenhum problema apenas porque não está se queixando de dores nas costas. Disfunções na coluna vertebral podem acontecer todos os dias e são as pequenas atividades feitas de modo incorreto que precisam ser modificadas para tornar seu filho um adulto saudável e sem sequelas na coluna.

Terceira idade

Poucas pessoas sabem envelhecer.
François de Rochefoucauld

A cada dia, o índice de população idosa no mundo cresce. A expectativa de vida está aumentando, dadas as mudanças no estilo de vida. Opções erradas, muitas vezes, provocam doenças crônicas e degenerações articulares precoces, ao passo que opções corretas resultam em longevidade e saúde.

No caso da coluna vertebral, bons hábitos adotados desde a infância, respeitando a boa postura e a maneira correta de usar nosso corpo resultam numa coluna idosa que funciona tão bem quanto deveria, com o mínimo de desgaste. Consequentemente, a saúde é maximizada, pois uma coluna saudável implica um sistema nervoso livre de compressão e maior chance de saúde.

Exercícios físicos

O que mais debilita a saúde no envelhecimento é o sedentarismo. Exercícios nessa fase são tão importantes quanto dieta adequada e sono regular, ou seja, são obrigatórios, porque aumentam a mobilidade, permitindo que as articulações funcionem adequadamente, minimizando a degeneração precoce. Músculos atrofiados diminuem a função das articulações e o desgaste acelera a osteoartrose (bico de papagaio) e a degeneração dos discos intervertebrais. Exercícios também melhoram a função digestiva, auxiliam na regulação de problemas circulatórios, da ansiedade e da depressão.

> *Uma pessoa rígida e sedentária com trinta anos é velha,*
> *enquanto alguém de oitenta anos, flexível, é jovem.*
>
> Joseph Pilates

Caminhar

Além de ser uma atividade simples no combate a osteoporose, caminhar mantém a força muscular, coordenação e boa postura e ajuda a minimizar o risco de aneurismas, porque melhora a elasticidade das vias sanguíneas.

Comece devagar, caminhando cinco minutos em um sentido e mais cinco minutos na volta. Se precisar de ajuda, porque não tem confiança para andar sozinho, peça para alguém acompanhá-lo. Aumente cinco minutos por semana até chegar a um mínimo de trinta minutos. Não se assuste se nas primeiras semanas as pernas e a coluna lombar doerem um pouco, especialmente se não estiver acostumado a atividades físicas.

Alongar os músculos

Na realidade, deveríamos ter aprendido a nos alongar mais ou menos na mesma época em que aprendemos a escovar os dentes. No entanto, nunca é tarde para começar e um bom alongamento é importante para evitar encurtamentos musculares, além de diminuir a possibilidade da ocorrência de problemas da coluna e manter a postura correta. Em um estudo publicado no *Jornal of Advanced Nursing* (Jornal de Enfermagem Avançado), investigou-se a eficácia do *tai chi chuan,* a arte marcial chinesa que melhora a flexibilidade e o equilíbrio na diminuição da incidência de quedas na população da terceira idade. Durante três meses, quem praticou *tai chi* três vezes por semana apresentou melhora significativa da força nos joelhos e nos tornozelos e mais flexibilidade e mobilidade do que o grupo controle.

Os praticantes de *tai chi* também chegaram a ter duas vezes menos propensão a sofrer uma queda. Resultados parecidos seriam esperados se o grupo praticasse ioga ou qualquer alongamento estático em pé.

QUEDAS (34 • 22 • 20 • 18 • 15 • 14 • 12 • 13 • 11 • 10 • 9 • 8 • 3 • 2 • 1)

Se você já sofreu um tombo, entende como algumas pessoas podem se lesionar seriamente ou até morrer em uma queda. Anualmente nos Estados Unidos, quase dois milhões de pessoas são tratadas em hospitais por lesões relacionadas a quedas, das quais quase quinhentas mil são hospitalizadas. Por receio de se machucar, muitos preferem o sedentarismo.

Quando envelhecemos, os sistemas do nosso corpo que cuidam do equilíbrio e da postura ereta se degeneram. Há uma redução na visão e na audição que afeta diretamente a coordenação. Nossos reflexos tornam-se mais lentos, diminuindo nossa velocidade de reação em situações ameaçadoras, como desviar de uma bicicleta ou equilibrar-se em um piso molhado. A perda da força muscular e da flexibilidade pode interferir na capacidade de se levantar ou ficar em pé.

Veja a seguir os vários fatores que podem reduzir a possibilidade de sofrer uma queda.

Reveja seus medicamentos

O risco de você sofrer uma queda pode aumentar se ingerir determinados medicamentos para tratar condições médicas relacionadas à idade, pois muitos têm efeitos colaterais que podem afetar sua função cerebral, causando vertigem.

Tomar vários medicamentos, como antialérgicos e antidepressivos, aumenta o risco de quedas, assim como a ingestão deles com álcool.

Peça para seu médico rever seus medicamentos, usando a mínima dosagem, a fim de minimizar o risco. Considere o uso de bengala, enquanto estiver tomando medicamentos, para ter mais confiança e segurança ao caminhar.

Muitos idosos que tomam analgésicos por muitos anos também apresentam sérios efeitos colaterais que afetam outros órgãos, como estômago, rins e fígado. O uso desses remédios para controle da dor, assim como seus efeitos colaterais, pode ser reduzido e até evitado se a pessoa tiver bons hábitos, como ter boa postura e não ser sedentária.

Muitos pacientes idosos se apresentam na clínica com doenças relacionadas ao abuso de medicamentos que tratam a dor e não a raiz do problema — a disfunção articular da coluna vertebral. O uso de medicamentos em longo prazo também aumenta a incidência de insônia, reduz a imunidade e aumenta a vulnerabilidade a outras doenças.

Prevenindo a osteoporose

A osteoporose é a principal causa de fraturas na terceira idade, em particular em mulheres. A palavra significa "ossos porosos" e a doença ocorre quando a densidade do osso se deteriora até não mais suportar o peso do corpo. Mudanças hormonais, deficiência de cálcio e vitamina D e redução da atividade física são as causas mais comuns (ver "Osteoporose", p. 201).

Exame oftalmológico

O risco de queda também se acentua com a redução da visão. Doenças dos olhos relacionadas ao envelhecimento, como catarata e glaucoma, podem alterar a percepção de distância dos objetos e do brilho da luz e a atividade visual, prejudicando a locomoção. Faça exames oftalmológicos periodicamente e mantenha seus óculos limpos para melhorar a visibilidade.

Perigos ocultos na casa

Pelo menos um terço das quedas ocorre em casa, a maioria causada por objetos no chão. Verifique se em sua casa há perigos ocultos (ver "Casa segura", p.117).

COLCHÃO (22 • 31 • 25 • 19 • 20 • 8)

Um bom colchão permite um bom sono. O sono é uma das funções mais importantes e reparadoras do cérebro, pois é ele que nos recarrega para os desafios do dia seguinte. Um ambiente confortável e adequado para dormir é essencial para um sono de qualidade, assim como colchão e travesseiro adequados (ver "Travesseiros", p. 98; "Colchões" p. 99; "Ritmo cicardiano", p. 228).

DEPRESSÃO E DOR CRÔNICA (1 • 2 • 6 • 12 • 20 • 23 • 25 • 29)

Com infelicidade as pessoas envelhecem mais rápido.

Hesíodo

A depressão é a emoção mais comum associada à dor crônica, até quatro vezes mais comum neste grupo que no restante da população. Muitos dos fatores que aumentam os efeitos de depressão são relatados por pessoas da terceira idade, como insônia, incapacidade de fazer atividades normais cotidianas, necessidade de depender de alguém até para as tarefas mais simples e, claro, problemas reais da coluna que causam dor. Assim se inicia um ciclo vicioso em que a dor é o gatilho para a depressão, que resulta em mais dor.

Muitos idosos, em particular os que sofrem de dor crônica e depressão, ficam confinados em uma cama ou sofá, com uma vida sedentária. Sinais de depressão clínica persistem por duas semanas ou mais e incluem muitos dos seguintes fatores:

- sentimento de tristeza, desesperança e momentos de choro sem motivo aparente;

- diminuição de concentração e memória;
- perda do interesse ou prazer em atividades normais;
- baixa autoestima ou sentimento de culpa;
- falta de apetite;
- aumento súbito ou perda de peso;
- insônia;
- cansaço/fadiga.

O que fazer?

O primeiro passo é identificar a causa e não deixar a dor ser o foco de sua vida.

Mantenha as atividades normais. Não evite atividades físicas só porque causam dor. Inicie uma atividade se sua vida for muito sedentária.

Informe como você se sente para sua família. Peça ajuda, desde a escolha de um terapeuta profissional até auxílio para caminhar ou fazer alguma atividade física.

Se distraia da dor, mude de ambiente e mantenha-se ocupado.

(Ver "Depressão e seus efeitos", p. 233, para entender mais sobre esse problema e conhecer dicas de como solucioná-lo.)

Passatempos

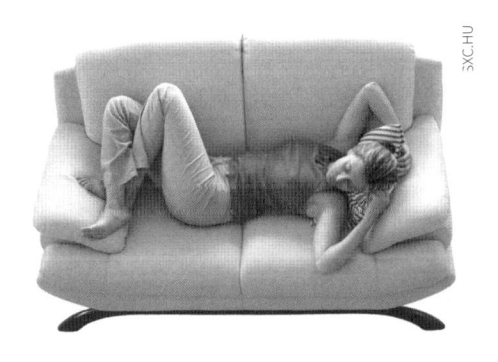

Levante-se!

Se somássemos o tempo em que nossa coluna permanece inativa, ficaríamos impressionados. Primeiro, porque dormimos em média 8 horas e, segundo, porque nos sentamos três vezes por dia para as refeições, além do tempo que despendemos em ônibus ou carros para nos locomovermos até o trabalho, escola ou faculdade. Suponhamos que isso represente um mínimo de 18 horas por dia, para alguns até um pouco mais. Dessas 2 a 6 horas livres, há o tempo de assistir à TV, ir ao cinema ou simplesmente conversar no sofá. Precisamos, portanto, aproveitar o tempo nos movimentando e deixar de lado o papel de "atleta de fim de semana" com atividades esporádicas.

Claro que, para os atletas de fim de semana, qualquer exercício é melhor que nenhum, mas o ideal é exercitar-se um pouco todos os dias. Não é necessário despender muito tempo: basta ocupar momentos livres no lugar mesmo em que você está. Por exemplo: para correr de 15 a 100 minutos basta ter um par de tênis e roupa adequados. Alguns exercícios são melhores do que outros, mas, se a pessoa tem uma vida sedentária, qualquer atividade a beneficiará.

Alguns esportes são muito pesados para a coluna, como jiu-jítsu ou tênis, mas há atividades físicas que não exigem tanto da coluna, como dança, ioga, pilates e *tai chi chuan*. É melhor praticar algum exercício em vez de não fazer nada e ficar o tempo todo na frente da TV.

Falta de tempo

Quando algum de meus pacientes me diz "não tenho tempo" quando o aconselho a praticar algum exercício, peço-lhe desculpas e esclareço que isso significa dizer que a saúde dele não é uma de suas prioridades. Seria a mesma coisa que dizer ao dentista que você não tem tempo para escovar os dentes. Se você realmente estivesse passando mal, encontraria tempo. Em outras palavras, *você precisa encontrar tempo*, pois se trata de uma prioridade.

Diariamente, há muitas oportunidades para exercitar nosso corpo. Basta apenas mudar alguns hábitos.

Suba pelas escadas em vez de usar o elevador.

Ande ou vá de bicicleta para o trabalho quando for possível. Se o escritório fica muito longe, pode-se descer do ônibus ou do metrô dois ou três pontos ou estações antes.

Em vez de usar o carro ou algum transporte público para ir a um lugar próximo de casa, como o supermercado ou locadora, caminhe.

Quer mudar o canal da televisão? Levante-se e troque manualmente, não use o controle remoto.

Se tiver cachorro, leve-o para passear.

Substitua uma hora na internet ou um filme por uma caminhada no parque.

Limpe sua casa, seu quarto ou banheiro, em vez de pagar para que outros façam. Aproveite a oportunidade para se movimentar.

Não faça nada na cama, além de dormir ou ter relações sexuais. Assista à televisão na sala.

Caminhar

Caminhar é a melhor medicina do homem.

Hipócrates

Caminhar é uma das melhores formas de exercício que existe: beneficia a coluna, auxilia no controle da dor e de outros sintomas e reduz o risco de várias doenças. Caminhar é seguro e não custa nada. Alguns dos benefícios desse hábito são:

- controla a pressão sanguínea, pois fortalece o coração, que pode bombear mais sangue com menor esforço e, consequentemente, exercer menor pressão sobre as artérias;
- diminui o risco de infarto — um estudo realizado por 77 mil enfermeiros conduzido pelo *Nurses Health Study* durante vinte anos mostrou que caminhar apenas por três horas semanais auxiliou na diminuição dos riscos em 30% a 40% dos casos;
- diminui o colesterol ruim (LDL), que promove o acúmulo de gordura nas paredes das artérias (arteriosclerose);
- protege contra fratura dos quadris, pois reduz a probabilidade de osteoporose;
- ajuda a controlar o peso e evita a obesidade, o que previne osteoartrose, diabetes melito (tipo 2), doenças cardíacas e derrames, entre outras;
- diminui o risco de câncer de mama — o mesmo estudo relacionou a prática de caminhadas regulares a baixo risco dessas doenças;
- fortalece os músculos dos pés, das pernas, dos quadris e do tronco, o que aumenta a estabilidade da coluna e a confiança da pessoa ao pisar;
- promove a nutrição de discos, músculos e outros tecidos moles, removendo as toxinas acumuladas nessas regiões em casos de subluxações e disfunções vertebrais;
- melhora a flexibilidade e a postura — sua coluna permanece ereta o tempo todo enquanto você caminha, uma grande vantagem em relação a outros exercícios;
- diminui a dor e a inflamação mais rapidamente do que se a pessoa permanecesse sedentária e, em consequência, permite retorno ao trabalho, às atividades físicas e à vida normal mais cedo.

Muitas pessoas com dor nas costas têm medo de caminhar, pois acreditam que algum exercício causará mais incômodo. Nesses casos, devem andar até começar a doer. Inicie com 5 minutos. Se houver muita dor, pare e prossiga em seguida. Na maioria das vezes, a dor continuará com baixa intensidade, mas a coluna terá oportunidade de movimentar-se e funcionar como deveria. A cada caminhada, será mais fácil, e a dor diminuirá.

Experimente e veja que caminhar realmente vai ajudá-lo. Em alguns casos de crise aguda, a pessoa simplesmente não conseguirá fazer nada sozinha, o que deve durar alguns dias até a inflamação diminuir. Mas as caminhadas também ajudam a reduzir a inflamação. Não esqueça o gelo depois da caminhada (ver "Gelo", p. 258).

Como caminhar

Manter uma boa postura enquanto caminha permite o máximo de benefícios aeróbicos do exercício e ajuda na sua proteção.

A cabeça deve estar alinhada aos ombros, com os olhos voltados para o horizonte e não para baixo. Os ombros devem estar relaxados, não caídos.

Os músculos abdominais devem ser utilizados para apoiar o tronco, principalmente em casos de dor lombar aguda. Tocar o abdome para sentir a tensão enquanto você respira é importante para manter a consciência.

Os braços devem permanecer perto do corpo com os cotovelos dobrados em 90°. O movimento de cada um deles deve ser coordenado com o da perna oposta, porque o peso dos braços faz um alongamento dos músculos do tronco e do ombro, o que é mais um benefício!

Os pés devem manter contato com o chão. Apoie-se primeiro no calcanhar e depois na sola do pé e nos dedos. Não estabeleça contato direto, com o pé plano; para isso, necessita-se muita concentração, caso caminhar não seja um hábito.

Tênis para corrida são os mais indicados, pelo apoio que proporcionam. Devem ser confortáveis e ter bastante apoio (como um amortecedor) embaixo do calcanhar para a absorção dos impactos.

A compra deve ser feita no fim do dia, quando os pés estão "maiores" em decorrência do inchaço natural resultante de estar em pé o dia inteiro. Leve as meias que você costuma usar para provar os tênis. Experimente-os ao menos por 10 minutos e ande bastante na loja antes de se decidir.

Criar uma rotina é muito importante para aproveitar os benefícios da caminhada. Inicie com 5 minutos, se não conseguir por mais tempo, e aumente gradualmente até 30 minutos diários (sem incluir o tempo gasto nas tarefas cotidianas).

Dê preferência a superfícies macias como grama, terra ou areia, em vez de concreto, o que minimiza o impacto sobre sua coluna. Procure áreas planas, evitando aclives e declives.

Se as caminhadas parecem causar novas dores ou problemas da coluna, procure a causa, não responsabilize a atividade. É mais provável que seja um problema antigo que agora se manifesta.

Problemas no pé ou no tornozelo podem gerar desequilíbrio a cada passo, resultando em desconforto ou lesão que sobe até os joelhos, quadris, coluna lombar e pescoço ou ATM. Geralmente, a raiz é facilmente tratada. Caminhadas podem ser feitas em qualquer lugar, até mesmo em casa, se necessário. Aproveite as vantagens da caminhada e convide um amigo para andar com você. Se for sozinho, tente meditar ou então procure novos lugares na natureza. Sua coluna vai agradecer-lhe e haverá diminuição ou evolução de suas dores.

Bordar/tricotar (1 • 2 • 3 • 4 • 5 • 11 • 13 • 20)

Talvez seu passatempo, como costurar ou bordar, requeira que você olhe para baixo por muito tempo. Se estiver distraído com a atividade, você talvez nem note quanto seu pescoço e sua coluna podem doer até ser tarde demais e já haver uma sobrecarga.

Dor de cabeça, vertigem (tonturas), torcicolo, rigidez e dor no pescoço são muito comuns nesses casos. É incrível como a remissão dos sintomas é rápida depois de haver ajustes quiropráxicos na região cervical e da suspensão temporária da atividade.

Quando recomendo a suspensão de uma atividade, muitas pessoas me olham com uma expressão de horror, como se fosse algo inconcebível, mas, quando param, percebem que os sintomas desaparecem rapidamente.

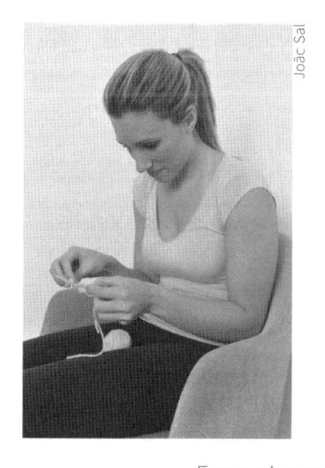

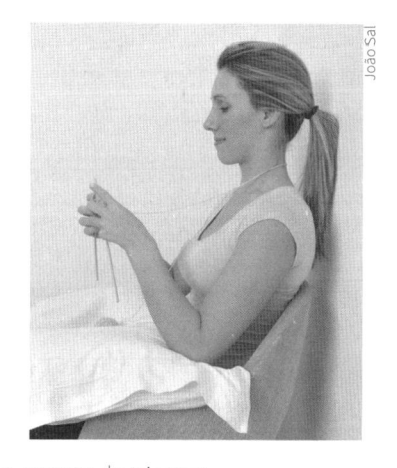

Forma incorreta e correta de tricotar

Suspender a atividade é algo temporário. Ao retomá-la, procure alterar um pouco a postura e apoie a cabeça contra a cadeira, levantando levemente suas mãos para evitar olhar para baixo e flexionar sua coluna cervical. É importante descansar regularmente: parar, caminhar e alongar-se um pouco; programe um alarme para lembrá-lo de não ficar horas na mesma posição.

Instrumentos musicais (2 • 3 • 4 • 10 • 11 • 12 • 13 • 20 • 19 • 22 • 29 • 31)

Assim como os esportistas, muitos músicos desenvolvem problemas na coluna vertebral e em outras articulações. Tanto principiantes quanto profissionais registram alta incidência de problemas da coluna e articulações e sintomas associados.

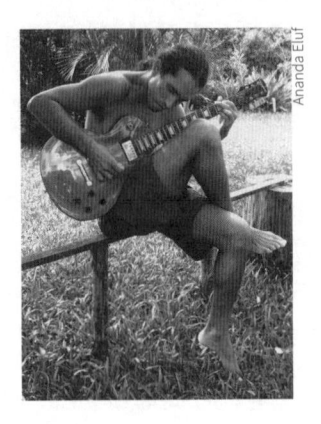

Os problemas dependem do tipo de instrumento e de como está sendo tocado, além da capacidade de manter a postura correta. Aqueles que ficam sentados tendem a sofrer mais do que os que ficam em pé, pois é mais fácil mover-se e manter boa postura quando se está ereto. Essa posição também permite que o peso do corpo seja distribuído de um pé ao outro e possibilita que os braços fiquem mais soltos para o movimento.

Como no caso dos atletas, entre os músicos, há várias causas de disfunção da coluna ou articulações, sendo as mais comuns as listadas a seguir.

- Efeitos da gravidade — um dos requisitos para tocar alguns instrumentos é estar em uma posição contra a gravidade. Você pode imaginar o quanto essa postura estática com o peso do instrumento imóvel fatiga os músculos? O violinista é um exemplo, porque toca o instrumento muitas vezes com a cabeça arqueada para um lado e o violino encaixado entre o ombro e o pescoço.

- Movimentos repetitivos — provocam lesões em articulações e tendões. Especialmente quando a técnica não é correta, a carga sobre o corpo em longas horas de prática e performances frequentes é muito prejudicial. Caracteristicamente, os primeiros sinais do corpo de que a atividade não está agradando vêm na forma de dor ou adormecimento intermitente.

Com tempo, se o músico não modificar a forma de tocar ou descansar o suficiente para permitir a cura do corpo, os sintomas vão piorar. Muitas pessoas se concentram apenas no efeito do problema, e não no problema em si, recorrendo à medicação.

Não se iluda com o alívio imediato, pois ele é temporário! Isso vai mascarar o problema e permitir que você continue com suas atividades, mas a causa principal será agravada. Muitos músicos não interrompem a rotina para descansar e têm de enfrentar uma cirurgia ou se aposentam precocemente apenas porque deixaram o problema se agravar.

Infelizmente, músicos com uma agenda lotada de concertos não têm tempo necessário para uma lesão curar ou se recuperar, sendo, no entanto, imprescindível respeitar o corpo antes desse esforço, cuidando e preparando as articulações que receberão mais carga na hora de tocar.

Conselhos para minimizar o impacto sobre a sua coluna e articulações

Faça exercícios regularmente. Seus músculos encurtam e as articulações travam com os movimentos repetitivos ao tocar seu instrumento. Escolha atividades que não promovam movimentos muito fortes nas regiões utilizadas para tocar. Natação, ioga (pode ser feito em qualquer lugar, inclusive durante a turnê), pilates e alongamentos são excelentes, tanto para alongar os músculos encurtados quanto para promover extensão da coluna vertebral (o que é muito importante para as pessoas que tocam sentadas).

Sempre faça aquecimento corporal antes de cada prática, assim como um atleta faria antes de cada jogo. Comece fazendo alongamentos e tocando devagar.

Concentre-se muito em sua técnica, pois uma boa técnica é fundamental para tocar sem comprometer a função das articulações e coluna vertebral.

Permita movimentos em seu corpo enquanto toca. A postura estática e o fato que alguns instrumentos devem ser segurados contra a gravidade fadigam alguns grupos musculares. Movimentos fluídos e não agressivos da cabeça, pescoço, ombros e braços permitem aos músculos dividir a carga e acelerar o tempo de recuperação.

Músicos que são obrigados a sentar-se para tocar, especialmente os pianistas, devem evitar que os ombros caiam para frente (ver "Postura"" p. 70), pois isso travará o pescoço, incomodando os nervos que vão para os ombros, braços e cabeça, acelerando os problemas. Lembre-se das regras de sentar-se corretamente (ver "Sentar-se", p. 104).

Não dobre a cabeça desnecessária ou exageradamente para tocar o instrumento, pois isso pode provocar sintomas associados como dor de cabeça, adormecimentos e dor nas mãos e dedos, vertigem, insônia e problemas da ATM.

Um dos conselhos mais importantes em inflamações por Lesão por Esforço Repetitivo (LER), que resultam em tendinites, bursites ou contraturas musculares, é a aplicação de gelo o mais rápido possível para desinflamar (ver "Gelo", p. 258). Esse hábito minimiza a severidade da lesão de vários músicos e permite que eles terminem um show ou uma turnê sem desistir.

Cuidados na praia (29 • 22 • 20 • 19 • 8)

Nos momentos de relaxamento, quando nos liberamos do estresse da temporada de trabalho, podemos prejudicar nossa saúde por falta de precauções. Especialmente se, nessas datas, decidimos nos bronzear.

Talvez você nunca tenha pensado na importância de levar elementos adequados para tomar sol e no conforto e no apoio que sua coluna requer sobre a areia. As cadeiras da praia não são adequadas à coluna por períodos prolongados, pois comprometem nossa postura.

Independente de estar na areia, onde afunda e muda sua orientação, a cadeira de praia não permite ao usuário manter uma boa postura. É ainda pior o fato de irmos à praia relaxar e nos recuperarmos do estresse e tensão e ficarmos muito tempo sem atividade física, sentados, o que é prejudicial para a coluna.

Você deve levantar e dar uma caminhada a cada 40 minutos, da mesma maneira que faria no escritório. A praia é um lugar excelente para caminhar, movimentar-se e compensar as horas semanais que passou sentado.

Sentar-se sem cadeira pode causar tantos danos quanto se sentar em uma cadeira de praia inadequada. Conscientize-se de que, quando nos sentamos na areia, ficamos flexionados, em geral com as pernas dobradas e a coluna curvada para frente. Ficar muito tempo assim leva à fadiga dos músculos da coluna, causando dor e rigidez na hora de levantar-se, e também pode travar as articulações da coluna lombar e dorsal.

Adote estas precauções quando estiver tomando sol na piscina, barco ou lagoa: levante-se a cada 40 minutos para caminhar e preste muita atenção em sua postura quando for se deitar.

Se você não tiver uma cadeira adequada (existe?), ponha a toalha na areia e reveze-se entre deitar de bruços, de barriga para cima ou de lado e sentar-se com as pernas cruzadas.

Não esqueça o apoio para a cabeça, que pode ser facilmente feito com areia embaixo da toalha, e ainda vista uma peça de roupa quando estiver de lado. Assim sua coluna sempre terá o apoio necessário para não prejudicar sua postura.

Quando estiver de bruços, cuidado para não permanecer com a cabeça para um lado só por muito tempo, pois isso poderá travar seu pescoço. Alterne entre os dois lados ou simplesmente faça um buraco em que possa encaixar seu rosto e olhe para baixo. Com isso, você poderá respirar sem dificuldades e sua cabeça ficará alinhada com o restante da coluna vertebral.

Siga essas regras ao preparar sua toalha na areia.

Muitas pessoas reclamam de dor ou exacerbação de seus problemas da coluna quando caminham na areia, especialmente se esta for fofa ou houver uma inclinação na praia, geralmente próximo da água. Nesses casos, procure caminhar na areia dura ou, se não tiver opção, pise sobre as pegadas das outras pessoas que andaram antes de você. Tente evitar caminhar na parte inclinada, mas, se isso for inevitável, ande em linha reta com os dois pés seguindo a mesma linha.

Não esqueça a água. Aproveite para entrar no mar, nadar ou simplesmente se movimentar, pois a água é um excelente meio para mobilizar articulações e membros com espaço articular reduzido e que sofrem com os efeitos da gravidade.

Cuidado também com as ondas. Muitas lesões acontecem quando a pessoa é surpreendida por uma onda e jogada na areia. Não ultrapasse os seus limites entrando em ondas grandes que desafiarão sua confiança. Se for necessário ou possível, vá um pouco mais para o fundo, onde as ondas não estão quebrando, até o mar acalmar um pouco. Se você não sabe nadar ou não tem confiança, procure um lugar em que a água esteja mais calma ou não entre.

Brincar com as crianças pode ser mais perigoso do que você imagina. Ficar agachado construindo castelos de areia e escavando buracos pode ser muito divertido, tão divertido que nem percebemos a dor como alerta do nosso corpo nesse momento.

Distraídos, passamos muito tempo na mesma posição mantendo uma postura prejudicial à coluna. Lembre-se de que as consequências de atividades malfeitas poderiam demorar anos para aparecer na forma de dor, mas, durante esse tempo, o funcionamento biomecânico normal da coluna já começa a ser alterado.

Jogos para adultos, como frescobol, vôlei, futevôlei e futebol, trazem grandes benefícios, mas precisam ser tratados com cautela e não devem ser praticados sem a preparação adequada, pois exigem muito, ainda mais quando praticados sobre uma superfície tão irregular como a areia.

A ida até a praia também pode prejudicar a coluna antes de chegarmos. Equipamentos, cadeiras e malas que levamos têm de ser depositados e retirados do carro com muito cuidado. O porta-malas fica numa altura difícil quando estamos transportando objetos, especialmente pesados.

Dobre as pernas em vez de dobrar a coluna. Use a força dos músculos abdominais quando for levantar algo pesado. Lembre-se também de, em viagens longas, descer do carro a cada 45 minutos para alongar um pouco a musculatura.

Você deve se preparar bem antes de praticar qualquer atividade, alongando-se durante a semana, evitando o surgimento de qualquer dor. Caso não esteja preparado para a atividade, evite praticá-la. Ou, se surgir algum tipo de incômodo durante a prática, pare.

Frescobol, por exemplo, é uma atividade que as pessoas costumam passar muito tempo sem jogar e que exige muito da coluna, pois o jogador tem de permanecer com o corpo flexionado enquanto joga. Então, não fique horas jogando, faça outras atividades, caminhe um pouco, entre no mar para nadar e soltar-se e depois volte a jogar.

Cuidado com o álcool (32 • 31 • 22 • 19 • 8 • 2)

O álcool é um relaxante muscular, ou seja, quando o consumimos, ele estimula o relaxamento da musculatura que está tensa. Para as pessoas que vão desfilar ou pular carnaval nas ruas, essa não é uma boa ideia, pois, quando ficamos muito tempo em pé, as curvas naturais da coluna requerem apoio contínuo dos músculos. Se bebemos, o relaxamento dos músculos permite que a gravidade atue com ainda mais força sobre nossa coluna, especialmente a coluna lombar e dorsal (os ombros vão para frente).

A tensão muscular (resultante dos problemas da coluna vertebral) serve para dar apoio à coluna e as articulações, como proteção natural. O cérebro causa esse reflexo para limitar o movimento, pois isso poderia prejudicar a coluna e piorar o problema ainda mais.

Lembre-se de que, por causa dos efeitos sedativos do álcool, a pessoa pode não sentir nada na hora da festa, mas a carga adicional de pular, dançar e ficar em pé, sem a proteção dos músculos posturais, realmente pode prejudicar muito a coluna. Geralmente, é no dia seguinte que se sente a dor.

Para cada bebida alcoólica consumida, tome uma garrafinha de água, e dê preferência a bebidas de baixo teor alcoólico, como cerveja em vez de caipirinha. Assim, além de agradável, a noite será indolor e você se recordará de todos os momentos.

A água é um constituinte importante do nosso corpo (90%), e nossos músculos não funcionam sem ela. Se sentir câimbras, pode ser que esteja desidratado, e isso potencializará qualquer problema na sua coluna (ver "Causas químicas", p. 191).

As mulheres na avenida ou qualquer lugar onde estarão de pé ou dançando por muitas horas deveriam considerar seriamente deixar os saltos altos em casa, pois eles alteram o centro de gravidade do corpo para frente, obrigando os músculos lombares e glúteos a forçarem mais do que o normal para manter o equilíbrio.

Ficar em pé ou dançar com sapatos de salto alto é uma receita segura de dor para o dia seguinte ou, pior ainda, travam as articulações da sua coluna, deixando sequelas por muito mais tempo. Você nasceu sem sapatos e seus pés são planos. Sapatos baixos são a chave para passar o carnaval sem prejuízo para sua coluna (ver "Salto alto", p. 133).

O carnaval, para muitos, é a temporada de relaxar ou fazer atividades fora do normal, não necessariamente de dançar e pular nas festas.

O fato de muitas atividades não serem frequentemente praticadas significa que talvez seu corpo não esteja completamente preparado. Isso não se aplica somente às atividades mais fortes, como esportes raramente praticados, mas também ao tempo de sedentarismo prolongado, como se deitar na praia (ver "Cuidados na praia", p. 164).

Seja para andar a cavalo, seja para fazer trilha, seja para cuidar do jardim, você tem de estar preparado. Se você não estiver devidamente preparado, pode esperar as dores e a rigidez resultantes.

Carnaval e trânsito são sinônimos em termos de dor! Se você estiver consciente de algum problema da sua coluna, observe os horários de risco no trânsito. Pessoas que sofrem nessas horas dizem que não há nada pior do que estar com muita dor, resultante da posição de dirigir, e enfrentar por horas um congestionamento.

Academia (2 • 3 • 8 • 9 • 10 • 11 • 12 • 13 • 15 • 19 • 20 • 22 • 23 • 26 • 29 • 30 • 31)

A relação entre academia e nossa coluna pode ser por vezes um paradoxo, pois a pessoa geralmente se matricula na academia para melhorar a forma física e até reabilitar lesões. A ironia é que muitas vezes acaba afetando a coluna vertebral de uma maneira ainda mais prejudicial, por isso muitos fatores devem ser considerados antes de se iniciar um programa na academia.

Como você já deve ter percebido, é impossível viver sem fazer algo que comprometa o funcionamento e o alinhamento da coluna vertebral. As subluxações consequentes podem permanecer por anos sem serem detectadas, ao mesmo tempo em que modificam o funcionamento do sistema nervoso.

A maioria das pessoas com idade suficiente para iniciar um programa de academia já se matricula com a presença de subluxações. Como em qualquer máquina, quando existe alguma disfunção no corpo e a estrutura é sobrecarregada ou mais utilizada, a carga acaba se concentrando no elemento mais fraco. No caso de uma coluna com subluxações, o aumento da sobrecarga causada por um novo programa de academia geralmente acaba concentrando-se na subluxação e agravando o problema.

Frequentemente, a primeira vez que a pessoa toma consciência de uma subluxação é depois do início desse programa; o corpo a expressa na forma de dor ou restrição articular. Também pode apresentar-se de outra maneira (sintoma), como adormecimento nos braços ou pernas, torcicolo, dor de cabeça ou simplesmente algo "debilitante". Na realidade, tudo isso serve para chamar sua atenção para o problema. Neste ponto, muitas pessoas desinformadas encerram suas atividades na academia, culpando-a, ou até o *personal trainer*, pela lesão.

Obviamente, se a pessoa fosse assessorada desde o início, não teria confundido a lesão com os exercícios da academia. Não trocaria esse conceito de exercício (tão positivo e benéfico) e permaneceria com a academia depois de dar a devida atenção à lesão. As academias também são prejudicadas uma vez que existe um alto índice de pessoas que não renovam a matrícula por vincularem a dor com a atividade física.

Pessoas que têm algum tipo de problema devem respeitar seus limites, sempre deixando claro ao *personal* os problemas. Se ele não respeitar suas limitações, contrate outro.

Não seja um atleta de fim da semana!

Às pessoas preparadas para entrar em um programa de academia (com exames médicos mostrando que não existem riscos a saúde) e com seu médico, fisioterapeuta ou quiropraxista, afirmando que sua coluna está pronta para o novo desafio, deixo alguns conselhos a serem seguidos.

Faça exercícios sempre com a orientação de um bom professor de educação física, alguém que não só sabe como você deve executar cada exercício, mas também que perceberá se você estiver ultrapassando os limites e prejudicando sua coluna.

Aprenda a fazer *todos* os exercícios de forma correta. Muitas lesões acontecem não por excesso de peso, mas por não se saber exatamente como executar os exercícios.

Ao aumentar o peso, você sente quando está ultrapassando o limite e percebe que tem de modificar a postura para exercer o movimento. Independente de alongar antes ou durante o exercício, inclua em seu programa alongamentos de, no mínimo, 20 minutos de duração, pelo menos três vezes por semana. Quanto mais flexibilidade você tiver, menos carga cairá na extensão do músculo; se faltar flexibilidade, a carga geralmente aumentará na articulação e no tendão do músculo, na parte mais próxima da articulação. Muitas lesões de joelho, por exemplo, são provocadas por falta de flexibilidade muscular e afetam inserções dos tendões.

Qualquer atividade que envolva corrida deve ser precedida por um exame prévio do comprimento dos membros inferiores (pernas). Seu quiropraxista vai conduzir uma série de exames para verificar e, caso seja necessário, solicitar uma escanometria (exame para medir diferença de membros inferiores) (ver "Diferença no comprimento das pernas", p. 87). Uma perna mais curta que a outra ou quadril (articulação sacroilíaca) travado sobrecarregam mais um lado do que outro. O aumento de peso nesse lado não só causa dores ou problemas, mas também acelera o desgaste, comprometendo o sistema nervoso.

Futebol (32 • 31 • 30 • 26 • 20 • 19 • 18 • 13 • 10 • 9 • 8 • 3)

O futebol, nas últimas décadas, tem sido o esporte de equipe mais praticado e mais popular do mundo. Na América Latina, o primeiro contato da maioria das crianças com o esporte é por meio do futebol. Por esse motivo, uma parte deste livro foi dedicada a esse esporte, que representa a origem de várias lesões, especialmente as de coluna vertebral.

Muitos estudos mostram que futebol é o esporte que provoca mais lesões, seguido pelo vôlei e depois pela corrida. Uma das raízes dos problemas está relacionada às freadas que o jogador precisa fazer várias vezes em cada jogo. Outros problemas são causados pelos traumas e impactos com outros jogadores, e são acumulados durante a vida.

Sem a preparação adequada, ocorrem vários desequilíbrios de carga, especialmente nos joelhos, tornozelos e quadris, que invariavelmente afetarão a coluna vertebral.

Quando uma disfunção articular não é corrigida logo depois do incidente, aumenta a probabilidade de desgaste ósseo, pois a articulação não consegue mais distribuir a carga de maneira uniforme por sua musculatura, tendões, ligamentos e cartilagens.

Independente se a articulação é da coluna, do joelho, do quadril ou do pé, como a carga não está distribuída igualmente devido à alteração da biomecânica normal, certas regiões passam a funcionar de forma errada, sobrecarregando ainda mais a articulação, a cartilagem ou os discos.

Muitas pessoas jogam futebol apenas nos fins de semana, o que não faz sentido, pois seus músculos, tendões, ligamentos e cartilagens não estão acostumados e o risco de lesão aguda ou crônica aumenta significativamente.

Um jogo de 90 minutos exige que o jogador corra em média 10 km, dependendo da posição em que ele jogar. Se o preparo físico não for adequado, seus músculos fadigam rapidamente, o que acaba com a capacidade de apoio e a proteção das articulações e da coluna, especialmente durante uma queda ou colisão com outro jogador.

Do mesmo modo que a falta de preparo prejudica a coluna e as articulações, os "treinamentos excessivos" também têm seus efeitos negativos. Treinar demais exige muito do nosso corpo. Não somente do sistema musculoesquelético, mas também de nossos hormônios, nossa imunidade e até nossa digestão. Alguns sintomas mais comuns são: sono perturbado, dores musculares acentuadas, ausência de menstruação em atletas femininas, falta de apetite, irritabilidade e cansaço crônico.

O joelho é a articulação mais lesionada no futebol devido a freadas e torções ocorridas durante o jogo, simplesmente porque a biomecânica do joelho não foi feita para permitir a rotação do corpo com o pé apoiado no chão. Problemas nos joelhos, principalmente quando crônicos, podem afetar o quadril, a coluna lombar e até a coluna cervical ou a ATM. Assim, devem ser tratados com a atenção necessária para evitar futuras consequências.

Depois do joelho, a coluna cervical é a mais afetada por lesões no futebol. Diferente do joelho, cuja lesão ou disfunção pode ser percebida antes, os problemas no pescoço resultantes de cabecear a bola podem demorar anos ou até décadas para aparecer.

Isso se dá porque as subluxações da coluna vertebral podem estar presentes por anos de forma assintomática, ou seja, sem manifestação de dor ou outros sintomas. As pessoas têm uma concepção de que futebol não é perigoso para crianças, mas é justamente nessa fase que o efeito prejudicial de cabecear a bola ocorre. Uma bola de futebol parece leve, mas imagine o peso contra a cabeça quando é chutada com muita força e velocidade ou quando está molhada! Imagine tudo isso sobre o pescoço delicado de uma criança, composto de sete vértebras ainda não completamente desenvolvidas.

A medula também se encaixa dentro da coluna cervical (pescoço). Ela é a principal via de transferência de impulsos nervosos entre o cérebro e o corpo; os nervos que partem dela vão para todos os órgãos, tecidos e células do nosso corpo. Os nervos passam entre cada vértebra, e desalinhamentos da coluna cervical podem acabar bloqueando a transmissão de impulsos nervosos, gerando vários sintomas, como dores de cabeça e cervical, torcicolo, falta de concentração e labirintite.

Quando isso acontece, lembre-se de que é um aviso (ou vários talvez) do corpo de que algo não está bem. Nesse caso, há um bloqueio na transmissão de impulsos nervosos. Se esses desalinhamentos ou *subluxações* não forem corrigidos, a degeneração óssea e do disco ocorrerá por causa da incapacidade da articulação de distribuir a carga igualmente entre o disco e a vértebra inteira.

O mesmo processo pode acontecer em qualquer articulação da coluna vertebral durante um jogo de futebol, seja por uma virada brusca (rotação da coluna), seja por um choque com um adversário, seja por uma queda.

Conselhos para futebolistas

Jogue ao menos duas ou três vezes por semana, se puder, para acostumar seus músculos e articulações ao jogo e minimizar as lesões causadas por falta de preparação.

Use joelheira, especialmente se você já teve lesão no joelho. Lembre-se de que o joelho é a articulação mais lesionada no futebol, então a prevenção com o uso da joelheira pode ser uma boa ideia.

Mantenha sua forma física durante a semana com corridas ou exercício aeróbico, pois precisará correr muito durante o jogo e o despreparo aumentará o risco de lesão.

Aqueça-se antes do jogo; pode ser com uma corrida fraca, combinada com agachamentos, chutes e passes para entrar no clima.

Aprenda e utilize a técnica correta de cabecear, para minimizar o risco de causar subluxações.

Use bolas menores em partidas com crianças, para minimizar o impacto no pescoço.

Descanse bem antes do jogo. Tente não entrar em campo cansado.

Lembre-se de usar gelo depois de lesões como torções ou golpes. Nunca deixe mais que 20 minutos, pois o gelo fadiga os vasos e provoca inflamação se passar do tempo recomendado (ver "Gelo", p. 258).

Não jogue se tiver dor ou outro sintoma durante o aquecimento ou o jogo.

Boa preparação é a chave para jogar futebol e minimizar os possíveis efeitos prejudiciais sobre a sua coluna!

Sedentarismo (31 • 29 • 26 • 25 • 22 • 21 • 20 • 19 • 15 • 33 • 11 • 6)

Vencer a preguiça é a primeira coisa que o homem deve procurar se quiser ser dono do seu futuro.

Thomas Atkinson

A relação entre nossa coluna e seu movimento pode ser comparada à relação de qualquer máquina e seu funcionamento. Ou seja, se a máquina não for utilizada da maneira para a qual foi desenvolvida, vai parar de funcionar bem e, eventualmente, enferrujar. Se entendemos a situação da máquina, por que não reconhecemos a semelhança com a nossa própria coluna vertebral e as consequências do não uso?

Usar a coluna significa exatamente isso, movimentá-la, esticá-la, dobrá-la, pois foi feita para isso. Se não usamos da maneira que deve ser usada, perdemos essa função, pois o funcionamento se modifica, limitando a mobilidade e a flexibilidade, desperdiçando todo o potencial com que nascemos, que deixa de ser aproveitado 100%.

Colunas de pessoas que não se exercitam regularmente enfrentam um risco maior de desenvolver problemas, como dor lombar, hérnia de disco, dor ciática, dor cervical, desgaste ósseo (como osteoartrose — bico de papagaio) e vários outros problemas relacionados à saúde, como doença cardíaca, baixa imunidade, problemas pulmonares e disfunção sexual.

Não há dúvida de que o aumento na incidência de doenças degenerativas esteja definitivamente relacionado ao sedentarismo.

Segundo a Organização Mundial de Saúde (OMS), "o sedentarismo vem crescendo de forma alarmante no mundo inteiro, deixando de ser uma preocupação meramente estética para se transformar num problema grave de saúde pública, numa epidemia global". Ainda conforme dados da OMS, "70% das pessoas em todo o mundo são sedentárias e estão sujeitas a desenvolver doenças cardíacas, diabetes e obesidade. A falta de atividade física é responsável por 54% de morte por infarto, 50% por derrame cerebral e 37% por câncer".

Pessoas que são sedentárias correm mais riscos ao desenvolverem repentinamente atividades pesadas, como escavar no jardim, empurrar um carro que não liga ou mesmo limpar a casa, simplesmente porque seu corpo não está acostumado.

Elas estão mais propensas a ter lesões pela falta de preparação, deixando a coluna inflamada e rígida por semanas e contribuindo com ausências no trabalho e alterações de outras atividades cotidianas. Em geral, essas inflamações e lesões dificultam o conforto da pessoa por um bom tempo depois, o que promove ainda mais o sedentarismo.

Pessoas que trabalham em escritórios ou em locais onde tenham de permanecer sentadas surpreendentemente são as que têm maior risco de sofrerem problemas da coluna, e não as que fazem esforço físico.

Lembre-se de que sedentarismo também afeta outras regiões do corpo que ficam sem movimento, como o pescoço, os ombros e as costas. Um equipamento mal ajustado, que promove posturas inadequadas, aumenta ainda mais a carga da coluna e a capacidade que ela tem para funcionar corretamente. As regras para utilização do computador, cadeira, laptop etc. que estão detalhadas neste livro vão ajudar muito a minimizar o impacto.

Os sedentarismo ameaça a coluna vertebral das seguintes maneiras:

- promove falta de flexibilidade dos músculos por restringir a capacidade de se mover, dobrar ou girar;
- enfraquece os músculos do abdome e aumenta a carga sobre a coluna lombar;
- resulta em inclinação anormal da bacia, dificultando a boa postura;
- enfraquece os músculos da coluna, o que também aumenta a carga e a compressão sobre os discos e as articulações.

A obesidade está indubitavelmente associada ao sedentarismo, que sobrecarrega a coluna ainda mais, comprimindo as vértebras, os discos e as articulações.

Dores nas costas, quando acontecem, são um sinal saudável de que algo não está bem, que a coluna não está funcionando corretamente. A palavra-chave aqui, no que diz respeito ao sedentarismo, é "funcionamento" ou "estar funcionando".

Quando temos uma vida sedentária, a coluna não funciona por horas prolongadas, mas, sim, fica sedentária, parada. Não é surpresa então o aparecimento de dores nas costas e problemas da coluna cada vez mais frequentes em nossa vida moderna, que é cada vez mais sedentária.

Saiam do sofá e movam-se, senhoras e senhores, pois sua coluna merece!

Talvez a "solução" para suas dores nas costas seja muito mais fácil de resolver e mais próxima do seu alcance do que você imagina.

Estudo de Caso

Rogério me procurou com fortes dores na coluna lombar, que irradiavam para os dois glúteos e as duas pernas. Ele vinha sentindo as mesmas dores há três anos. A ressonância magnética constatou uma pequena protusão na altura da L4 e L5. Depois de ter passado com dois ortopedistas e feito sessenta sessões de fisioterapia, além de ter tomado analgésicos e anti-inflamatórios por dois anos, ele relatou que a dor persistia e o incomodava muito. Rogério estava em um ponto que não podia mais suportar, pois não conseguia trabalhar ou brincar com seus filhos. Seu estado de ânimo estava baixo.

Um dia, decidiu consultar-se comigo. Relatou-me, então, que havia agendado uma cirurgia da coluna, que aconteceria três semanas depois da minha consulta. Disse que o próprio médico reconheceu que não havia degeneração suficiente para explicar a dor intensa que sofria, mas, considerando a duração e a intensidade da dor, não restava outra alternativa que não a cirurgia.

Ao examinar a coluna de Rogério, percebi que estava difícil provocar dor quando eu apalpava a coluna lombar, embora, quando apalpava seus glúteos, produzia uma dor forte, que irradiava para as duas pernas. Perguntei se ele fazia alguma atividade física. Ele respondeu que não fazia exercício há muitos anos, pelo fato de que seu trabalho tomava todo seu tempo. Era motorista de caminhão e dirigia mais de 4 mil quilômetros semanais.

Começamos um tratamento focado no relaxamento e no alongamento dos glúteos, e caminhadas de meia hora duas vezes ao dia. Rogério teve de se organizar e arranjar tempo para cuidar de sua saúde.

Por mais incrível que pareça, já na primeira semana ele começou a sentir alívio e depois de seis semanas ele estava assintomático. Simplesmente por ter começado a se mover e a usar a coluna da forma como ela foi feita para ser usada. O corpo tirou o estímulo doloroso que, na realidade, era sua sinalização normal, alertá-lo da necessidade de se mover.

Estudo de Caso

Dona Maria de Fátima tinha 72 anos e sofria de dor em toda a coluna há tanto tempo, que mal conseguia se lembrar de quando começou. Foi costureira a vida inteira e passava a maior parte da vida sentada, costurando em seu sofá. Sua radiografia mostrava bastante degeneração óssea e discal. Ela já tinha feito todo tipo de tratamento ao longo da vida para aliviar as dores, mas acredito que ela nunca tenha focado na causa do problema.

Maria de Fátima veio consultar comigo. Em conjunto com o tratamento quiroprático, prescrevi caminhadas diárias, iniciando com dez minutos e aumentando gradativamente. Aconselhei que, caso sentisse muita dor, parasse de caminhar. Também lhe recomendei que levantasse a cada quinze minutos enquanto estivesse costurando e que utilizasse uma cadeira com apoio lombar para trabalhar, em vez do sofá, como fazia.

Depois de seis semanas, ela estava caminhando uma hora de manhã e meia hora à tarde. Apesar da degeneração avançada em sua coluna, ela relatou um enorme e gratificante alívio em suas dores.

Atividade física

A preguiça dificulta, a atividade tudo facilita.

Marquês de Maricá

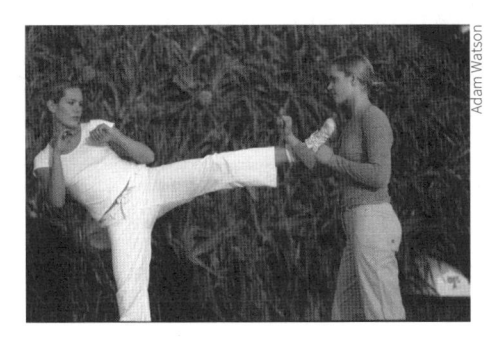

Mova-se!

Você faz exercícios físicos? Essa pergunta é feita cada vez que um paciente novo se apresenta em nossos consultórios. Perguntar sobre a atividade física enquanto se examina a coluna vertebral, essa máquina que precisa ser movida e exercitada, pode ser comparável a um dentista que, ao examinar os dentes de um paciente novo, lhe pergunta: "Você escova seus dentes?".

Com certeza a resposta é "sim" para a maioria dos casos no dentista. Infelizmente, a resposta no consultório de quiropraxia a respeito da prática de exercícios é "não" na maioria das vezes.

Você pode imaginar o que pensaria o dentista se o paciente respondesse que não escova os dentes? Seria quase inimaginável, mas com certeza o dentista e o paciente saberiam que isso representaria consequências sérias para os dentes do paciente e muito trabalho para o dentista. Não existe mistério: o exercício é muito benéfico para nossa coluna e também diminui rapidamente a dor nas costas na grande maioria dos casos. Então, por que 80% dos adultos brasileiros não praticam atividade física (dados do Instituto Brasileiro de Geografia e Estatística — IBGE)?

Voltando à nossa máquina principal — a coluna vertebral –, para manter seu bom funcionamento e evitar que trave ela deve ser utilizada. Muitos pacientes dizem que não fazem exercícios por motivos como "não tenho tempo", "acordo cedo e chego tarde em casa" ou, pior ainda, "não gosto".

Escovar os dentes não é fonte de alegria para milhões de pessoas, mas elas o fazem todos os dias, gostando ou não, pois sabem as consequências caso não os escovem. Será que se o exercício pudesse ser feito em três minutos, três vezes ao dia, mais pessoas praticariam?

Não há dúvida. Exercício ocupa tempo da mesma maneira que o trabalho ou o sono, e os dois são importantes para viver. Não reclamamos do tempo necessário para ganhar dinheiro nem do tempo investido em bom sono para descansar e recuperar o corpo. O tempo suficiente investido em exercício é tão essencial quanto esses dois exemplos.

Mais interessante ainda é o fato de que nosso corpo tenta nos avisar dos benefícios e da necessidade de fazer exercícios regularmente. Um exemplo típico disso é a quantidade de pacientes que, na primeira consulta, relata que a queixa principal piora depois de parar de fazer exercícios. Muitos, quando começam a sentir dor, param porque pensam que o exercício agravaria seu problema ou porque alguém os aconselhou a parar. Talvez modificar o exercício ou diminuir a intensidade teria sido o melhor conselho!

O fato de o exercício ser praticado incorretamente e em demasia, intensa ou inadequadamente, pode provocar disfunção vertebral e seus problemas consequentes.

No entanto, o exercício é tão importante e seus benefícios são tão amplos que não podemos descartá-los de nossa vida cotidiana. Em breve, aprenderemos sobre alguns efeitos negativos para nossa coluna e alguns problemas decorrentes de exercícios ou esportes específicos e como os evitar, mas primeiro devemos conhecer os efeitos positivos dos exercícios para nossa saúde.

Além de mudar nossa forma física e dar mais energia para nossas atividades cotidianas, exercício regular pode minimizar a possibilidade de incidência de várias doenças.

As análises Paffenbarger, que estão entre as investigações mais detalhadas e conhecidas sobre exercícios e seus benefícios para a saúde, realizadas por Ralph Paffenbarger, da Universidade de Harvard, em 1986, estudaram 17 mil alunos entre 1916 e 1950 e deduziram que:

- pessoas que corriam ou caminhavam, se exercitavam em esteira ou praticavam esportes regulares tinham risco 25% menor de doença cardíaca, se comparadas às sedentárias;

- a mortalidade por doença cardiovascular diminuiu com o aumento da intensidade de exercício físico para 2 mil calorias gastas por semana (equivalente a correr 32 km por semana; pessoas que mantinham essa intensidade de exercícios viveram em média dois anos e meio a mais que as sedentárias. Entre as pessoas desse estudo que queimavam mais de 2 mil calorias, 68% viveram mais de oitenta anos;
- houve diminuição das taxas de colesterol, da pressão sanguínea e do desenvolvimento de diabetes melito (tipo 2);
- pessoas que queimavam mais de 2 mil calorias por semana tinham mortalidade por câncer menor que as que queimavam somente 500 calorias por semana;
- níveis moderados de exercícios ativam o sistema imunológico, que auxilia no combate de células cancerígenas antes do desenvolvimento de tumores.

Paffenbarger mostrou, em outro estudo com 17.775 homens, entre 1962 e 1990, que homens ativos tinham metade do risco de desenvolver câncer de pulmão.

Muitos estudos, inclusive o de Paffenbarger, mostram que o exercício reduz a incidência de câncer de cólon (intestino grosso). O exercício ajuda a expelir mais rapidamente os materiais nos intestinos, deixando menos tempo para cancerígenos transformarem células normais em células cancerígenas.

Hipertensão não tratada pode aumentar drasticamente o risco de derrame e infarto cardíaco. Segundo a OMS, há 600 milhões de hipertensos no mundo. Hipertensão é um dos fatores principais de doença cardiaca que é a terceira maior causa de mortalidade. Segundo o Ministério da Saúde e a Sociedade Brasileira de Hipertensão, no Brasil, a taxa de incidência de hipertensão é de 30%, chegando a mais de 50% na terceira idade.

Exercícios ajudam a diminuir a pressão sanguínea por vários motivos. Primeiro, os músculos trabalhados pelos exercícios geralmente têm mais capilares (vias sanguíneas pequenas entre as artérias e as veias). Esses capilares ajudam o sangue a sair das artérias (drenar) em maior quantidade e mais rápido, resultando em diminuição da pressão sanguínea. As veias das pessoas fisicamente ativas também têm mais capacidade, o que minimiza a pressão concentrada nas artérias.

Um efeito imediato do exercício é a redução do risco de obesidade e resistência à insulina — dois fatores que aumentam a hipertensão.

O câncer de mama é o segundo tipo de câncer mais frequente no mundo e no Brasil. Segundo o Instituto Nacional de Câncer (Inca), o número de casos novos por ano é de 49.400, no Brasil. Um estudo feito pela Universidade de Southern California observou mil mulheres e mostrou que somente 1 a 3 horas de exercício por semana eram suficientes para reduzir o risco de câncer de mama em 30% e que em mulheres que se exercitam 4 horas ou mais o risco diminui em até 50%.

O exercício minimiza o risco de osteoporose (doença que afeta a densidade óssea de nosso esqueleto), que afeta uma em cada três mulheres e um em cada dez homens durante suas vidas (estatística da OMS). A carga sobre os ossos provocada durante os exercícios (especialmente os de força) diminui a desmineralização dos ossos, mantendo-os fortes e resistentes (ver "Osteoporose", p. 201).

Exercício faz você mais feliz

Exercício reduz a ansiedade e a tensão e muitos estudos mostram que sintomas de depressão diminuíam quando o nível de exercício aumentava. Exercício melhora a autoestima, a confiança e a estabilidade emocional. Converse com amigos que se exercitam e pergunte como eles se sentem!

Exercício eleva o nível de endorfinas — neurotransmissores (substâncias químicas que as células nervosas utilizam para se comunicarem) com estrutura e efeitos parecidos com os do ópio, ou seja, endorfinas reduzem a dor e resultam sensação de tranquilidade. Somente 30 minutos de exercícios são suficientes para estimular seu cérebro a produzir endorfinas. Não é uma surpresa então saber que pessoas que fazem exercício têm mais resistência ao estresse.

Você ainda tem dúvidas a respeito dos benefícios e da necessidade de fazer exercícios regularmente? Se você sofre dores nas costas, deve ver a melhor maneira de voltar a praticar algum exercício já!

Não há necessidade de ser uma prática pesada; andar 30 minutos diários (ver "Caminhar", p. 159) representa uma contribuição enorme contra doenças e dores nas costas e faz que a coluna vertebral permaneça no estado de funcionamento normal.

Se você nunca fez exercícios, não permita que isso o desmotive. Pense em sua coluna e em como seriam seus dentes se você nunca os tivesse escovado. Não perca mais tempo, levante-se e comece agora! O exercício físico é uma das melhores soluções para se alcançar a felicidade e o bem-estar, mas sempre respeite os intervalos determinados por seu instrutor.

Lesões

Lesões da coluna vertebral e articulações invariavelmente surgem na prática de exercícios, podendo ser agudas (de causa recente e facilmente identificável) ou crônicas, decorrentes de sobrecarga ou de alguma disfunção iniciada há um tempo considerável.

Problemas crônicos podem acontecer sem o seu conhecimento: o funcionamento normal da coluna ou das articulações é comprometido pouco a pouco e a dor muitas vezes é ignorada ou sequer sentida, devido à baixa severidade do fator agravante.

Essas são justamente as lesões que temos de evitar, porque, frequentemente, quando a dor aparece para nos avisar de algum problema, o desgaste articular e ligamentar, ou mesmo uma hérnia de disco, já estão instalados.

Lesões assim podem impossibilitar a prática do esporte por terem ocorrido há muito tempo e pelo desgaste estar avançado; também diminuem seu tempo de lazer, fazendo com que perca sua forma física e, invariavelmente, sua saúde, além de prejudicar o desempenho competitivo e acelerar problemas como osteoartrose e degeneração do disco.

Não se permita chegar a essa fase; usando o bom senso e alguns bons hábitos básicos, você poderá exercitar-se a vida toda e, o mais importante, sem dor ou prejuízos para sua coluna vertebral.

Fatores que intensificam a lesão

Qualquer exercício ou esporte deve ser praticado com equilíbrio, pois se sabe de fatores que aumentam o risco de lesões, principalmente quando exercícios são praticados sem orientação ou com excessos.

Faça a conta: é bem mais lucrativo exercitar-se inteligentemente com continuidade, respeitando seu corpo, do que exagerar na atividade e acabar limitado.

A quantidade de atividade física que você pratica está relacionada à possibilidade de você se lesionar ou não. Treinamento demasiadamente exigente, seja por intensidade ou duração, resulta em músculos cansados que não protegem adequadamente os tecidos e as articulações vizinhas, que provavelmente não resistirão a mais atividades.

Assim, músculos fadigados aumentam o risco de danos aos ossos, cartilagem, tendões e ligamentos. Se você treinou demais no mês anterior, cuidado neste mês, pois músculos fadigados somente podem lhe proteger por um período de tempo.

Muitas lesões são consequências de problemas anteriores. Se você tem uma história prévia de lesão, sua probabilidade de lesionar-se novamente é significativamente maior. O exercício exige muito do seu corpo, da sua coluna vertebral e das articulações e, obviamente, a parte mais fraca vai ceder primeiro.

Depois de uma lesão, várias pessoas não respeitam o tempo necessário para recuperar-se e devolver o funcionamento normal aos músculos e articulações, assim como não reconhecem nem respeitam a necessidade de reabilitar-se por meio de fisioterapia, quiropraxia ou outras modalidades de tratamento.

COMO EVITAR UMA LESÃO

Não treine se estiver cansado. O risco de lesão aumenta, pois músculos cansados não conseguirão fornecer o apoio e a proteção necessários.

Minimize o número de treinos consecutivos. O intervalo entre os treinos permite recuperação aos músculos e tecidos antes da próxima sessão. Em vez de treinar todos os dias por 50 minutos (total 250 minutos em cinco dias), tente treinar quatro vezes por semana por 62 minutos!

Leve o tempo que for necessário para a recuperação de uma lesão. Use gelo, faça alongamentos, busque o profissional adequado para auxiliá-lo a retornar ao seu estado normal.

Nunca tome analgésico para treinar sem dor. Seu corpo inteligentemente provoca a dor para avisá-lo de que algo não está bem. Quem é você para questioná-lo, apagando a dor e continuar exercendo a mesma atividade que provavelmente a provocou? Como sempre, utilize o bom senso!

Cuidado se você recentemente iniciou um esporte ou uma atividade física nova. Você estará mais suscetível a lesões, comparado a alguém que já pratica por anos e que já teve mais tempo para fortalecer os músculos, tendões e ligamentos.

Trate, inclusive, as lesões aparentemente menos sérias com muita cautela para evitar que se tornem graves. Sempre coloque gelo (ver "Gelo", p. 258), descanse e use compressão no local para deixar o corpo em condições de curá-las.

Aumente seu consumo de carboidrato durante os treinos ou atividades pesadas. Músculos precisam de carboidratos para ter energia. Músculos com poucos carboidratos se cansam rapidamente e não podem protegê-lo de lesões nem resistir às cargas sobre suas articulações.

Igualmente importante é a hidratação, que evita a fadiga dos músculos e problemas mais sérios como infartos cardíacos. Segundo a American College of Sport Medicine, atletas devem tomar líquidos no início da atividade física e em intervalos regulares para repor toda a água perdida durante o exercício.

Se você sentir dores durante o treino ou atividade, *pare* imediatamente. Descanse um curto espaço de tempo e depois retorne. Essa atitude faz mais sentido do que um dano permanente ao seu corpo e uma possível aposentaria antecipada de seu esporte ou atividade favorita. Lembre-se novamente do propósito da dor e de por que seu corpo a provoca. Sua máquina está dando o sinal para você parar, como a fumaça que sai do carro quando ele esquenta. Continuar ignorando a dor só vai piorar o problema e também o prognóstico!

Cada esporte ou atividade física apresenta uma ameaça para a coluna vertebral, pois cada um exige algo diferente de lugares específicos no nosso corpo.

Existem esportes, como tênis e golfe, que são unilaterais, ou seja, favorecem mais um lado do corpo do que o outro. Entendendo como a coluna vertebral precisa estar alinhada o máximo possível, é fácil compreender como a prática desses esportes no curso da vida pode alterar a biomecânica normal e promover disfunção em determinadas articulações.

Alguns esportes invariavelmente vão forçar sua coluna. Em uma situação de risco, no futebol, por exemplo, é comum os jogadores machucarem-se em um tranco ou carrinho. Se você sofre da coluna ou não pode se arriscar lesionando-a, terá de encontrar um esporte que permita maior controle sobre seus movimentos, em vez de um em que você provavelmente torcerá ou travará sua coluna em uma colisão.

Futebol, jiu-jitsu, rúgbi, polo e basquete são alguns esportes que apresentam perigo nesse sentido. Também surfe, *motocross*, *kitesurf*, andar a cavalo ou participar de ralis em trilhas são causas frequentes de visita ao nosso consultório, especialmente às segundas-feiras pela manhã.

Assim, se você já tem problemas de coluna, não queira chacoalhar ou cair com impacto, porque isso provavelmente agravaria seu problema. Lembre-se: o fator mais importante é estar preparado. Se você não estiver preparado fisicamente para exercer determinada atividade, não arrisque!

Outros esportes, como vôlei e futebol, consistem de movimentos rápidos e muitas vezes bruscos, que sobrecarregam as articulações e a coluna de maneiras diferentes; por isso, as lesões típicas de cada modalidade são distintas.

Até a natação (um exercício considerado seguro e de baixo impacto) pode causar subluxações e disfunções articulares, se não for praticada corretamente, pois há movimentos repetitivos feitos por tempos prolongados o suficiente para sobrecarregar certos tendões ou músculos, e é ainda pior se a pessoa virar a cabeça sempre para o mesmo lado para respirar.

Maratonistas ou corredores estão expostos a outros tipos de lesões devido ao impacto combinado com repetição de movimentos das pernas a cada passo. A lista é infinita e poderíamos apresentar, para cada atividade física, as regiões do corpo mais sobrecarregadas e suas lesões típicas.

Porém, o propósito deste livro não é detalhar todos os esportes e atividades; basta dizer que cada um deles pode comprometer de maneira específica regiões de sua coluna vertebral ou algumas articulações. Fique sempre atento aos fatores que aumentam o risco de lesão e lembre-se: nunca prossiga uma atividade, se você estiver com dor ou algum outro sintoma, especialmente se essa atividade física provocar ou estimular essa reação.

Estudo de Caso

Antônio era um paciente viciado em corrida. Como milhares de outras pessoas que correm regularmente, ele dependia da corrida como forma de extravasar e lidar melhor com os efeitos de uma vida estressante. Trabalhava em um escritório de advocacia e passava pelo menos dez horas por dia sentado. Como ele mesmo dizia, a corrida era sua válvula de escape.

Antônio relatou uma dor constante na coluna lombar, que piorava quando sentava e enquanto corria. Chegou a "travar" e foi levado ao hospital com crise.

Depois de ser internado por três dias e de tomar relaxantes musculares e anti-inflamatórios por um mês, ele voltou a trabalhar. Como estava sem dor, também voltou a correr. Infelizmente, as dores voltaram imediatamente. Foi nesse momento que Antônio me procurou.

Logo após iniciarmos o tratamento, começou a sentir alívio instantâneo. Ele vinha de manhã para ser ajustado, mas a dor sempre voltava no final do dia quando ele começava a correr. Esse padrão durou quatro semanas, sem melhora significativa. Eu solicitei a ele várias vezes que desistisse da corrida enquanto o corpo estivesse em recuperação. Mas ele não reconhecia a importância disso e continuava correndo. Invariavelmente, mais uma crise aconteceu. Foi nessa oportunidade que eu finalmente o convenci a parar temporariamente de correr. Antônio aceitou trocar a corrida por caminhadas e alongamentos diários.

Esse processo durou seis meses; só então conseguimos soltar toda a contratura muscular que ele havia desenvolvido no decorrer de quinze anos. Antônio precisou reduzir as atividades para tal. Conseguimos também devolver a função biomecânica normal a sua coluna, melhorando a flexibilidade.

Munido de novos hábitos posturais e de uma série de alongamentos, finalmente ele estava pronto para voltar a correr.

Como foi destacado várias vezes neste livro, é imprescindível escutar seu corpo, mesmo que a atividade que causa a dor seja "aparentemente" saudável.

Sexo pode prejudicar sua coluna (8 • 9 • 19 • 22)

Associamos o ato de ter relações sexuais com prazer e bem-estar, mas existem muitas pessoas que sofrem muito durante ou depois desse ato.

Pense em nosso corpo como um carro, tente imaginá-lo andando bem até atingir 80 km/h, mas, ao passar dessa velocidade, começa a apresentar alguns problemas no motor. No entanto, com o barulho do carro, a vibração do motor e outros fatores que o distraem, não se toma consciência dos danos que podem ocorrer nele.

Pessoas com subluxações ou disfunções na coluna vertebral, ao manterem relações sexuais, passam por um processo semelhante. O prazer e a euforia da experiência, combinados aos movimentos repetitivos, rápidos, bruscos e possivelmente fortes, as distraem da dor ou dos outros sintomas criados pelo corpo para alertar sobre problemas ou danos na coluna.

Com certeza, um colchão adequado e firme para a coluna também vai agradar a vida sexual!

Colchões inapropriados podem travar uma coluna sadia ou agravar uma que já possua subluxações. Isso é mais uma razão para preparar seu corpo para o sexo, da mesma forma que você o prepararia para qualquer outro exercício ou atividade física. Não há diferença. Os atletas mais preparados desempenham melhor suas atividades e minimizam a ocorrência de lesões em suas colunas com alongamentos e preparação física.

Assim, as pessoas com melhor forma e elasticidade também têm um melhor desempenho sexual. Exercícios e alongamentos feitos regularmente protegem sua coluna durante a relação sexual. Escute seu corpo nesse momento e, caso apareça alguma dor, pare imediatamente e troque de posição. Lembre-se de que a dor indica que algo não está bem, então seria imprudente e irresponsável continuar. Ainda que ao trocar de posição a dor desapareça, é importante "tomar fôlego" e parar um pouco para soltar e alongar.

Muitas pessoas, quando não respeitam esses sinais e não interrompem a relação, ficam com a coluna travada até receberem algum tipo de injeção analgésica no hospital. Não seja uma dessas pessoas; tenha bom senso e escute seu corpo.

Algumas posições agradarão mais à sua coluna do que outras, caso você esteja com dor ou se recuperando de alguma lesão. Geralmente, se a pessoa lesionada está por baixo e consequentemente seu corpo não move muito, o risco de agravar o problema é menor.

Se por algum motivo, mesmo seguindo essas recomendações, você sentir dores depois de uma relação sexual, faça compressas com gelo por 20 minutos no local (ver "Gelo", p. 258).

Tente fazer do sexo uma diversão, pois é uma das melhores maneiras de distrair-se. Não permita que seus problemas atrapalhem sua vida sexual, adote posições e apoios diferentes para não se frustrar, se deprimir ou se isolar.

Bem na sexta-feira, pior na segunda-feira!

No consultório de quiropraxia, uma das coisas mais frustrantes que acontecem é ver um paciente que estava saindo de uma crise rapidamente, melhorando bem até a sexta-feira, retornar muito pior na segunda-feira.

Depois de vários anos quebrando a cabeça para entender por que isso acontece, comecei a perceber alguns fatores em comum entre os pacientes que se apresentam assim.

Temos de lembrar primeiro que a dor não aparece à toa. Sempre existem um ou vários motivos para piorar os sintomas.

O fato é que, quando chove, ficamos mais imóveis e, em vez de irmos para o parque ou praia, acabamos ficando em casa, alugamos alguns DVDs e fazemos justamente o oposto do que deveríamos para devolver o funcionamento normal à nossa coluna.

Pense: se você já passa cinco dias por semana sentado no trabalho, você tem de aproveitar o fim de semana para compensar. No caso da chuva, não fique dentro de casa, vá para uma academia, para o shopping ou faça um programa de alongamentos e movimentos dentro de casa, a intervalos específicos.

Quando há piora no fim de semana, devemos nos perguntar: "O que aconteceu de diferente da minha rotina diária?".

Com certeza, muitas dores lombares, especialmente as agudas, pioram se você permanece sentado em uma sala de cinema ou em uma cadeira inadequada de restaurante. Alguns lugares são tão ergonomicamente incorretos que até uma coluna sem dor sofre. Lembre-se de que uma cadeira inadequada pode piorar a situação de sua coluna em uma fase aguda.

Lembre-se de que apenas poucos graus de flexão da coluna lombar já aumentam a carga consideravelmente, em até dez vezes, travando sua coluna e causando subluxações.

Muitas pessoas têm o hábito de viajar nos fins de semana, e já sabemos que a dor lombar é agravada quando se permanece sentado por muito tempo. Então, se você viajar de carro, desembarque de hora em hora para alongar-se e faça questão de ter um apoio lombar no banco que o obrigue a sentar-se corretamente.

Em uma viagem longa, facilmente dormimos no carro ou ônibus. Talvez já tenha acontecido com você pelo menos uma vez na vida e, definitivamente, isso acaba com a musculatura do pescoço. Por não encontrar uma posição confortável para dormir, a cabeça normalmente fica flexionada, com o queixo no peito ou dobrada para o lado (flexão lateral), apoiada na janela do carro ou simplesmente solta, movendo-se a cada movimento repentino do carro. As subluxações resultantes aparecerão assim que a pessoa acordar ou um pouco mais tarde, manifestando-se na forma de dores no pescoço e de cabeça ou torcicolo.

O uso de um apoio cervical para viajar evitará essa flexão lateral e o movimento subsequente, dando suporte ao pescoço enquanto a pessoa dorme.

Esse apoio deve ser levado em qualquer viagem de longa duração, pois a maioria das poltronas, inclusive as dos aviões, não têm apoio suficiente para o pescoço.

O fim de semana é uma oportunidade excelente para organizar, limpar e restaurar a ordem da casa em ambientes como jardim, sótão, porão e depósitos. É impressionante quantas lesões da coluna ou exacerbações de problemas crônicos já existentes acontecem durante essas atividades, pois, embora sejam "agradáveis", essas tarefas sobrecarregam a coluna de maneira a que ela não está acostumada.

Não se esqueça de que, se você é um atleta de fim de semana e está acostumado com uma vida sedentária, vai sentir os efeitos na segunda-feira, além de correr o risco de travar o funcionamento da sua coluna durante esse processo.

Podem ser incluídas nesse grupo pessoas que fazem atividades como montar a cavalo, pilotar motos, velejar ou, simplesmente, ficar horas desenhando ou pintando quadros, tocando piano ou guitarra. Essas atividades, quando não são feitas com regularidade, farão seu corpo reclamar na forma de dor, contraturas musculares ou sintomas como dor de cabeça, adormecimentos nas mãos, braços, pés ou pernas. Não entre em pânico!

Seu corpo simplesmente está se comunicando, e você deve aproveitar essa oportunidade para encontrar a causa principal da sua dor, que pode ser tanto uma contratura muscular ou inflamação quanto uma nova subluxação.

Se sua dor é crônica e retornou ou apareceu uma dor nova na segunda-feira, pense no que você fez de diferente no fim de semana. Quase sempre você identificará a causa, pois seu corpo reclama porque você simplesmente não estava preparado para aquela atividade. No caso de querer repetir a dose, é recomendada uma preparação adequada, com alongamentos específicos, ou ainda reservar um tempo durante a semana para praticar e acostumar seu corpo.

Tenha, assim, um bom fim de semana!

É bom ser uma pessoa muito alta? (20 • 22 • 24 • 28)

Como quiropraxista, lamento muito pelas pessoas altas quando examino suas colunas. Nosso mundo não foi desenhado pensando nelas. As cadeiras nas escolas, as camas, os carros ou ônibus não são adequados para essas pessoas, que precisam constantemente modificar sua postura para se acomodar ao ambiente em que estão.

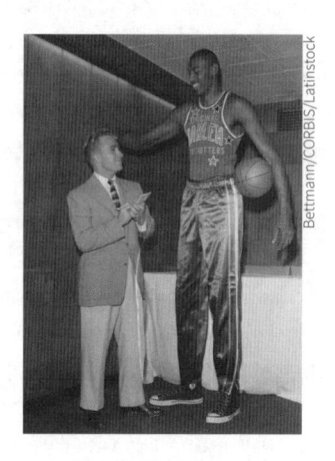

As cadeiras, os escritórios, os equipamentos do dentista ou cirurgião, o caminhão ou o barco, nada agrada a elas. Gente alta tem que inclinar a cabeça para se comunicar com as pessoas mais baixas e, consequentemente, perde a curvatura normal pela flexão intensa e prolongada da cervical. Problemas no pescoço, dores de cabeça ou vertigem são muito comuns.

As pessoas altas desde a adolescência modificam a postura, flexionando-se para parecer menos alta, comprometendo o desempenho nas atividades corporais. Muitas querem estar no mesmo nível dos 95% restantes da população e isso acarreta efeitos permanentes para a coluna.

É muito difícil para o adulto alto voltar a ter uma boa postura depois de anos curvando-se ou modificando sua postura. A coluna já se acostumou e, como os dentes que quando desalinhados precisam de aparelhos por um bom tempo para retornar ao normal, a coluna também precisa de um período para adaptar-se à postura mais correta. No caso da coluna e suas subluxações, a quiropraxia atua como os aparelhos.

A postura anatômica tem de ser mantida a maior parte do tempo possível; dessa forma, existem algumas dicas para facilitar que as pessoas altas minimizem a carga no pescoço, que causa a má postura.

Tente manter os olhos no nível da pessoa com quem está conversando ou do objeto no qual esteja concentrado. Isso pode ser feito usando uma cadeira, em vez de em pé. Os pés podem ser afastados um do outro para baixar o corpo, ao mesmo tempo em que se mantém a coluna reta.

Compre carros que acomodem pessoas altas, e não um em que você passará cinco ou dez anos desconfortável, comprometendo a coluna.

Móveis também têm de ser bem selecionados, desde o sofá até a mesa de sala. Pense em você e em suas necessidades, e não em seus convidados; assim como sua cama, eles têm de ser do seu tamanho (caso seja necessário, mande fazer sob medida).

Muitas empresas não pensam nos funcionários na hora de comprar móveis para o escritório. Talvez você tenha que conversar com seu chefe ou pensar em algo que permita à sua coluna permanecer reta e alinhada.

Quando estiver lidando com crianças ou bichos de estimação, agache-se para ficar no mesmo nível deles e, independente de agradar sua coluna, isso tem um efeito psicológico muito forte também para a criança por perceber que o adulto está na mesma altura ou "no mesmo mundo dele".

Faça alongamentos regularmente para compensar os momentos em que está com a postura comprometida. Promova extensão da coluna dorsal nos alongamentos, pois é o movimento oposto da postura curvada (flexão) que trava a coluna superior.

Dor no bolso — Falta de dinheiro nem sempre é a causa! (19 • 8 • 9)

Muitas das coisas simples que fazemos repetidamente por anos podem causar problemas. Carregar a carteira no bolso posterior da calça e sentar em cima dela é um dos exemplos. Sim, fica mais bonito atrás, comparando-se à alternativa de guardá-la no bolso da frente, mas o efeito prejudicial que isso traz para nossa coluna é muito forte.

Boa postura significa boa saúde e bom funcionamento da coluna vertebral. Boa postura consiste em coluna reta e alinhada quando se observa a pessoa por trás; como um edifício observado de longe — é reto!

É o caso também de quando estamos sentados; o peso que cai sobre as nádegas deveria ser distribuído igualmente entre os dois lados. Somente quando o peso está distribuído dessa maneira, a coluna lombar consegue ficar reta e alinhada e manter a capacidade de distribuir a carga simetricamente entre os dois lados.

Agora, imagine uma carteira qualquer. Nem precisa ser recheada de cartões de créditos ou cartões de negócios para elevar um dos glúteos na hora de sentar-se.

A carteira pode pressionar esses músculos, principalmente o piriforme, causando em muitos casos inflamação do nervo ciático, que atravessa o músculo e desce a perna até o pé.

A alteração na simetria causa um aumento da carga na articulação sacroilíaca que une coluna vertebral e bacia. Dor no glúteo ou na coluna lombar e adormecimento ou dor na perna irradiando até o pé são alguns dos sintomas comuns em homens que costumam carregar a carteira no bolso posterior. Os que sofrem mais são os que dirigem muitas horas ou que trabalham sentados.

A maneira mais fácil de evitar esse problema é, obviamente, impedir que ele aconteça: retire sua carteira do bolso de trás e ponha na sua jaqueta ou bolso da frente, quando estiver sentado.

Esse fenômeno foi descrito pela primeira vez num relatório do jornal de medicina *New England*, em 1966, quando cartões de crédito começaram a proliferar. Esse relatório foi um estudo de caso de um advogado que sofria de dores na perna esquerda, justamente o lado em que guardava sua carteira, que estava crescendo por causa dos cartões de crédito. Assim, naquela época a condição foi referida como *credit-carditis* (inflamação de cartão de crédito).

Estudo de Caso

Léo era mais um paciente com sintomas iguais a vários outros homens que encontrei na minha carreira. Ele tinha dor lombar, que irradiava para o glúteo direito. Precisamente, no mesmo lado onde costumava deixar a carteira, no bolso de trás do lado direito.

Ele vinha sofrendo dor nessa região há mais de cinco anos. Chegou a se consultar com vários profissionais, que confirmaram que sua coluna estava em ótimo estado, quando vista através de ressonância e radiografia. Eles estavam perplexos com a dor que Léo sofria, pois, aparentemente, não havia nada que a justificasse. Como última tentativa, Léo resolveu então me procurar. Logo no exame físico reconheci que ele era mais um paciente que se encaixava nesse quadro. Ironicamente, a carteira estava, ali, no bolso de trás, impedindo o exame do glúteo. Eu pedi para que ele tirasse a carteira e a colocasse no bolso da frente daquele dia em diante. Pelas próximas três semanas nós tratamos o encurtamento muscular e a disfunção articular em sua bacia, resultante do desequilíbrio causado pelo uso constante da carteira no bolso de trás. Isso fez com que a dor cessasse e ele voltou a ter qualidade de vida.

Estudantes — Prova na faculdade ou no cursinho (3 • 2 • 1 • 10 • 13 • 20 • 22 • 19)

Estudar para provas da escola ou faculdade ou se preparar para o vestibular em um cursinho é estressante para uma criança ou jovem. Horas na frente da escrivaninha ou computador, com a cabeça para frente e os ombros caídos, provocam má postura e, consequentemente, subluxações no pescoço e na coluna.

O ingresso de pacientes jovens no consultório quiroprático aumenta muito nos meses que antecedem provas de escola ou vestibular. Surgem problemas como torcicolo, dores e rigidez no pescoço e nos ombros, e até sintomas como insônia, vertigem, adormecimento e formigamento nos dedos da mão, irritabilidade e ansiedade.

Nessa fase da vida do aluno, as atividades físicas são geralmente deixadas de lado e esquecidas, quando, na realidade, seria o momento mais importante para sua prática. Os alunos que continuam com exercícios e esportes são os que sofrem menos. Esse é mais um exemplo de como nosso corpo inteligentemente diz o que agrada e o que não lhe agrada.

Ficar sentado por horas olhando para o mesmo lugar não agrada nossa máquina, a coluna vertebral. Ela precisa de mobilidade, e uma maneira para nos avisar disso é provocar o reflexo de dor e outros sintomas quando abusamos do sedentarismo e da má postura. Exercício traz mobilidade à coluna e agrada o corpo, que responde com diminuição das dores.

As regras de postura correta devem sempre ser seguidas, conservando-se as curvas e o alinhamento. Ao estudar, muitos alunos passam horas olhando para baixo, o que acaba com a curva do pescoço, e sentados de forma errada, o que aumenta a curva dorsal e a carga sobre a coluna lombar. Sentar-se reto e ajustar o posicionamento do livro pode minimizar os problemas.

O alinhamento também pode ser perdido na hora de escrever ou trabalhar no computador. Muitos dobram a cabeça para o lado quando escrevem ou deixam o computador ao lado. Nos dois casos, o encurtamento muscular é provocado e atrapalha o funcionamento normal do pescoço. Lembre-se: a diminuição do funcionamento resulta em aumento da dor e outros sintomas.

Infelizmente, em períodos de prova ou cursinho, há uma necessidade de investir muitas horas em preparação. Muitos estudam contra o relógio, ou seja, em cima da hora, ou concomitantemente com o emprego. Assim, muitos que sofrem dores e sintomas somente encontram alívio depois de terminar a prova.

Seguem algumas dicas para começar a preparar o seu corpo bem antes da prova, da mesma maneira que você prepara o seu cérebro:

- levante-se a cada 30 minutos para caminhar ou alongar;
- não altere muito sua rotina de exercícios — talvez você se exercite menos, mas, não desista, diminua o tempo dedicado em vez da frequência;
- aprenda exercícios ou alongamentos que possam ser feitos em casa;
- para ajudar a minimizar a flexão do pescoço na hora de escrever, ponha um grupo de livros embaixo dos cotovelos, do lado que você não utiliza para escrever; isso manterá o tronco mais reto;
- mantenha a tela na frente dos seus olhos (ver "Computadores", p. 105) e tenha cuidado também com o uso do laptop!

Causas químicas
(1 • 2 • 3 • 4 • 5 • 6 • 8 • 11 • 12 • 13 • 14 • 16 • 17 • 19 • 20 • 22 • 23 • 25 • 27 • 28 • 29 • 31 • 33)

Somos o que comemos.
Que seu remédio seja seu alimento,
e que seu alimento seja seu remédio.

Hipócrates

Você consegue imaginar-se abastecendo seu carro novo, do ano, top de linha e a diesel, com gasolina? Você nem precisaria ler o manual do automóvel para saber que esse tipo de combustível não deixaria seu carro funcionar 100% e também prejudicaria o motor. Com o passar do tempo e o desempenho piorando, o carro pararia de funcionar e não ligaria mais.

Não é isso que acontece a cada vez que ingerimos algo que não deveria ser ingerido pelo corpo? Se nós bebemos álcool excessivamente, isso resulta em ressaca. Nosso corpo funciona melhor quando está nesse estado?

Se bebemos café demasiadamente, estimulamos nosso corpo, que nos acelera e nos faz nos sentirmos nervosos. Se o desejo do corpo é descansar, consumir cafeína ajudaria? Se ingerimos açúcar em excesso, sentimos náusea, enjoos e definitivamente não teremos o mesmo desempenho e a mesma função corporal.

Pensem em quantos casos nós manipulamos as funções do nosso corpo com os alimentos que consumimos. Seu corpo depende de você, seu dono, para alimentá-lo adequadamente a fim de que opere da melhor forma.

O fato de podermos comer várias substâncias que não causam nenhum dano imediato leva muitas pessoas a pensar que podem comer tudo o que quiserem. Acabamos ingerindo o que agrada aos receptores localizados na língua, em vez da comida nutritiva, de que o corpo realmente necessita.

O corpo humano precisa de vitaminas, minerais, óleos essenciais, proteínas e carboidratos, que a alimentação adequada contém para substituir células mortas por células novas saudáveis e então se regenerar cada vez mais.

Nós somos literalmente o que comemos. Na realidade, muitos sintomas de nosso corpo são a maneira como ele se comunica conosco. Algumas substâncias ou alimentos podem ser danosos e, para avisar que algo não está bem, o corpo pode manifestar sintomas como dores nas costas e cabeça, câimbras, dores musculares, vertigem, insônia, problemas intestinais e dermatológicos.

Quando comemos uma comida estragada, o corpo saudável induz um reflexo de vômito para rejeitá-la e parar a digestão do alimento. Talvez nos sintamos doentes na hora, mas definitivamente não estamos. Nosso corpo está funcionando perfeitamente da maneira correta para poupar-nos de uma situação muito mais desagradável e perigosa.

Outros alimentos que não estão tão deteriorados como os que induzem os vômitos podem ser ingeridos continuamente durante a vida sem sinais danosos imediatos, mas que em longo prazo representam danos para o organismo.

Muitas pessoas ingerem comida gordurosa, como frituras, por muitos anos simplesmente porque agradam o paladar e não se sentem doentes ao comer. Temos de lembrar que nosso corpo se adapta (ver "Adaptação", p. 47), permitindo que algumas substâncias nocivas sejam ingeridas por anos, décadas ou até uma vida inteira sem manifestar sintomas óbvios ou mudanças mensuráveis de pressão sanguínea, triglicérides ou colesterol.

Porém, como um carro que funciona com combustível adulterado, nosso corpo não estará funcionando 100%. Estará andando mais devagar e jogando mais fumaça, ou seja, deteriorando-se gradualmente e de maneira quase imperceptível ao proprietário. Muitos só percebem que há problemas quando o automóvel para e deixa-os possivelmente num ponto do caminho não muito conveniente, sendo necessário um guincho para levá-lo ao mecânico.

É exatamente isso que acontece quando ingerimos, continuamente, comida gordurosa, açúcar, álcool, café e refrigerante. Apreciamos muito o sabor desses alimentos, mas nunca consideramos a possibilidade de não os comer; engordamos, o colesterol e a pressão sanguínea disparam, a insulina aumenta, a imunidade cai e muitas outras consequências aparecem. Sem dúvida, nosso tempo de vida, ou qualidade, será reduzido.

O primeiro e único sinal que algumas pessoas "azaradas" recebem de que estão doentes é um ataque cardíaco ou um acidente vascular cerebral. Nesses casos, uma ambulância substitui o guincho, o médico entra no lugar do mecânico e as consequências de anos de abusos são descobertas no hospital.

Quando isso ocorre, algumas pessoas se recuperam e recebem mais uma oportunidade de viver e cuidar da saúde; outras nunca recuperarão plenamente a saúde de que já desfrutraram um dia. Nesses casos, os danos são permanentes e a dieta inadequada e a ingestão de elementos nocivos resultam em um preço alto.

O corpo humano é composto de tecido biológico e foi feito para ingerir apenas alimentos frescos e naturais. No entanto, a maioria dos alimentos comercializados hoje contém conservantes e produtos químicos para fazer a comida durar mais tempo sem estragar, cores artificiais para fazê-la parecer fresca e muitos outros produtos químicos para melhorar artificialmente a aparência e o sabor. A carne e o frango comercializados contêm hormônios injetados no animal para acelerar seu crescimento e, em consequência, aumentar o retorno financeiro para os criadores.

Muitos dos métodos de cozinhar (como com o uso de micro-ondas) tiram os componentes nutritivos dos alimentos. É difícil evitar todas as intervenções artificiais feitas no alimento que ingerimos, mas pelo menos podemos evitar alimentos que sabemos serem nocivos e, assim, dar ao nosso corpo a melhor alimentação e saúde possíveis.

Problemas viscerossomáticos

Da mesma maneira que transmite impulsos nervosos do cérebro a todos os órgãos e células do corpo, o sistema nervoso também é responsável por levar mensagens desses órgãos e células ao cérebro, uma vez que precisa comunicar tudo o que acontece no corpo para o controle (cérebro) (ver "O cérebro", p. 55).

Como já vimos, as subluxações podem causar interferências na transmissão dos impulsos nervosos e afetar os órgãos e tecidos que recebem o impulso na altura correspondente da coluna. Inversamente, problemas originários nos órgãos podem refletir-se na altura da coluna que recebe o impulso nervoso.

Isso pode resultar em dor, contratura muscular e inflamação, que é uma forma de o corpo nos comunicar que existe algo errado. O que torna difícil a comunicação dessas alterações é que estão disfarçadas como problemas da coluna, ou seja, musculoesqueléticos. Como sentem dores nas costas ou nos músculos, muitas pessoas não pensam que a causa do problema poderia ser um de seus órgãos.

Estudo de Caso

Martin, de 48 anos, é jornalista e apresentou-se na clínica com dor muito intensa no meio das costas. Toda a musculatura da coluna superior estava extremamente tensa, quase tão dura como pedra. Quando examinei, encontrei a presença de subluxações nas regiões onde ele sentia dor.

A radiografia confirmou a presença das subluxações, mas mostrou uma coluna relativamente alinhada. Ajustamos a coluna dele duas vezes por semana por duas semanas. Ele disse que sentiu alívio depois do ajuste. Depois de três semanas sem dor, ele voltou reclamando do mesmo incômodo com a mesma intensidade.

Quando eu lhe perguntei o que poderia ter provocado essa piora, ele respondeu que a única coisa que poderia vincular à dor era um prato bem apimentado que comera. Ele também tinha observado que o quadro piorava depois que deitava. Então eu suspeitei de um problema digestório e lhe recomendei que consultasse em gastroenterologista.

Depois de Martin fazer uma endoscopia, seu médico identificou que ele tinha um problema com a válvula localizada entre o esôfago e o estômago e que isso provocava refluxo gastroesofágico ao ingerir alimentos que agravam a acidez do estômago ou ao deitar-se. O especialista explicou que o ácido subia até o esôfago, queimando-o e refletindo-se em dor na altura da coluna correspondente.

Uma semana depois de Martin submeter-se ao tratamento recomendado pelo médico, a dor nas costas melhorou.

Casos assim não são raros, pois há uma variedade de problemas internos que refletem dor nos músculos da coluna. Muitas mulheres com problemas ginecológicos reclamam de dor na coluna lombar e pélvica; diversas pessoas que sofrem de problemas intestinais também relacionam sintomas na coluna lombar ou dorsal.

Substâncias como álcool, café, açúcar, conservantes, cigarros ou medicamentos podem comprometer a função normal de determinados órgãos, resultando em um reflexo viscerossomático e sintomas consequentes como dores de cabeça, nas costas e uma grande variedade de outros efeitos.

Os efeitos do cortisol

Cortisol é um hormônio secretado pelas glândulas suprarrenais quando o corpo está submetido a situações estressantes (ver "Estresse", p. 221). Sua produção também é afetada pelos alimentos que ingerimos: quando nossa dieta está repetidamente composta de alimentos que estimulam a secreção desse hormônio, os níveis de cortisol no corpo ficam constantemente elevados, esgotando as glândulas suprarrenais e causando fadiga adrenal. Isso acontece pelo fato de o corpo estar em estado de estresse.

Substâncias como açúcar, cafeína, nicotina e drogas ou medicamentos têm efeitos diretos na elevação do nível de cortisol. Não fazer uma das refeições, seguir dietas defasadas de alguns grupos de alimentos ou comer demasiadamente também podem estimular esse aumento.

Isso desencadeia um círculo vicioso, pois o aumento do nível de cortisol também estimula o apetite e o desejo para ingerir o mesmo tipo de alimento, ou seja, mais açúcar ou café, que estimulou a elevação. Esta, quando prolongada, provoca desmineralização óssea (osteoporose), redução de tecido muscular, inflamação crônica (que pode resultar em dores nas costas ou inflamação dos tecidos e órgãos), aumento da gordura abdominal (obesidade) e muitas outras consequências (ver "Estresse", p. 221).

Álcool

Em relação aos líquidos, o único que nosso corpo foi projetado para ingerir é a água. O álcool não tem nenhum valor nutritivo (com exceção de quantidades pequenas de antioxidantes presentes em vinhos), sendo danoso ao organismo humano especialmente quando consumido em quantidades elevadas.

Depois de beber apenas uma dose pequena de álcool, por que a maioria das pessoas sente a cabeça "leve"? Ou, pior ainda, quando quantidades moderadas (que podem variar entre as pessoas) são consumidas, podem deixar um quadro de ressaca no dia seguinte.

Na ressaca, o corpo induz enjoo, dor de cabeça, vômito e sintomas parecidos com aqueles provocados pela gripe, como dores nas costas e musculares. Isso é um sinal que o corpo dá de que álcool é nocivo e não agrada ao organismo.

Os sintomas de ressaca são muito aparentes e a causa deles é muito nítida. É uma pena que outros problemas de saúde não causem efeitos tão imediatos!

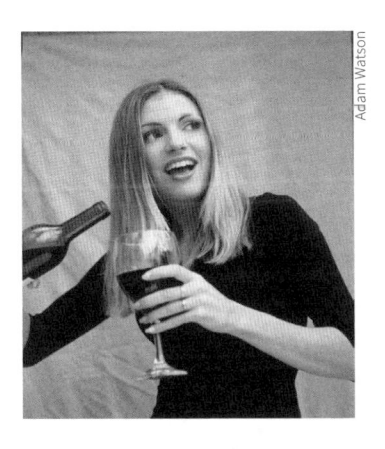

Pelo fato de o álcool ser um relaxante muscular, as pessoas com problemas estruturais da coluna, quando bebem e sobrecarregam a coluna (por exemplo quando dançam ou ficam de pé), sentem dores no dia seguinte.

Como os músculos atuam como protetores naturais para a coluna, os efeitos do álcool relaxam os músculos e diminuem sua capacidade de proteger a coluna de forças como a gravidade. Com toda a certeza, as pessoas que bebem álcool e jogam futebol ou praticam qualquer outro esporte estão procurando problemas.

Em geral, as pessoas nesse estado de relaxamento muscular não sentem a dor que deveriam quando machucam a coluna ou qualquer outra articulação, quando numa situação sem os efeitos do álcool aconteceria um reflexo de contratura muscular para minimizar o grau de lesão. Isso é ainda mais danoso para quem tem problemas ou se recupera de uma crise e ingere álcool.

Às segundas-feiras de manhã, em nossas clínicas, é comum aparecerem muitas pessoas doloridas que abusaram do álcool no fim de semana, nas "baladas" ou em eventos sociais, agravando problemas estruturais já existentes em suas colunas.

Álcool desidrata os músculos (inibe absorção de água). Como precisam de água para funcionar corretamente (na realidade, este é o caso do corpo inteiro), os músculos desidratados fadigam facilmente, sofrendo câimbras e se lesionando com mais facilidade.

Mulheres que usam saltos altos devem estar cientes da carga adicional e das fadigas consequentes aos músculos da perna, glúteo e panturrilha quando bebem, pois a fadiga muscular aumenta mais ainda os efeitos prejudiciais do uso desse tipo de sapato.

Beber álcool resulta em um aumento rápido do nível de açúcar no sangue, que se reflete na elevação de níveis de insulina secretada pelo pâncreas, deixando o corpo em um estado hipoglicêmico. Além de aumentar o desejo de comer, esse quadro aumenta os níveis de cortisol (hormônio de estresse).

Açúcar

Açúcar é nocivo para o corpo humano e infelizmente está sendo consumido em quantidades perigosas no mundo inteiro, especialmente no Ocidente. Nos Estados Unidos, cada pessoa consome, em média, 15 quilos de açúcar por ano!

Disfarçado em muitos alimentos supostamente saudáveis, o açúcar vem sendo usado como um aditivo para dar sabor à comida. O problema é que agora estamos tão acostumados a ele que, quando comemos alimentos verdadeiramente saudáveis, sem açúcar, pensamos que não têm gosto ou que têm um gosto ruim.

O açúcar não tem nenhum valor nutritivo, sendo a principal causa de obesidade (ver "Obesidade/excesso de peso", p. 207). Isso acontece porque fica armazenado no fígado como glicogênio. Quando o nível de glicogênio no fígado é excedido (por exemplo, quando o consumo é excessivo), o açúcar passa pelo sistema sanguíneo para regiões mais inativas do corpo, principalmente abdome, seios, quadris e nádegas. Consumação excessiva ou constante de açúcar resulta em deposição nessas regiões e a pessoa engorda por causa do açúcar.

Em uma tentativa de neutralizar a acidez do sangue, os minerais dos ossos são extraviados. Com essa desmineralização, o cálcio é retirado de ossos e dentes, deixando-os fracos em relação à coluna e ao esqueleto. Consequentemente, acelera o processo de osteoporose (ver "Osteoporose", p. 201).

Nossa capacidade de resistir à doença e à inflamação diminui progressivamente quando o açúcar substitui elementos saudáveis e nutritivos que nosso corpo precisaria receber para funcionar corretamente, como vitaminas, enzimas e nutrientes.

Fico muito triste quando vejo crianças, que não são responsáveis pela compra ou escolha do alimento, comendo cereais matinais ricos em açúcar, achocolatados no leite, doces, bolos etc. já no café da manhã!

Mesmo os sucos prontos contêm altos níveis de açúcar. Assim, quando pensamos que estamos consumindo alimentos saudáveis, estamos na verdade enganados. Por isso, sempre verifique os ingredientes de qualquer alimento antes de ingeri-los ou deixar que seus filhos o façam.

Como os efeitos deteriorantes do açúcar são lentos (assim como problemas posturais e maus hábitos demoram para mostrar suas consequências e sintomas), a maioria das pessoas começa a se preocupar somente quando é tarde demais, quando já existem diabetes tipo 2, osteoporose, obesidade e outras condições degenerativas causadas por consumo excessivo do açúcar.

Finalmente, existe mais um ponto contrário ao consumo de açúcar: como o álcool, seu consumo exagerado, especialmente quando sozinho, eleva os níveis de açúcar no sangue; e o corpo responde secretando cortisol. Como mencionado, níveis elevados de cortisol causam diversos problemas à saúde, provocando principalmente dores na coluna e nas costas e inflamações crônicas.

O consumo exagerado pode provocar dor de cabeça e enxaquecas, elevar a pressão sanguínea e aumentar a instabilidade emocional.

Como principal dica, poupe a si mesmo e às suas crianças dos problemas de saúde devastadores causados pelo consumo e abuso de açúcar. Refrigerantes, cereais matinais açucarados, doces, bolos etc. devem ser vigorosamente controlados. Como a obesidade infantil é quase endêmica na nova geração, os pais devem cuidar para que seus filhos tenham uma alimentação saudável.

Cafeína

Talvez você se pergunte como a cafeína poderia contribuir para dores nas costas ou problemas intestinais. Ela é encontrada nas folhas e sementes de frutas de dezenas de plantas diferentes, desde café e coca até mate e guaraná, e também é um constituinte de chocolates e refrigerantes.

Além de ser extremamente viciante (como a nicotina), essa substância é um irritante do trato intestinal. Quando consumida, estimula movimentos rítmicos peristálticos dos intestinos, numa tentativa de eliminar a própria cafeína do corpo, por isso causa diarreia ou intestino solto em muitas pessoas, podendo inflamar as paredes intestinais. A inflamação contínua pode causar uma reação viscerossomática na forma de dores nas costas, geralmente lombares.

Essa substância também é diurética, resultando em desidratação quando consumida em excesso. A solução da desidratação seria tomar água para hidratar-se, mas muitas pessoas que habitualmente consomem café bebem mais dele pensando que estão se hidratando (ver "Água", p. 205), o que aumenta a desidratação.

Em relação aos efeitos sentidos no sistema musculoesquelético, músculos desidratados fadigam com mais facilidade, deixando articulações expostas a maior risco de lesionar-se. Lesões poderiam acontecer por postura incorreta de trabalho ou subitamente por causa de um movimento que não tem o apoio adequado dos músculos.

Para aquelas pessoas que já têm problemas estruturais, a integridade muscular é fundamental para fornecer proteção à coluna e estabilizar as subluxações. Com o consumo excessivo de cafeína e, consequentemente, a desidratação, esses músculos têm um trabalho muito mais difícil a desempenhar.

Não podemos esquecer que cafeína estimula as glândulas suprarrenais, que, em um curto tempo, aceleram as batidas cardíacas e aumenta a pressão sanguínea, "acordando" quem o consome. Em longo prazo, esse suposto "benefício" de deixar "acordado" pode acontecer repetida e continuamente, resultando em fadiga adrenal (ver "Estresse", p. 221).

Cigarro

É mais fácil vencer o mau hábito hoje do que amanhã.

Confúcio

Um funcionário de escritório poderia culpar o computador por sua dor no pescoço. Um motorista de táxi poderia culpar a poltrona do carro por sua lombalgia. Tal conclusão pode até ser razoável. Porém, se um deles também for fumante, pode ser que exista outra causa das dores nas costas.

Problemas da coluna vertebral são mais um entre os efeitos prejudicais acarretados pelo fumo, pois o tabaco aumenta o risco de problemas na coluna e as dores em até 2,7 mais pessoas, se comparado às não fumantes.

Independente de problemas na coluna, fumar é o fator principal de doenças cardíacas, hipertensão, pressão sanguínea alta, câncer, derrame, enfisema e defeitos congênitos. Compreendendo os perigos do uso do cigarro, existe mais um motivo para parar de fumar: a dor nas costas pode ser atribuída também a esse vício.

Cada vez mais, pesquisadores estão descobrindo uma relação entre cigarro e problemas da coluna vertebral. Estudos mostram que fumantes sofrem mais de afecções da coluna que os não fumantes.

Estudo publicado pelos *Annais de Rheumatic Diseases* mostra claramente esse vínculo. Pesquisadores britânicos, a partir de um estudo feito com 13 mil pessoas e seus estilos de vida, hábitos de fumar, trabalho, atividade física e história de dor, concluíram que, apesar de existirem outros fatores que causavam dor, fumar era suficiente para elevar o risco de dor debilitante em 30%, além de aumentar a vulnerabilidade de sofrer dores nas articulações como ombros, cotovelos, mãos, quadris e joelhos.

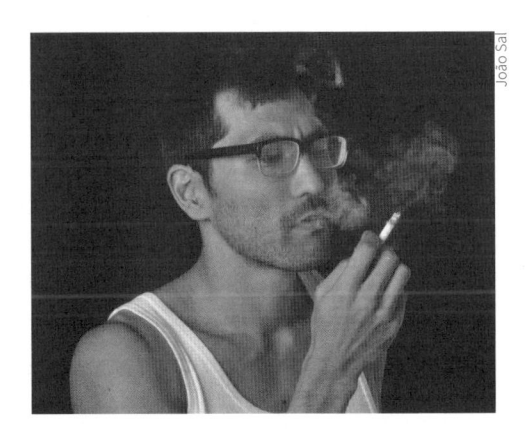

Esse estudo não é o único. Uma revisão de 40 estudos publicados no jornal médico *Spine* concluiu que o hábito de fumar está associado a dores nas costas.

Como?

Os efeitos prejudiciais do uso do tabaco agem de várias maneiras.

Fumar diminui a nutrição dos tecidos da coluna vertebral, principalmente pelo monóxido de carbono da fumaça. Em quantidades grandes, essa substância é extremamente tóxica. A hemoglobina é o componente do sangue humano responsável pelo transporte de oxigênio. O monóxido de carbono adere-se a ela, impedindo que todo o oxigênio necessário para a saúde dos músculos, ossos, ligamentos e tendões chegue a esses tecidos. O oxigênio é um nutriente vital para o processo de cura dos tecidos da coluna vertebral e deve estar presente para a coluna se recuperar de todos os traumas e efeitos prejudiciais de uma vida cotidiana normal.

Cigarro também contém nicotina, que, infelizmente, penetra no corpo via fumaça inalada pelo fumante. A nicotina age nas paredes dos vasos sanguíneos, engrossando-os. O aumento da espessura das paredes dos vasos restringe o fluxo sanguíneo das artérias e das veias da coluna vertebral. Lesões nos tecidos da coluna, causadas pelas atividades do dia a dia, demoram mais tempo para melhorar.

Os discos intervertebrais funcionam como amortecedores de carga, absorvendo as forças e separando uma vértebra da outra. Tal separação é fundamental para a saúde do sistema nervoso, pois os nervos que transmitem os impulsos do cérebro aos órgãos, membros e tecidos do corpo têm saídas entre cada vértebra. Se o disco não estiver desempenhando sua função e mantendo abertas essas saídas nervosas (os forames), o nervo pode ser afetado e pressionado. Os discos não recebem ligações sanguíneas diretas e dependem muito do movimento do corpo e da coluna vertebral para empurrar o sangue e o oxigênio, além de entregar os nutrientes necessários para a saúde do disco. Fumar reduz o fluxo do sangue e, combinado como a disfunção articular causada pelas atividades cotidianas, há aumento do processo de degeneração do disco. Fissuras no disco também podem acontecer quando este não recebe os nutrientes requeridos em razão de rupturas, permitindo protrusão e herniação da matéria do disco.

Não é somente a coluna vertebral que recebe menos nutrição e fluxo sanguíneo, o corpo inteiro fica prejudicado. Fumantes também têm um risco maior de fraturas de fêmur, punho e coluna. Fumar aumenta a incidência de risco de osteoporose.

A osteoporose é um efeito negativo tão importante e comum entre fumantes que merece destaque. Com a diminuição da nutrição e a desmineralização do cálcio nos ossos, há uma redução na densidade óssea, seguida de osteopenia e osteoporose (ver "Osteoporose", p. 201).

A nicotina também afeta a forma como o cérebro processa a informação sensória e a percepção da dor, ou seja, a maneira como o cérebro transmite sinais relacionados à dor. Assim, o cigarro permite que a dor do fumante seja mais intensa e o problema da coluna pareça mais sério que realmente é.

Os fumantes que sofrem de tosse constante precisam saber que a tosse é mais um fator causador de espasmos musculares, pois os músculos da coluna, em especial a dorsal, se contraem cada vez que ocorre a tosse. Isso é causado por um reflexo do corpo, um aviso incessante de que algo está irritando constantemente os pulmões. O corpo não para de avisar que fumar está causando danos ao corpo, e esse processo pode se repetir por anos ou décadas, resultando em músculos da coluna dorsal extremamente tensos e hipertrofiados. A diminuição do funcionamento ótimo dos pulmões, muitas vezes, resulta em dor na coluna dorsal, especialmente ao mover o tronco, e falta de flexibilidade do tronco.

Rigidez e falta de flexibilidade acontecem também porque fumar reduz a capacidade pulmonar. Quando a pessoa fuma, os pulmões perdem a elasticidade normal. Esse é um fator muito importante no processo de respiração, pois permite que os pulmões se inflem totalmente para que a maior quantidade de ar entre e oxigene o corpo. Como perdem essa capacidade, esses órgãos não se inflam em sua capacidade máxima e as costelas também se movimentam menos do que deveriam, pois precisam se mover a cada respiração, fazendo que os músculos entre cada costela (músculos intercostais) se encurtem, limitando ainda mais a capacidade pulmonar.

Recomendação: pare de fumar!

Mesmo quem foi fumante na maior parte da vida relata que há uma diminuição nas dores nas costas quando para de fumar. A degeneração dos discos e articulações também se retarda.

Diminuir a quantidade de cigarros também diminui as chances de desenvolver problemas da coluna e as subsequentes dores em razão da restauração do fluxo sanguíneo normal.

Por isso, fumantes que sofrem de problemas da coluna agora têm mais um motivo para parar. Mesmo que não solucione seu problema de imediato, parar de fumar vai diminuir drasticamente o risco de desenvolver doenças cardíacas, câncer (especialmente de pulmão) e muitas outras enfermidades.

Osteoporose

Osteoporose é uma doença degenerativa em que há perda progressiva da densidade dos ossos. Embora os idosos sejam mais afetados, os jovens também podem ser atingidos quando tomam determinados medicamentos, como corticosteroide ou medicação para a tireoide. Mulheres que passam pela menopausa de forma precoce também têm mais probabilidade de desenvolver essa doença.

A densidade mineral baixa na osteoporose significa que os ossos estão mais frágeis e, em consequência, mais propensos a fraturas. Segundo a Organização Mundial de Saúde (OMS), cerca de 30% das mulheres e 10% dos homens com mais de 50 anos são atingidos. No Brasil, entre 10% e 16% da população são acometidos pela osteoporose.[1]

De acordo com estimativas, em 2025, o número aproximado de fraturas do quadril será de 3,4 milhões (1,1 milhão em homens e 2,78 milhões em mulheres), o que indica que tal problema está se agravando.

Segundo a Associação Americana de Quiropraxia, uma em cada cinco mulheres sofre fratura vertebral em sua vida, mas a maioria não sabe, pois não apresenta nenhum sintoma ou não busca ajuda quando sente dor, e muitas vezes simplesmente ingere medicamentos para sanar a dor ou aprende a conviver com ela.

É comum que a densidade óssea diminua quando envelhecemos. Em homens, essa faixa diminui em média 3% ao ano depois dos 30 anos, ao passo que em mulheres a queda é de 5% ao ano e até 2% a 3% pós-menopausa.

Algumas doenças parecem aumentar a perda da densidade óssea, como a tirotoxicose, que é tratável; porém, outras moléstias, como câncer e doenças reumatoides, podem ser mais difíceis de controlar.

A OSTEOPOROSE CAUSA DOR?

A perda da densidade dos ossos em si não dói, ao contrário do que pensa quem tem osteoporose. É impressionante quantas pessoas aceitam a dor que sentem, às vezes ficando até incapacitadas, atribuindo-a à osteoporose. Muitas delas chegam ao consultório pensando que estão condenadas a sofrer continuamente pelo resto de suas vidas.

Porém, ao ler o laudo de densitometria óssea, descobrimos que a porcentagem de perda é baixa e, muitas vezes, nem chega a ser osteoporose, mas apenas uma osteopenia, ou seja, a primeira fase da doença. Por que então a dor?

Para essas pessoas, a dor e outros sintomas óbvios estão presentes como um reflexo normal do corpo de que algo não está bom. Pode resultar da articulação subluxada que compromete seu funcionamento normal (e geralmente vem acompanhada de contraturas ou rigidez musculares) ou simplesmente de uma vida muito sedentária. Enfim, a dor acontece como uma consequência de outro problema, e não da osteopenia ou da osteoporose.

---

[1] Ver www.endocrino.org.br

A osteoporose somente provoca dor quando o colapso parcial ou total da vértebra acaba afetando a biomecânica da articulação ou quando este resulta em pressão direta na medula ou nos nervos que saem dessa vértebra para o resto do corpo. Este último exemplo é muito raro e a pessoa geralmente precisa apresentar um grau muito severo de osteoporose para que isso aconteça.

No caso de dor resultante de um colapso que não comprime nenhuma estrutura nervosa, a alteração na biomecânica normal pode acontecer por mudança nas curvas normais da coluna (geralmente a curvatura cifótica da dorsal) ou na estrutura geral da coluna.

Em ambos os casos, a dor pode aparecer subitamente depois de algum golpe ou movimento ou pode demorar anos; tudo depende da maneira como o sistema nervoso foi afetado. A dor resultante de um colapso da vértebra com compressão da medula ou nervos pode ser severa e durar de seis a oito semanas antes do início do processo de regeneração e diminuição da dor. Nos casos em que há a suspeita de fratura, é recomendado não perder tempo e consultar um ortopedista para fazer uma densitometria óssea.

Densitometria óssea é o exame que mede a densidade dos ossos, ou seja, seu grau de solidez. Ossos frágeis têm densidade baixa e, consequentemente, mais riscos de fraturas. A dosagem de raios X na densitometria é muito baixa e o exame não costuma ser caro. Então, se tiver algum plano de saúde que cubra o exame, utilize-o ou procure algum lugar com preços acessíveis.

Tratamento para osteoporose

No caso de osteoporose, o melhor tratamento é a prevenção. Quando existir osteoporose na coluna ou nos ossos e ocorrer uma fratura, não há nada que possa ser feito para devolver a forma correta do osso.

Se você já apresentar osteoporose avançada, deve ter extremo cuidado para evitar cair. Quando o piso estiver molhado, não saia sem sapatos adequados e, se necessário, peça que alguém o ajude a se apoiar.

Não ande no escuro por causa do risco de bater em algum móvel ou cair em uma escada. Sempre acenda a luz. É lamentável quando se vê alguém com a saúde mental preservada, mas com osteoporose severa, sofrer uma fratura de quadril numa queda.

O risco de trombose também aumenta quando se fica imobilizado por muito tempo.

Se você sofrer um trauma agressivo, como uma fratura de quadril, faça o necessário para movimentar-se assim que seu médico o liberar para tal. Não se deprima com a reabilitação, pois você poderá ter uma vida tão normal quanto antes, tendo apenas que se dedicar ao processo de reabilitação.

Se você usa medicamentos para controlar a dor resultante de uma fratura causada pela osteoporose, observe se os remédios não são fortes demais, podendo provocar sonolência, o que obviamente aumentará a possibilidade de quedas e subsequentes fraturas.

Lembre-se sempre de que a dor não necessariamente tem raiz na osteoporose. Saiba que você pode cuidar de sua causa principal com a quiropraxia, evitando a utilização de analgésicos.

Existem outras opções de tratamento contra a osteoporose e você deve consultar seu ortopedista para ter mais informações. Alguns especialistas incluem suplementos de vitamina D e de cálcio, deficientes em sua refeição diária.

Cuidado com o leite!

Uma dieta rica em cálcio comprovadamente ajuda a prevenir ou diminuir a incidência de osteoporose. Pesquise bem as fontes de cálcio e verá que está presente em diversos alimentos, não somente no leite. Muitas pessoas o consomem pensando que ele fornece o cálcio necessário para ajudar a evitar a osteoporose. Porém, apesar de fornecer cálcio, o leite traz perigos desconhecidos por muitos à nossa saúde.

Ele possui conteúdo altíssimo de colesterol e 44% das calorias do leite integral vêm da gordura; no caso do queijo cheddar, 74%, e da manteiga, 100%. Pessoas obesas precisam estar conscientes de que leite, queijo, sorvete, iogurte e demais derivados, com exceção do açúcar, são provavelmente algumas das principais causas de sobrepeso, prejudicando a saúde.

O cálcio no leite não é tão útil quanto o de plantas, que também contêm uma boa quantidade de magnésio — necessário para absorção e utilização do cálcio. O consumo de cálcio sem magnésio é basicamente inútil e, infelizmente, o leite de vaca não contém níveis suficientes de magnésio para permitir a absorção adequada de cálcio por nosso organismo. Entre os alimentos que fornecem cálcio para o organismo, estão legumes escuros (brócolis, couve, mostarda, espinafre, agrião), tofu, sardinha, salmão, amêndoas e castanha-do-pará. O leite tem um alto conteúdo de proteína, que, quando consumida com outras proteínas e em excesso, pode tirar o cálcio do corpo e, o mais incrível, acelerar o processo de osteoporose!

O consumo de cálcio pode ser em vão, se não for ingerida vitamina D concomitantemente, pois esta é necessária para a absorção do cálcio pelo osso. É muito comum encontrar vitamina D em alimentos e ela é ativada pela luz do sol: aproveite os raios solares por pelo menos 20 minutos diários. Por que você não caminha ou pratica alguma outra atividade física enquanto toma sol? As duas coisas o ajudarão na luta contra a osteoporose.

Exercícios e osteoporose

Além de diminuir o peso, os exercícios físicos proporcionam força muscular e fortalecimento dos ossos, ao mesmo tempo em que minimizam o risco de quedas. O trabalho com pesos e a musculação têm mostrado excelentes resultados em pessoas com osteoporose e, em alguns casos, diminuído o risco de fratura e melhorado a densidade óssea.

Isso ocorre porque os ossos se fortalecem quando precisam carregar peso — o corpo responde depositando mais cálcio. Os nadadores de plantão devem ter cuidado, pois a natação resiste aos efeitos da gravidade e, embora seja um ótimo exercício, não ajuda a manter ou recuperar a densidade óssea.

Pessoas sedentárias obviamente apresentam mais riscos de desenvolver osteoporose. Então, levante-se e mova-se! Se você caminhar apenas 30 minutos por dia, já terá uma vantagem enorme na luta contra osteoporose.

Água

A água é o único líquido de que o corpo precisa para funcionar, sendo vital para todos os processos fisiológicos. Metabolismo, digestão, função muscular, integridade dos discos intervertebrais e funcionamento do sistema nervoso são somente alguns dos processos que dependem da água.

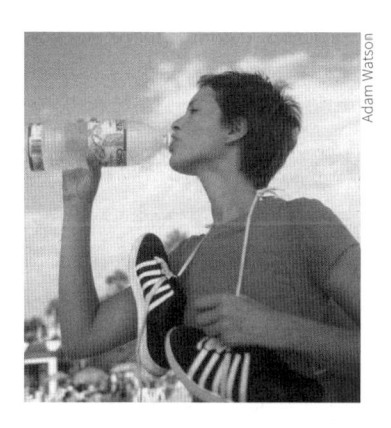

Mais de 80% da composição de nosso corpo é água. Ocorrem sérios problemas de saúde depois de curtos períodos de desidratação. A morte é mais rápida com a privação de água que de alimentos. Se não são consumidas quantidades adequadas de água, o resultado é a desidratação.

Sede e boca seca são os primeiros sinais de nosso cérebro para nos levar a beber água; se não for consumida nessa hora, o corpo retira água dos órgãos e os primeiros órgãos a serem afetados são os digestórios, pois a membrana mucosa do estômago e do intestino é composta de água. Por isso, a digestão normal é afetada quando estamos desidratados.

No estômago, sem a camada protetora da mucosa, os ácidos estomacais (HCl), que ajudam na absorção dos alimentos, podem atacar a parede do órgão, causando gastrites e, consequentemente, úlceras. Essas são muito dolorosas (pergunte a qualquer pessoa que tenha sofrido delas) e a dor é sentida de forma reflexa nos músculos abdominais e paravertebrais da coluna dorsal.

Muitas pessoas que sofrem dor muscular da coluna, especialmente a dorsal, por causa de úlceras no estômago procuram massagem, remédios ou drogas para "arrumar" suas costas, quando a real causa do problema seria a falta de água. Mais uma vez se pergunte por que e sempre busque a causa.

No intestino, acontece uma reação parecida. Quando as membranas mucosas estão drenadas da sua água, movimentos intestinais podem ser difíceis, resultando em constipação. Dor lombar acontece de forma reflexa em algumas pessoas, especialmente quando a água é a causa de sua prisão de ventre.

Os efeitos da desidratação sobre o corpo incluem:

- fadiga muscular;
- dores nas costas e sintomas associados, como dores de cabeça, ciática etc.;
- irritação intestinal e constipação;
- problemas renais;
- problemas dermatológicos, como pele seca;
- dor abdominal;
- artrose;
- problemas envolvendo nariz, garganta e ouvido;
- dificuldade de concentração.

A desidratação é um perigo que todos os esportistas devem ter consciência. Quando suamos muito, perdemos muita água, que precisa ser reposta continuamente durante o exercício. É fácil se distrair com atividade física ou esporte e esquecer essa necessidade. Se a água não for reposta em quantidades adequadas, haverá desidratação, fadiga dos músculos e aumento dos riscos de lesionar as articulações.

Atletas e pessoas com carga física aumentada precisam estar continuamente conscientes da perda de água e do quanto consomem para compensar essa perda. Se a boca começa a secar e os músculos a manifestar câimbras, é hora de beber água. É recomendado consumir quantidades muito pequenas do líquido em um longo período, em vez de grandes quantidades num curto espaço de tempo.

Obesidade/excesso de peso (31 • 29 • 26 • 25 • 22 • 23 • 20 • 19 • 15 • 13 • 10 • 6)

> *A verdadeira felicidade é impossível sem verdadeira saúde, e a verdadeira saúde é impossível sem um rigoroso controle da gula.*
>
> Mahatma Gandhi

Não seria novidade nenhuma ler que o efeito do excesso de peso sobre a coluna é prejudicial. Segundo a OMS, a obesidade atingiu proporções epidêmicas desde o final do século XX, em que 300 milhões de pessoas são obesas e 750 milhões de pessoas estão acima do peso ideal. No Brasil, 41,1% dos homens e 40% das mulheres estão acima do peso recomendado e a obesidade atinge 8,9% dos homens e 13,1% das mulheres.[2]

Imagine-se, por um dia, carregando um saco de arroz de 15 ou 28 quilos, dentro da roupa. Até para as pessoas que estão com sobrepeso seria difícil e resultaria em muita dor nas costas e contratura muscular.

Quando o corpo engorda, ele se adapta ao peso e o efeito não é sentido tão subitamente, por isso não o notamos.

Além de sobrecarregar a coluna, excesso de gordura abdominal altera a curvatura lombar, geralmente causando lordose compensatória para manter o equilíbrio do corpo.

Existe uma grande quantidade de pacientes que convivem continuamente com problemas lombares simplesmente porque são obesos. Mas a solução está na frente do seu nariz: emagreça!

O pior lugar para se ter excesso de peso é no abdome. Por um segundo, vamos esquecer o efeito da obesidade sobre a coluna e considerar sua saúde geral. Saber a medida da distribuição relativa de gordura no abdome e nos quadris é a melhor maneira de prevenir doenças cardíacas (em vez de simplesmente saber a porcentagem de peso total do corpo). Homens com mais de 94 cm de

---

[2] Ver www.portal.saude.gov.br

circunferência da cintura e mulheres com mais de 80 centímetros têm mais risco de enfermidades cardíacas.

Porém, por mais que a solução seja óbvia, perder peso nem sempre é tão fácil, porque existe um círculo vicioso, em que a dor ou o problema de coluna provocado pelo excesso de peso impossibilita a prática de exercício, que é a melhor forma de queimar calorias.

Estudo de Caso

Inúmeras vezes em minha carreira recebi pacientes obesos com dores na lombar. Os sintomas geralmente estavam associados com o ciático, e as dores irradiavam para os glúteos e a virilha. Em muitos desses casos, os paciente não apresentavam, nos exames de tomografia computadorizada, ressonância magnética ou radiografia, degeneração significativa que pudesse explicar as dores sofridas pelo paciente.

Dona Marta veio se consultar comigo. Ela foi uma de vários pacientes que levaram meu conselho a sério e entraram num processo de emagrecimento.

Consegui reduzir seu peso corporal de 98 para 76 quilos em seis meses, simplesmente por desistir de tomar refrigerantes e leite, parar de comer farinha branca (pães, bolos, macarrão etc.), reduzir ao máximo a ingestão de proteína animal e fazer quarenta minutos diários de caminhada. Perdendo mais de 20% de sua massa corporal, foi retirada uma grande carga de suas costas, reduzindo drasticamente a dor que ela sentia há tantos anos.

Além disso, dona Marta relatou que sua saúde em geral estava muito mais forte e estável e que uma série de problemas não relacionados à coluna, como resfriados, alergias e infecções desapareceram desde que começou a cuidar mais da saúde.

Portanto, se você se encaixa nesse grupo, comece a emagrecer. Procure atividades físicas que não agravem ou sobrecarreguem a coluna. Hidroginástica é uma opção excelente! Caminhar também é fácil e ajuda a queimar calorias (ver "Caminhar", p. 159): 1 hora diária ajuda no início do processo e, se você não consegue caminhar 1 hora, faça-o pelo tempo que conseguir. Se hoje forem 10 minutos, amanhã podem ser 12 e assim sucessivamente. Procure caminhar ao acordar, pela manhã.

Independente de queimar calorias, você pode melhorar seus hábitos alimentares. É uma regra simples: você deve ingerir menos calorias do que gasta e assim começará a perder peso. Pesquise quantas calorias queima em atividades cotidianas, por exemplo: dirigir um carro por 1 hora equivale a uma fatia de pão de forma; caminhar, 1/2 hora (130 calorias) equivale a uma cerveja; caminhar um pouco mais rápido por 1 hora queima 420 calorias; realizar tarefas domésticas por 1 hora (até 200 calorias) equivale a uma porção pequena de sorvete.

Comece com uma dieta saudável: tire o açúcar, consuma mais alimentos naturais, por exemplo, legumes e frutas, nozes e fibras. Muitas pessoas têm apresentado resultados impressionantes somente reduzindo os carboidratos da dieta, pois estes são fonte de muitas calorias, ou seja, energia.

Energia quando não é gasta fica armazenada no corpo sob a forma de gordura. Então, coma carnes, frangos, peixes etc. sempre acompanhados de legumes ou saladas, e não de farináceos (massa, pão ou batatas). A quantidade de arroz também deve ser diminuída; dê preferência a arroz integral, em vez do branco.

Evite sobremesa, pois esse é um mau hábito, que geralmente interfere na digestão da comida saudável que você acabou de ingerir.

Seu corpo utiliza uma estratégia entre os períodos de alimentação. Se você passa 5 horas sem comer, seu corpo se prepara para esse período por meio do acúmulo de gordura, basicamente para armazenar reservas de energia. Algumas pessoas, quando querem emagrecer, simplesmente param de comer; além de deixar o corpo sem energia (e sem os meios necessários para praticar exercício e queimar caloria), o que acaba também aumentando a gordura corporal.

Coma regularmente, faça refeições pequenas até cinco vezes ao dia. Sempre tenha uma barra de cereais, nozes ou um sanduíche de pão integral para comer entre as refeições principais.

Jante pelo menos 2 horas antes de ir dormir, pois isso permitirá que seu organismo utilize as calorias antes de você se deitar e diminuir o metabolismo.

Cuidado com sucos de fruta, pois têm muito açúcar e, apesar de a frutose ser um açúcar natural, pois aumenta o nível de insulina do corpo, recomendo suco de legumes para qualquer pessoa que está disposta a emagrecer.

(Veja no youtube o vídeo "Gordo, doente e quase morto".)

Nunca beba refrigerantes, pois têm uma altíssima dosagem de açúcar.

Não ingira bebidas alcoólicas: nem cerveja, nem vinho, nem destilados. O interesse em perder peso é só seu.

Tome chá-verde. Além de ser um antioxidante forte, ele acelera muito o metabolismo. Como resultado, aumenta a capacidade de queimar calorias.

Evite ingerir farináceos: pão, macarrão, bolos ou molhos com base de farinha.

Não coma batata ou arroz branco, porque, assim como os produtos de farinha, são fontes de energia e calorias.

Esqueça as frituras.

Coma grãos: feijão, lentilha, arroz integral etc.

Coma fibras, especialmente pela manhã, para estimular os movimentos peristálticos intestinais (função intestinal).

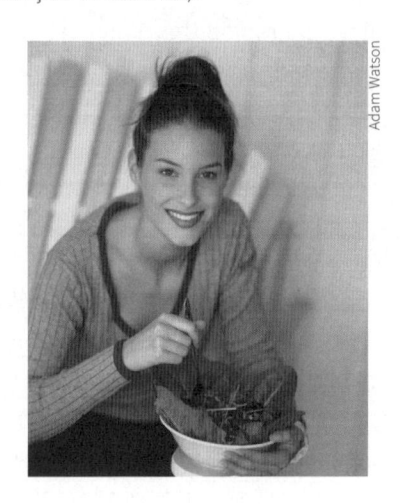

Consulte um nutricionista.

Seja realista a respeito do processo de emagrecimento. Dietas muito rígidas são difíceis de sustentar em longo prazo. Esteja feliz com perdas de peso pequenas que podem ser mantidas a cada mês até chegar ao seu peso ideal.

Em um ano, uma redução de 10% do seu peso total seria excelente! Como muitas pessoas que passaram por esse processo aprenderam, é muito fácil emagrecer em um período curto, mas é muito difícil manter o novo peso depois da dieta.

Emagrecer não é fácil, é necessário manter a disciplina diariamente. Seja forte, mas reconheça seu esforço para que possa se recompensar com um pedaço de pizza ou algum outro capricho de vez em quando.

Isso não vai desfazer todo o bom trabalho que você tem feito. Faça exercícios e lembre sempre da vida nova que lhe espera no final. Você vai poder controlar seus problemas de coluna com mais facilidade e acabar com a dor e o desconforto. Sua confiança vai retornar, podendo usar biquíni ou sunga no verão, sentindo-se bem em suas roupas. Sua postura vai melhorar. Seu rosto vai brilhar de entusiasmo. Boa sorte e seja forte!

Medicamentos

Se tentamos suprimir a dor, é possível que a dupliquemos.
Jean Moliére

Todos os medicamentos que você compra na "drogaria" são drogas. Todos têm efeitos colaterais. Sentindo os efeitos ou não, podemos nos assegurar de que, sempre que ingerirmos esses produtos químicos, nossos corpos vão reagir, pois substâncias químicas não são reconhecidas pelo organismo. Quando isso acontece no nível celular ou órgãos mostrando sintomas, certamente resultarão em efeitos colaterais.

Drogas não nos curam de nenhuma doença, simplesmente dão assistência ao nosso corpo para combatê-la.

Muitas pessoas, enganadas, acham que estão sendo curadas pelo medicamento, mas não é o caso. Efeitos colaterais podem variar consideravelmente. Por lei, todos os medicamentos devem ter informações na bula sobre suas propriedades e suas ações no corpo.

Algumas bulas têm uma lista de dezenas de efeitos colaterais, desde os aparentemente menos sérios, como dores de cabeça e nas costas, insônia ou irritações na pele, até outras reações muito mais sérias, por exemplo, coma súbito e morte. Por favor, leia a bula.

Você, como dono do próprio corpo, deve decidir se ingerir uma substância vale o risco que ela traz. Muitas pessoas automedicam-se pensando que sabem ou que precisam, como se fosse melhor para elas em determinadas condições.

Isso é extremamente perigoso e todos os que usam qualquer tipo de medicamento devem ser orientados somente pelo seu médico. Muitas pessoas, quando tomam antibióticos, decidem sozinhas parar o tratamento quando os sintomas cessam. É mais um exemplo de uma decisão errada: tomar ou não o antibiótico baseando-se na presença ou ausência de sintomas.

O que essas pessoas não sabem é que a bactéria que causou a infecção vai desenvolver resistência ao antibiótico e facilitar infecções futuras, que podem acontecer quando sua imunidade estiver baixa.

Dores nas costas ou outros sintomas podem ser efeitos colaterais de uma droga. Sempre investigue essa possibilidade, se você estiver tomando algum tipo de medicamento.

Muitos que sofrem dor de cabeça têm, na realidade, a manifestação do efeito colateral de algum remédio que estão tomando. Diversas mulheres que tomam pílula anticoncepcional sofrem dor de cabeça ou dor lombar causada pela droga que ingerem todos os dias.

Quando você se perguntar "*por quê?*", considere a possibilidade de a raiz de seus problemas ser retificada simplesmente pela não adesão a automedicações ou uso opcional de remédios.

Endorfinas são substâncias criadas em nosso cérebro que agem como analgésico. Elas são responsáveis pela sensação de bem-estar que sentimos em várias situações de nossa vida e também agem ajudando a diminuir a dor quando há um estímulo doloroso.

Quando exageramos no consumo de analgésicos para o alívio da dor, nosso corpo consequentemente para de produzir endorfina. Muitas condições dolorosas podem virar crônicas simplesmente porque a pessoa exagera no consumo de analgésico.

Lembre-se de que uma "drogaria" possui drogas que têm a capacidade de provocar uma morte rápida se o medicamento for administrado de forma ou com dosagem erradas.

No Brasil, muitas drogas fortes são vendidas sem a necessidade de apresentar receita médica, o que favorece os perigos da automedicação.

A imprensa também é responsável por promover um comportamento irresponsável em relação ao consumo de medicamentos, por exemplo, divulgando novos medicamentos, sem necessariamente investigar as pesquisas sobre seus efeitos colaterais. Quantas vezes tomamos conhecimento de que o mesmo medicamento promovido há cinco anos foi retirado do mercado por ter causado efeitos colaterais sérios?

Leio revistas e fico abismado com as coisas absurdas que são escritas sobre medicamentos ou recomendações de uso. Esquecemos que a superpoderosa indústria farmacêutica paga bilhões em publicidade e reportagens em TV, revistas, jornais e rádio a que nós estamos expostos diariamente.

Li em uma revista semanal de grande circulação que "a medicina tem investido muito na prevenção das dores de cabeça, em especial da enxaqueca, com esse tipo de tratamento é possível diminuir a ocorrência e a intensidade das crises em até 50%. Os remédios preventivos devem ser tomados todos os dias por períodos de um a dois anos".

Se não existe nenhuma droga sem efeitos colaterais, pergunto: "realmente existem remédios preventivos?". A melhor prevenção não seria buscar a causa de enxaqueca e corrigí-la?

A maioria das causas de dor relacionada neste livro são estruturais, químicas ou emocionais. Não faria mais sentido descartar essas possibilidades antes de pensar algo diferente sobre a origem de sua dor?

Tomar uma droga por recomendação de um artigo de revista ou reportagem de TV não é uma boa ideia. Se uma droga funcionou para um problema de sua amiga, não significa que resultará na resolução do seu problema. Mesmo que os seus sintomas pareçam iguais aos de sua amiga, talvez o seu problema seja totalmente distinto. Tomar aquela droga poderia comprometer o seu bem-estar e saúde seriamente.

Consulte um bom médico antes de ingerir qualquer droga e, se você não concordar com o que ele disser, busque outra opinião e compare as duas para ver qual opção é melhor para você.

Estudo de Caso

Dona Verônica apresentou-se na clínica com dor de cabeça constante. Ela sofria havia três anos e não conseguia encontrar alívio em nenhum tratamento a que se submetera. Fazia massagem e acupuntura, que aliviavam a dor por um tempo curto, porém voltava logo depois.

Tomava analgésicos recomendados pelo médico, mas a dor também voltava quando parava de tomá-los. Ela fez tomografia computadorizada do cérebro, pois o neurologista queria descartar algum problema mais sério. Felizmente nada foi constatado.

Quando eu conversei com ela sobre outros remédios que tomava, dona Verônica mencionou apenas um remédio "preventivo" para pressão sanguínea alta, recomendado por sua irmã, pois a família sofria desse problema e o pai havia morrido de acidente vascular cerebral atribuído à hipertensão.

Eu pedi que ela trouxesse a bula daquele medicamento e lemos juntos sobre seus efeitos colaterais. Sim, dor de cabeça foi um dos encontrados. Como nenhum médico havia recomendado esse medicamento e ela tinha decidido tomá-lo por conta própria, recomendei que ela parasse e observasse se a dor de cabeça melhorava.

Eureca! Depois de somente duas semanas sem tomar o remédio, ela não sofria mais de dor de cabeça.

Coisas importantes para lembrar a respeito do consumo de drogas: nenhum remédio deve ser consumido se não for recomendado por um médico. Se a melhora dos sintomas não acontece depois do tempo determinado, é melhor considerar interromper o tratamento e consultar o especialista que o recomendou.

Como todas as drogas têm efeitos colaterais, muitos dos quais incluem dores nas costas e contratura muscular, analise se você toma medicamentos por outros problemas de saúde e também sofre esses sintomas. Talvez a solução dos seus problemas da coluna seja suspender determinado medicamento.

Confira a bula e compreenda todos os efeitos colaterais para reconhecê-los antes de aparecerem "problemas novos".

Nunca tome analgésicos para praticar exercício ou trabalhar. Você estará se machucando e, o que é pior, seu cérebro não vai ajudá-lo através do reflexo de dor.

O papel dos medicamentos em sua vida

> *A arte da medicina consiste em distrair enquanto a natureza cuida da doença.*
>
> Voltaire

O que acontece quando o motor quebra e não existe nenhum mecânico por perto? Se esse motor era de um carro você pode ter problemas graves, pois o motor do carro foi projetado para desligar e parar se houver problemas não retificados. Isso acontece para evitar que danos sérios aconteçam ao estado geral do carro.

Se, durante uma viagem longa, o carro parasse e não tivesse nenhum mecânico próximo, essa situação seria extremamente inconveniente porque seria necessário chamar assistência mecânica e uma longa espera se seguiria. Imagine agora se tivesse um líquido "especial" ou "mágico", que fizesse o carro chegar ao seu destino, mas que infelizmente poderia danificar o motor, causando danos permanentes. Você o usaria?

Talvez o motor não queime, mas a embalagem da garrafa informe que há uma possibilidade. Mesmo assim você opta por usá-lo. Depois de utilizar o tal líquido "mágico", o que você faria quando chegasse ao seu destino? Você entenderia que, como o carro continuou funcionando "normalmente", o problema foi resolvido e, por isso, não levaria o veículo para ser revisado por um mecânico?

Essa não seria uma boa ideia, considerando que o carro tenha parado por algum motivo. Ao deixar de investigar a causa, você ignora esse problema potencialmente sério e continua a dirigir o carro "até a próxima parada".

Essa situação está começando a soar um pouco familiar? Isso não é o que acontece quando tomamos medicamentos para enganar nosso corpo e continuar até "o próximo destino", mas, quando temos oportunidade de procurar a causa e solucioná-lo, não o fazemos?

Ou seja, utilizamos nosso corpo sem um cuidado regular adequado, como praticar exercícios físicos, ter bons hábitos posturais, manter dieta balanceada, evitar toxinas como cigarros e álcool etc., além de receber ajustes quiropráxicos regulares.

Nosso corpo inteligentemente avisa e, às vezes, até trava, em crise ou doença, para impedir que a causa do problema continue piorando.

Quando chega esse momento, o que a maioria das pessoas faz? Adota as mesmas medidas que o dono do carro que usou o "líquido mágico", que, nesse caso, são os medicamentos. O medicamento ajuda a pessoa a continuar sua vida normalmente, trabalhando ou realizando tarefas cotidianas sem outros sintomas, mas a maioria das pessoas infelizmente confunde o efeito do medicamento e considera que ele "curou" seu problema.

Infelizmente, esse não é o caso. Na verdade, é precisamente o oposto, em especial quando falamos de problemas biomecânicos da coluna vertebral e outras articulações, pois a causa principal (a disfunção articular) fica.

A dor é simplesmente "apagada", piorando o problema e aumentando a degeneração e, o que é pior, causando bloqueios na transmissão de impulsos nervosos entre o cérebro e o resto do corpo. Lembre-se de que nenhum medicamento "cura" o corpo, as doenças ou as dores, ele simplesmente inibe os processos normais do nosso corpo que combatem esses problemas. Somente as substâncias naturais do nosso organismo têm a capacidade de curar o tecido biológico. Medicamentos não têm esta capacidade.

A decisão de tomar medicamentos, como analgésicos, quando há dores nas costas ou outros sintomas associados é uma escolha pessoal. Dor é uma entidade muito subjetiva, e as pessoas que sofrem com dores fortes, com crises agudas ou crônicas, frequentemente relatam não conseguir realizar as atividades diárias sem o uso de medicamentos.

Não existem dúvidas de que alguns medicamentos ajudam a salvar vidas *quando* já há alguma doença instalada. Muitos pacientes, em determinados momentos, declaram que, se não fossem os efeitos dos analgésicos, prefeririam morrer.

Tratam-se de escolhas pessoais, mas uma coisa é certa: a droga não cura, simplesmente induz o corpo a pensar que está bem. A dor e os sintomas são os mecanismos naturais que impedem que o problema se agrave mais.

Se uma região está inflamada, faz sentido tomar anti-inflamatórios sem investigar por que ela está inflamada? Se o movimento aumenta a dor, é uma boa ideia tomar um analgésico para continuar o exercício ou o trabalho? Talvez a dor tenha que ser desagradável para modificar nosso comportamento e movimento normais, desmotivando-nos a praticar exercícios, trabalhar ou fazer qualquer outra atividade prejudicial.

Talvez nosso corpo esteja tentando nos dizer algo. Não faz sentido ingerir medicamentos e decidir o que é o melhor para o nosso corpo. Não é assim que nossa inteligência inata funciona (ver "Inteligência inata", p. 44). É ela que decide quando causar dor ou outro sintoma quando o corpo, novamente curado, quer diminui-lo. Sim, é uma decisão pessoal tomar medicamentos, mas *nunca* deveríamos esquecer de identificar a real causa da dor e obviamente *corrigi-la*, depois de tomar os medicamentos.

Infelizmente, nossa sociedade não está acostumada a fazer isso. Muitas pessoas que sofrem de indigestão não examinam sua dieta, as combinações alimentares ou os níveis de estresse, elas simplesmente ingerem "antiácidos" para combater os altos níveis de acidez no estômago. Pessoas com diabetes tipo 2 não cuidam de suas dietas e esperam até passarem mal para tomarem uma injeção de insulina. Existem pacientes que tomam medicamentos fortes para combater um vício, mas uma droga está sendo usada contra os efeitos negativos da outra. Muitos sofrem de hipertensão (pressão sanguínea alta) e não buscam a causa, não fazem exercícios físicos nem respeitam uma dieta saudável, simplesmente tomam remédios para baixar a pressão: talvez exista algum motivo para pressão sanguínea estar alta!

Nesses exemplos, a causa do problema continua desconhecida. Ela somente se esconde por algum tempo, enquanto os efeitos do medicamento duram, deixando o problema real progredir. A lista é extensa e contínua, com vários exemplos, estando entre eles aqueles que sofrem problemas da coluna relacionados a problemas biomecânicos e à subluxação.

Sua cabeça está doendo por um bom motivo: talvez você tenha somente que mudar a posição em que dorme ou deixar de assistir à televisão na cama. Sua coluna lombar está dolorida por uma razão importante: talvez você tenha que parar de permanecer sentado 12 horas diárias e exercitar-se mais. Sua dor ciática também tem sua raiz: quem sabe sua carteira no bolso de trás da calça não possa ser a responsável?

Nenhum medicamento para dor o ajudará, se você não identificar a *causa* para retificar sua *dor*. Isso poderia *salvar* sua vida: não apague a dor, esquecendo sua raiz.

Se utilizássemos nosso corpo e coluna vertebral corretamente desde o começo, evitaríamos a necessidade da inteligência inata causar a dor como alerta?

Em vez de se concentrar na causa do problema, nossa sociedade tem se acostumado a se automedicar com o intuito de esconder os sintomas. Nós não melhoramos nosso estado ou saúde dessa forma, apenas permitimos que os sintomas desapareçam temporariamente enquanto o problema permanece ou piora.

Diariamente, no decorrer do meu trabalho, ouço histórias de todos os tipos de pessoas. Pessoas sem muito poder aquisitivo, de classe média e outros de maior poder aquisitivo, pessoas com nível universitário e pessoas sem educação formal. Sempre me surpreendo com o fato de a maioria de nós, quando adoecemos, irmos a um médico para ser "curado".

Muitos dos pacientes nem perguntam sobre a causa da sua dor ou porque eles sofrem, pensam apenas que vão procurar ajuda médica e logo depois se sentirão bem e esquecerão esse "episódio" desagradável e voltarão ao ritmo de vida normal. Muitos pensam que esses problemas são inevitáveis e, na maioria dos casos, pensam que simplesmente é "má sorte".

Essas pessoas não são ignorantes e entendem rápido que a dor e outros sintomas são sinais positivos do nosso cérebro, avisando-nos de que algo está errado. Elas entendem que há um motivo, uma causa para o que estão sentindo. Mas nunca foram avisadas anteriormente sobre a prevenção e sobre como poderiam cuidar-se continuamente durante a vida para evitar problemas de saúde e coluna vertebral.

Não foram avisadas dos reais benefícios da cirurgia e da ação dos medicamentos, da mesma forma que não foram avisadas dos perigos associados a esses procedimentos.

Segundo o relatório *Death by medicine* [Morte por medicina], de 2003, 783.936 pessoas morrem a cada ano por erros da medicina convencional nos Estados Unidos.

Liderado pelo Dr. Null, o estudo revisou milhares de reportagens médicas em que foram gastos 282 bilhões de dólares anuais relacionados às mortes causadas por erros médicos. Como porcentagem considerável de erros médicos nem chega a ser reportada, estima-se que tais números constituam somente um levantamento conservador e que a quantidade de erros possa ser vinte vezes maior.

Dos 783.936 mortos por ano, 106 mil têm como principal causa o uso de medicamentos. Essa estimativa também é conservadora e muitas reações adversas causadas pelo uso de medicamentos podem nao ser reportadas.

Não existem estudos parecidos no Brasil ou em qualquer outro país da América Latina, mas a situação pode ser considerada a mesma dos Estados Unidos.

Nossa sociedade acostumou-se a "arrumar" os problemas da maneira mais rápida, especialmente quando se trata da saúde. Então, dependemos dos medicamentos para remediar a doença, a dor ou outros sintomas. Temos de lembrar que nossos médicos alopatas fazem um excelente trabalho naquilo a que se propõem fazer, ou seja, tratar da saúde alopaticamente. Em outras palavras, eles se concentram na doença, e não na saúde. A palavra alopatia significa "sistema terapêutico que combate as doenças provocando efeitos contrários a elas".

A medicina moderna nos salva em caso de emergências ou acidentes, com procedimentos incríveis para reconstrução de nossos corpos, transplante de órgãos etc. Também nos dá muitas opções para diagnóstico, exames complementares e diferentes maneiras de identificar doenças. Mas, às vezes, esse lado incrível e admirável não nos distrai da procura da causa do problema e da prevenção?

Fatos são fatos. Nos Estados Unidos:

- uma pessoa morre a cada 5 minutos por mau uso de medicamentos;
- erros da medicina convencional são a maior causa de morte, e o uso de medicamentos, a quarta maior causa (apesar de a Aids e o câncer de mama receberem toda a publicidade, há mais mortes decorrentes do uso de medicamentos);
- 43% das pessoas internadas, em 2000, nas Unidades de Tratamento Intensivo por superdosagem (aproximadamente 500 mil pacientes) foram hospitalizadas por mau uso de medicamentos receitados.

Causas emocionais – A dor está em sua mente (25 • 29 • 31 • 28 • 27 • 23 • 12 • 1 • 2 • 3 • 4 • 5 • 6 • 7 • 8 • 10 • 11 • 16 • 17 • 20)

> *As doenças são resultados não só dos nossos atos,*
> *mas também dos nossos pensamentos.*
>
> Mahatma Gandhi

Consciente *versus* subconsciente

A mente é composta de duas partes distintas: o consciente e o subconsciente. A mente consciente cuida de todas as experiências cotidianas e da maneira como você se vê. É também com sua parte consciente que você se mostra às outras pessoas e controla tudo o que pensa no dia a dia.

O subconsciente é muito maior e mais poderoso que o consciente. Nele são armazenadas todas as nossas experiências e sentimentos e a quantidade de pensamentos é enorme. Algumas pessoas podem lembrar ou estar conscientes enquanto algo acontece, mas esses pensamentos e sentimentos (mesmo os negativos) precisam ser armazenados.

Todo mundo precisa desse tipo de informação, pois a vida é cheia de experiências que criam medo, vergonha, conflito, raiva, culpa, tristeza, ansiedade, insegurança e arrependimento, e precisamos saber identificá-los para nossa própria proteção.

No consciente, tais sentimentos desaparecem com o tempo, mas no subconsciente as emoções podem ficar fermentando, apodrecendo e sempre tentarão voltar à mente consciente. Dor emocional pode ser terrível e apresentar uma ameaça maior do que a dor física. Por esse motivo, a mente subconsciente *reprime* os pensamentos e sentimentos negativos, antes que cheguem à mente consciente.

Essa situação pode ser facilmente entendida quando usamos analogia com um sistema operacional. A mente consciente é o sistema que dirige o computador, enquanto a mente subconsciente é o HD (*hard drive*), em que problemas podem causar falhas em todo o sistema.

Dor psicológica nunca é esquecida. Perder alguém amado, passar por conflitos étnicos, traumas emocionais, como assaltos, sequestros, estupros, cirurgias, catástrofes naturais, falsas acusações e problemas não resolvidos são alguns dos motivos mais comumente ocultos pela necessidade de *reprimir* nossos sofrimentos.

Na realidade, tais assuntos causam dor psicológica e problemas físicos. Esses traumas armazenados no subconsciente não querem que você pense sobre eles de forma consciente; então a mente fará qualquer coisa para evitar que entrem no seu consciente. A dor, os sintomas e as doenças são armas do subconsciente que funcionam, pois esses sinais nos distraem e nos impossibilitam de pensar sobre qualquer outra coisa.

Estudo de Caso

Ricardo veio ao nosso consultório procurando ajuda para sua dor de cabeça crônica. Ele sofria essas dores havia oito anos e elas sempre pioravam no final do dia. Era advogado em um escritório bem movimentado e estressante. Ele jogava futebol três vezes por semana por causa dos benefícios aeróbicos e sociais que o encontro oferecia. Parecia também que o exercício aliviava as dores.

Ao longo dos anos, ele tinha visitado muitos especialistas e quase sempre recebia as mesmas recomendações: analgésicos para a dor de cabeça e, recentemente, antidepressivos. Ele não se sentia deprimido ou triste, mas seu especialista havia lhe falado que esses medicamentos poderiam ajudar em casos de dor persistente por muito tempo, sem respostas aos analgésicos.

Na primeira consulta, mencionamos os fatores posturais que poderiam resultar em dores de cabeça e identificamos a ausência da dor quando estava com os amigos ou distraído.

Ele não se considerou uma pessoa triste. Havia suspeitado que o sedentarismo tinha um papel no sofrimento dele. Quando lhe perguntei sobre seus familiares e se eles também sofriam de problemas parecidos, ele me disse que os pais morreram em um acidente de carro dez anos antes. Quando lhe perguntei se ele havia superado as mortes, ele respondeu de forma afirmativa, dizendo que a vida continuava.

Eu realizei ajustes quiropráxicos por quatro semanas e instrui-o sobre postura correta e alongamentos adequados. A dor de cabeça melhorava depois dos ajustes, mas piorava depois de um ou dois dias. Depois de um mês, pedi que ele consultasse um terapeuta ou psicólogo. Embora a princípio estivesse relutante, concordou em buscar terapia.

Depois de um mês com duas consultas por semana com o terapeuta, ele falou que as dores de cabeça tinham melhorado muito. Em dois meses não sofria mais. Após três anos e meio, ele não tem mais dores de cabeça.

Enquanto a pessoa não encara o problema real, a dor e os sintomas continuam. Nenhum tratamento cura esses efeitos. Ela tem de encontrar a base do problema e tratá-la da maneira mais apropriada possível, seja com psicólogo, seja com psicanalista, seja com psiquiatra, seja com outros tipos de terapias.

Tenha consciência de que os medicamentos podem aliviar a dor momentaneamente, mas o problema continuará provocando os mesmos sintomas. Portanto, se o tratamento não for feito sob a coordenação de um profissional da área, a diminuição da saúde e da imunidade podem deixar você ainda menos preparado para curar-se.

Grande porcentagem das pessoas que vão à clínica sofre os efeitos de um problema psicológico e tem de buscar sua resolução, apesar de todos também necessitarem de cuidado para correção de desalinhamentos e disfunções articulares.

Se você sofre dor ou doenças que ninguém consegue descobrir, talvez esteja cansado demais, tenha algum quadro de depressão ou simplesmente alguns assuntos não resolvidos na sua vida. Considere que o processo de dor psicológica talvez esteja ligado a uma dessas causas. Não faltam profissionais para ajudá-lo a encontrar o motivo real de seus problemas, e o primeiro passo poderia ser, simplesmente, conversar com alguém e desabafar um pouco.

Estresse

Definido como somatório de todos os fenômenos biológicos não específicos provocados por influências externas adversas, o estresse não é como gripe ou resfriado. Você não adquire uma infecção por estresse, como se fosse algo fora de seu controle ou aleatório. Somente você pode controlar os fatores que lhe darão a resistência necessária para minimizar os efeitos que o estresse exerce em sua saúde. Ninguém está isento de ser exposto a fatores estressantes, mas a maneira como lida com eles determinará a forma como você vive: se consegue se sair bem neste mundo louco ou se se torna um escravo dessa loucura.

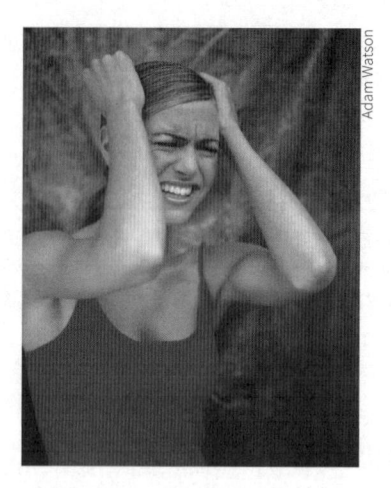

Estar estressado aumenta os níveis de cortisol

Nossos corpos são preparados para períodos de alto estresse, e a maneira como reagimos a situações estressantes é semelhante à de nossos ancestrais se salvarem durante uma caça, nos tempos pré-históricos. Na Pré-história esta estratégia funcionou muito bem com o homem paleolítico, que constantemente enfrentava diversos perigos: as glândulas suprarrenais secretam hormônios responsáveis pela reação de luta ou fuga; em outras palavras, as mudanças no corpo estimulado por esses hormônios aumentam os níveis de estresse para lutar contra o predador ou ser veloz e resistente para fugir do perigo. O mais importante é o hormônio cortisol.

Com o fim da ameaça, o corpo precisa recuperar-se desse evento estressante e a secreção de hormônios de estresse deve cessar.

Esses hormônios são responsáveis por muitas reações. Entre as mais importantes, estão:

- aumento dos batimentos cardíacos e da pressão sanguínea;
- transferência de sangue do estômago e outras áreas para os músculos grandes, o que consequentemente prejudica todos os processos digestórios e eliminatórios;
- aumento dos níveis de açúcar no sangue para fornecer energia para os músculos;
- maior transpiração.

Essas mudanças ocorrem para preparar os músculos para lutar ou fugir e entregar mais sangue ao cérebro para facilitar a rapidez das decisões. Em tempos modernos, as ameaças que estimulam mecanismos de luta ou fuga mudaram tanto que os assustadores dinossauros são eventos de nossa vida cotidiana, como situações profissionais (estar atrasado para reunião, por exemplo), discussões familiares e muitas outras possibilidades.

Como essas influências são constantes (e quase sem fim para algumas pessoas), a glândula suprarrenal começa a se desgastar pela secreção contínua de adrenalina e cortisol, deixando-nos cada vez menos preparados para a próxima situação estressante. A reação de luta e fuga não era para ser crônica.

Esse estímulo constante pode provocar uma grande variedade de problemas de saúde, incluindo fadiga crônica, dor de cabeça, problemas intestinais e digestivos e até disfunção sexual. Todos os nossos sistemas corporais podem ser afetados e a imunidade cai. Dores nas costas e sintomas relacionados também são muito comuns.

Estudo de Caso

Fabrício era um paciente de 29 anos que sempre se dedicava à saúde e a exercícios regulares, mantinha uma dieta saudável e fazia ajustes quiropráxicos todo mês. Em uma ocasião, ele apareceu com dor severa no pescoço e dor de cabeça. Os músculos do pescoço estavam muito tensos e ele nem conseguia mover a cabeça.

Depois de examiná-lo, eu não encontrei nenhuma subluxação ou outro motivo para ele estar sofrendo tanto, pois sua coluna parecia muito bem. Depois de conversarmos um pouco sobre outros fatores de sua vida, perguntei-lhe se algo havia mudado e ele mencionou que não dormia bem há muitas semanas porque estava preocupado com problemas pessoais.

Quando conversamos um pouco mais, ele mencionou que não estava feliz com seu trabalho e queria abrir o próprio negócio.

Como seu chefe era seu melhor amigo, Fabrício não tinha coragem de dizê-lo. Nas últimas três semanas, ele se preparava todos os dias para conversar com o amigo. Depois da consulta, ele decidiu ir ao trabalho para resolver o problema. No dia seguinte, ele me ligou dizendo que havia conversado com seu amigo, que este o entendera e até o encorajara. Naquele momento, estava sem dor.

Situações como essas ocorrem: problemas pessoais são disfarçados em crises de dores nas costas, dor ciática, dor de cabeça, dor nos ombros, torcicolo etc.

Alguns fatores comuns em nossas vidas estimulam a fadiga adrenal:

- lidar com um parente doente terminal ou com a morte de alguém querido;
- manter relacionamento disfuncional;
- passar por dificuldades financeiras;
- ter outros problemas de saúde que podem preocupá-lo;
- privar-se de sono;
- ter necessidade de tomar uma decisão difícil;
- ter atitude negativa;
- ter medo;
- participar de disputa familiar.

Existem muitas outras causas e todos passamos por várias situações que provocam dores nas costas ou problemas de saúde. Muitos não encontrarão alívio desses sintomas até a causa real deles ser reconhecida e solucionada.

Sempre se pergunte "*por quê?*". Se sua dor começou há dez semanas, pergunte o que aconteceu naquele momento. Se estiver estressado ou não estiver feliz, questione-se sobre a causa verdadeira desse estresse. Se você ficar mais feliz e consequentemente sem dor em determinadas situações, pergunte-se o que precisa fazer para estar mais nessas situações.

Geralmente, quando pacientes reconhecem que seus sintomas físicos resultantes de situações estressantes são normais, a condição que sofrem já começa a melhorar. Com a mente mais clara e a noção do que está acontecendo, eles se tornam mais bem preparados para focar a causa.

Crie uma consciência sobre você e sobre como reage aos efeitos do estresse. Descubra o que aumenta a dor de cabeça ou a rigidez na nuca e o que pode fazer para minimizar o impacto desses acontecimentos na sua saúde.

Estresse também causa efeito profundo na saúde geral do corpo e todos seus sistemas:

- provoca secreção de cortisol pelas glândulas suprarrenais e, se o nível desse hormônio está cronicamente elevado, reduz a reação imunológica do corpo por inibir a produção de células brancas de defesa (leucócitos);
- aumenta os hormônios secretados pela tireoide, T3 e T4, que causa nervosismo e insônia, além de outros efeitos;
- eleva a secreção de endorfinas pelo hipotálamo (cérebro) quando o estresse é contínuo, o que resulta na privação de níveis de serotonina (hormônio que dá a sensação de bem-estar e, quando seus níveis são dimi-

nuídos, sentimos enxaqueca, dores nas costas e síndromes dolorosas);
- aumenta nível de colesterol;
- interrompe o metabolismo de insulina no sangue, causando fadiga e cansaço crônico; se seus níveis ficam elevados por tempo suficiente, o risco de diabetes aumenta;
- aumenta os processos inflamatórios;
- diminui o desejo sexual;
- diminui a função intestinal;
- provoca osteoporose.

Um corpo cronicamente afetado por estresse tem sua resistência geral abalada em todos os sentidos. Com o estresse crônico contínuo, provocando fadiga adrenal, o corpo entra num estado de fadiga geral.

Músculos fadigados não conseguem mais proteger a coluna. Sem o apoio adequado, a dor aumenta em frequência e intensidade e a presença de problemas estruturais passa a ser sentida cada vez mais. Músculos cansados também se lesionam com mais facilidade. Como todos os sistemas do corpo são relacionados, problemas em um sistema logo afetam o outro. A imunidade reduzida pode resultar em infecções de estômago, pulmão, intestino ou bexiga.

Reações inflamatórias são potencializadas pelos altos níveis de cortisol. Com isso, logo os músculos são muito mais afetados por desequilíbrios posturais, movimentos repetitivos e outras causas.

Como tudo isso estimula a inflamação em vários tecidos, articulações podem inchar, músculos podem inflamar, causando dor. Estresse também leva a pessoa a dar menos prioridade ao fator mais agravante, o que realmente combateria o estresse.

Por estarmos cansados ou não termos tempo, não nos dedicamos a fazer exercícios ou a ter uma boa alimentação e entramos num círculo vicioso, em que ficamos ainda mais cansados, mal alimentados e mais predispostos a sofrer lesões da coluna.

Como resultado, nosso organismo não sabe como lidar com os fatores estressantes. Se você se encaixa nesse círculo, precisa quebrá-lo agora para poder avançar. Isso pode acontecer a qualquer um de nós, e talvez você nem tenha se dado conta de que está estressado, ignorando os conselhos dos outros e continuando com seu ritmo de "guerreiro". A maneira como cada um lida com a pressão é muito particular e soluções que são benéficas para os outros não necessariamente funcionarão em seu caso.

Dedique um tempo para você e seu desenvolvimento pessoal e profissional. A satisfação que sentimos ao realizar um projeto, curso ou outra experiência educacional lhe abrirá para o mundo e aumentará seu interesse pela vida. Reduza sua carga horária de trabalho para facilitar esse processo e busque outras maneiras de relaxar.

Priorize sua saúde, ingerindo alimentos saudáveis.

Faça exercícios regularmente. Muitos dizem que não têm tempo para isso, mas será que diriam que não têm tempo para escovar os dentes? Claro que não! Então aprenda a encaixar algo tão importante, o exercício, em sua vida. Acordar meia hora mais cedo e caminhar alguns quilômetros seria um começo!

Se você é fumante, por favor, inicie o processo necessário para parar. Apesar de os fumantes afirmarem que o cigarro ajuda a acalmá-los em momentos de estresse, esse assassino silencioso vai derrubá-lo de várias maneiras e só vai minimizar sua capacidade de lidar imediatamente com o estresse. Sua resistência imunológica vai diminuir, deixando-o mais predisposto a gripes, resfriados ou problemas estomacais. Sua resistência física vai diminuir, deixando-o cansado mais rápido e afetando sua concentração e empenho nos momentos em que não tiver um cigarro na mão.

Durma, pelo menos, oito horas diárias e tente se deitar no mesmo horário, ou seja, evite dormir uma noite às 22 horas e a noite seguinte às 2 horas da manhã. É incrível como uma noite bem dormida pode deixá-lo renovado, revitalizado e com clareza de pensamentos, e com as dores no corpo reduzidas. Não assista à TV antes de dormir, pois isso estimulará ainda mais sua mente, justamente quando ela precisa desacelerar. Além disso, você tardará a entrar em um sono profundo e produtivo. Uma excelente alternativa é ler até o sono chegar ou meditar antes de deitar na cama.

Tire férias. O efeito positivo que cinco dias relaxando têm em nossa saúde e na diminuição do nível de estresse é enorme. Quebramos ciclos viciosos associando qualidade do sono, boa dieta e exercícios físicos durante as férias e o tempo livre que temos é uma oportunidade excelente para pensarmos na vida, no futuro e em novos projetos e metas.

Se depois de todas essas dicas você não melhorar, talvez devesse considerar mudar de profissão.

Estresse e postura

Como aprendemos nos primeiros capítulos deste livro, o sistema nervoso encaixa-se nas vértebras. Consequentemente, problemas que afetam a coluna também acabam afetando o sistema nervoso e nossa capacidade de suportar o estresse. Quando estamos sob os efeitos do estresse, diminuímos a nossa atenção à postura, deixamos os ombros anteriorizados e aumentamos a flexão da coluna torácica. Qualquer coisa que afete a postura automaticamente afeta nossa coluna. Consequentemente, desvios ósseos já iniciam os processos de comprometimento da função normal do organismo.

Como níveis elevados de cortisol aumentam a fadiga muscular e processos inflamatórios, infelizmente desvios de postura normal provocam dor. Os ombros elevam-se prejudicando a mobilidade da coluna cervical, fazendo com que a região do pescoço e ombros seja a mais associada à dor provocada pelo estresse.

Fadiga muscular e inflamação podem acontecer em qualquer região. A região cervical é a mais afetada e a coluna lombar, a segunda mais comum. Isso é fácil entender no caso das pessoas que passam muito horas sentadas ou em pé, pois elas não têm o apoio dos músculos posturais da coluna lombar. Os mesmos músculos em outra pessoa, que não sofre os efeitos do estresse, poderiam tolerar os desvios posturais com mais facilidade.

Distúrbios do sono

Não há dor que o sono não possa vencer.

Honoré de Balzac

Um bom sono é um dos fatores mais importantes para garantir uma vida saudável. Ele é responsável pela recuperação da energia perdida ao longo do dia e pela renovação celular, entre outras funções reparadoras, proporcionando saúde, disposição e longevidade. Você não poderá gozar de saúde plena se seu sono for comprometido em quantidade ou qualidade.

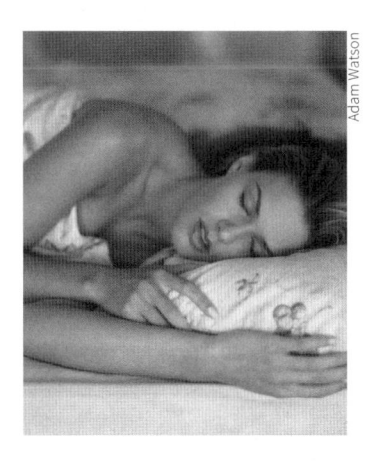

Sabe-se que, durante o dia, nada funciona 100% sem ter havido um bom sono à noite, e com certeza problemas da nossa saúde são agravados por falta dele. Os danos de uma noite de sono perdida podem ser comparados aos efeitos de ingerir álcool em quantidades excessivas.

A falta de bom sono pode piorar uma gripe, agravar problemas gástricos e aumentar significativamente uma simples "dorzinha" nas costas. Não é difícil compreender que, se o corpo está combatendo uma doença, uma infecção ou possui subluxações, ele depende da quantidade e da qualidade do sono para poder desempenhar sua tarefa. Se privar seu corpo dessa necessidade, invariavelmente verá as consequências.

Sua coluna também precisa descansar. Os discos que desidratam durante o dia, graças aos efeitos da gravidade, absorvem água e reidratam quando você dorme. Tanto que, se você medir sua altura no final do dia e outra vez pela manhã, verá que está, em média, 1 centímetro mais alto quando acorda!

Músculos castigados por posturas inadequadas ou recuperando-se de lesões conseguem reparar os danos durante a noite. Seu sistema nervoso também aproveita essa hora para transmitir todos os sinais do cérebro ao corpo. Nesse momento, o cérebro coordena todas as funções, aproveitando que o corpo está descansando.

Ritmo circadiano

Os ciclos dia e noite, luz e escuridão, que resultam dos movimentos do sol e dos planetas, afetam quase todas as criaturas. Por milhares de anos, a atividade humana e os ciclos de sono estiveram em sintonia com o sol, pelo menos até a invenção da eletricidade. A eletricidade abriu as possibilidades para as pessoas, mas o sol já não tem influência direta sobre o ciclo cicardiano.

Restaurantes e bares ficam abertos até tarde, podemos trabalhar até a hora que quisermos devido aos benefícios de computadores, telefones e luzes e, claro, temos televisão para distrair-nos até altas horas da manhã, se desejarmos.

O problema é que nossa fisiologia ainda é a mesma dos nossos ancestrais, dirigida pelo sol; foi a tecnologia que avançou. Qualquer pessoa que já perdeu uma noite de sono pode reconhecer os seus efeitos negativos: falta de concentração, dor de cabeça, fadiga muscular, dores nas costas e muitos outros efeitos podem ser sentidos. Para compreender por que isso acontece, devemos entender que o ritmo circadiano influenciado pela luz (seja do sol, seja de uma fonte artificial) estimula nossos olhos para fazer nosso cérebro e sistema hormonal pensar que é de manhã. O cortisol é secretado em reação à luz.

A luz serve como fonte de estímulo e o cortisol é secretado. Posteriormente, ele ativa o corpo e o prepara para funcionar (ver "Estresse", p. 221). Níveis de cortisol aumentam durante a manhã e declinam no final do dia. Esse declínio estimula a secreção de outro hormônio, melotonina, que aumenta o nível de hormônios de crescimento e reparadores que ajudarão o corpo a rejuvenescer e recuperar-se durante a noite, quando ele não está mais ativo.

Estudo de Caso

Sandra era recepcionista de um hospital e se apresentou com dores de cabeça e cervical. Ela tinha subluxações no pescoço, que poderiam causar esses sintomas. Depois de duas semanas de tratamento, a dor não tinha cessado.

Ela saía da clínica um pouco melhor, mas a dor voltava. Ela me disse que a dor tinha piorado desde que começara a trabalhar no hospital durante a noite. Sandra trabalhava das 18 horas às 2 horas e acordava às 7 horas para ir à faculdade. Como as férias estavam chegando, eu pedi que ela voltasse depois das férias.

Depois de duas semanas, ela voltou e disse que não tinha sentido dor por uma semana. Nas férias, a paciente dormiu horas regulares e pelo menos 8 horas por noite. Depois de uma semana na rotina de trabalho normal, a dor voltou e ela mais uma vez estava enlouquecendo, quase deprimida por não saber o que estava acontecendo.

Eu lhe pedi que parasse de trabalhar à noite e dormisse as 8 horas regulares de que seu corpo precisava. Ela concordou e depois de uma semana sem trabalhar à noite estava mais uma vez sem dor.

Uma das situações mais frustrantes clinicamente é tentar corrigir subluxações de um paciente, remover a interferência sobre o seu sistema nervoso e perceber que o progresso é lento pela falta de sono.

Os motivos são variados e inumeráveis, mas o efeito é igual. Pode ser uma mãe ocupada com seu bebê recém-nascido ou um jovem no auge de sua vida social que sai para a balada e deixa o bom sono de lado, assim como um executivo que sofre de insônia por problemas de trabalho ou um adolescente que estuda para o vestibular.

Quando dormimos tarde, perdemos o tempo precioso que nosso corpo precisa para sua reparação física e mental. Os efeitos da melotonina desaceleram nosso corpo quando o sol se põe, e por volta das 22 horas nos deixa prontos para dormir. A regeneração física acontece nas primeiras horas de sono (das 22 horas às 2 horas) e a regeneração mental acontece nas horas finais de nosso sono (das 2 horas às 6 horas). Se dorme muito tarde, você perde uma grande parte do tempo em que haveria regeneração física, ou seja, do tempo precioso em que seu corpo se concentraria em seus problemas da coluna, que podem acontecer durante o dia de trabalho, ou lesões musculares causadas por atividades e exercícios físicos.

Problemas relativamente simples e pouco sérios podem causar cada vez mais dor e outros sintomas, simplesmente porque não foi dado ao corpo tempo de sono suficiente para combatê-los e se equilibrar.

Assim, os problemas de coluna são agravados quando a qualidade do sono está comprometida, tornando-se um círculo vicioso.

Fatores para melhorar o sono

Qualquer coisa que estimule sua energia ou o distraia antes de dormir também distrai seu corpo do principal trabalho dele — *dormir*.

Durma num quarto completamente escuro.

Evite estimulantes químicos como cafeína, cigarro ou açúcar (infelizmente, os chocolates estão inclusos nesse grupo). Todos estimulam as glândulas suprarrenais a secretarem cortisol, que inibe as secreções de melatonina. Apesar de algumas pessoas acharem que as bebidas alcoólicas relaxam o corpo e propiciam bom sono, isso não é verdade, pois também são estimulantes e afetarão o ritmo cicardiano, especialmente quando consumidas antes de dormir.

Tente dormir entre 22 horas e 22h30. Se isso não for possível, tente dormir e acordar na mesma hora todos os dias, pois, se dorme em horários regulares, seu corpo ficará treinado para começar a reduzir os níveis de cortisol na mesma hora (e consequentemente permitir que o sono aconteça logo depois de deitar). Após uma semana nesse padrão, o corpo já se acostuma. Aqueles que festejam cada noite de carnaval ou pais que são requeridos a alterar os padrões de sono por causa do bebê afetam o tempo de sono reparador. Quando alguém sai de seu padrão normal, é necessário um tempo parecido para se ajustar ao novo padrão; por isso, muitas pessoas que dormem muito tarde por um longo tempo encontram dificuldades quando finalmente tentam dormir mais cedo, pois o corpo não está mais acostumado.

Fazer exercício é excelente para combater o estresse e promover uma noite de bom sono, porém não antes de dormir. Quando nos exercitamos cerca de 3 horas antes de dormir, essa prática age como um estimulante, acelera o metabolismo e estimula as glândulas suprarrenais, dificultando o sono. Se já tem problemas para dormir bem, faça exercícios de manhã. Dessa maneira, você terá a energia revigorante dessa prática o dia inteiro e depois sentirá um cansaço natural que estimulará o bom sono.

Retire de seu quarto qualquer objeto relacionado ao seu trabalho. Esse cômodo deve ser reservado somente para dormir ou ter relações sexuais. Remova computador, mesa de trabalho ou arquivos, pois eles produzem ansiedade.

Evite assistir à TV antes de dormir. Independente das subluxações causadas pela má postura ao assistir à TV na cama, estimular seu cérebro nessa hora não faz sentido. Nesse momento, você deve começar a relaxar e esquecer o mundo, em vez de ver notícias perturbadoras. Em vez de assistir à TV, leia um livro ou uma revista, mas cuidado, pois o material que você lê também pode estimular seu pensamento e suas emoções. Escolha livros calmos e que não chamem sua atenção a ponto de querer terminá-lo na mesma noite.

Se tiver um relógio que faça ruído ou que emita luzes em seu rosto, fazendo que você verifique a hora a todo instante, desligue-o. Isso aumenta a ansiedade a respeito das horas de sono perdidas. Remova o relógio que faz ruído ou vire-o de forma que não possa enxergá-lo durante a noite.

Não consegue dormir? A frustração aumenta ainda mais se você ficar contando o tempo que passa. Se ficar cerca de meia hora sem conseguir dormir, levante-se da cama e leia um livro em um outro lugar, até recuperar o sono.

Ruídos externos, como de aviões, carros, latidos de cachorros ou vizinhos barulhentos são uma grande ameaça ao sono profundo e sem interrupções. Um ambiente silencioso é importante para a qualidade do sono. Tapar os ouvidos é uma opção se você morar num lugar com muito ruído à noite.

Quando o problema físico se transforma num problema emocional

Para muitas pessoas, a dor e os sintomas constantes de problemas crônicos tornam-se desanimadoras. Muitos problemas estruturais da coluna quando não são resolvidos também se tornam problemas psicológicos ou emocionais. Uma porcentagem enorme de nossos pacientes, quando chegam ao consultório, realmente têm motivos estruturais para justificar a dor.

Muitos também têm dor com causa química, persistente por muito tempo, a que se soma um novo componente emocional. Dor causada por situações estressantes contínuas também podem fazer muitas pessoas sentirem-se deprimidas e tristes e pensar que estão condenadas a sofrer.

Nesse momento, poderia ser difícil perguntar *"por quê?"*, pois existem várias causas, mas todas as possibilidades devem ser consideradas.

Estudo de Caso

Suzana ligou para nosso consultório como sua última esperança. Ela tinha visitado muitos profissionais de várias especialidades durante muitos anos, a fim de que a ajudassem com as dores crônicas na coluna lombar e ciática. Tinha depressão, pois pensava que teria que sofrer pelo resto da sua vida.

Analgésicos não lhe davam mais alívio e ela não conseguia mais trabalhar por causa da dor. Após conseguir uma licença médica de um ano, Suzana ficou confinada em casa, com uma vida inativa e sedentária, seguindo o conselho de seu ortopedista, que tinha argumentado que o trabalho e o exercício pioravam a dor e ela deveria interromper os dois.

Ele não pediu que parasse de mover-se, mas ela deduziu que, se a abstinência havia sido boa, o descanso completo por um tempo seria ainda melhor. Lamentavelmente, depois de um tempo, a dor piorou a pouco. Suzana era muito pessimista e brigava constantemente com o marido e as crianças, que faziam o possível para dar-lhe apoio. Depois de examinarmos sua coluna, identificamos uma subluxação na articulação sacroilíaca (articulação que une bacia e coluna).

Essa subluxação é muito comum, geralmente causada por quedas, carregamento de peso ou traumas. Perguntei-lhe sobre essas possibilidades e ela se lembrou de uma queda das escadas, mas argumentou que não tinha nada a ver com a dor, porque tinha acontecido dez anos antes e a dor havia começado somente dois anos depois.

Ao examinar a radiografia, fiquei surpreso ao ver a coluna dela em boas condições, por isso muitos profissionais pensaram que a dor era psicológica. Seu marido a convenceu a fazer os ajustes para corrigir o problema da articulação sacroilíaca, que foram feitos duas vezes por semana por um mês. A dor foi sendo aliviada vagarosamente, apesar de a todo momento Suzana pensar que a estávamos fazendo perder tempo.

Nesses dois anos, havia engordado 10 quilos, por ter cessado a atividade física. A autoestima ficou muito baixa e ela consultava um psicólogo para lidar com os outros problemas emocionais. Com a dor se reduzindo a cada dia, ela começou a fazer exercícios leves e sua atitude pouco a pouco tornou-se mais positiva.

Seu problema físico era pouco complicado, porém desencadeou efeitos emocionais sérios e afetou profundamente seu estilo de vida. Nesses momentos, é extremamente importante manter o otimismo e sempre buscar a causa do problema.

Depressão e seus efeitos

Sorrir três vezes por dia torna desnecessário qualquer medicamento.
Provérbio chinês

A depressão é uma condição debilitante e pode afetar muitos aspectos de sua saúde. É uma desordem psiquiátrica muito mais frequente do que se imagina. De acordo com a OMS, esse distúrbio afeta cerca de 340 milhões de pessoas e causa 850 mil suicídios por ano em todo o mundo. Segundo pesquisa realizada pela Fundação Oswaldo Cruz (Fiocruz), em parceria com a OMS, em 2013, a depressão foi diagnosticada em 13 milhões de brasileiros.

O número de casos entre mulheres é o dobro do número entre homens, e há maior vulnerabilidade feminina no período pós-parto. A doença é recorrente. Os que já sofreram de depressão no passado têm 50% de probabilidade de serem acometidos novamente; e, se ocorrerem dois episódios, a probabilidade de recidiva pode chegar a 90%.

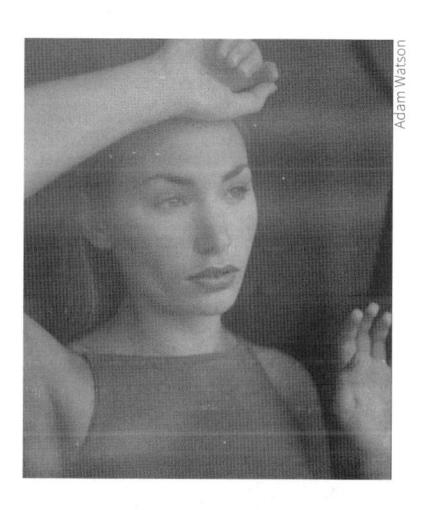

Medicamentos antidepressivos desregulam a balança química do cérebro e podem afetar as experiências emocionais do indivíduo. Mesmo que ajudem a pessoa a se sentir menos deprimida, não a fazem mais feliz. Se você estiver tomando medicamentos antidepressivos, é necessário desenvolver, concomitantemente, habilidades necessárias para aprender a controlar suas emoções.

Se encontra dificuldade em descobrir o que realmente o faz feliz ou se sente triste e desanimado a maior parte do tempo, vale a pena investir na própria felicidade e bem-estar e procurar ajuda terapêutica de algum psicólogo ou especialista.

Dor nas costas e dor de cabeça são dois dos sintomas mais comuns encontrados em pessoas que sofrem de depressão.

Pensando positivo

Nós somos o que pensamos. Tudo o que somos surge com nossos pensamentos. Com nossos pensamentos fazemos nosso mundo.

Buddha

Se você sofre de problemas da coluna e seus efeitos, como dores no nervo ciático ou de cabeça, seu estado psicológico pode determinar quão rápido poderá se recuperar e se suas dores regressarão no futuro.

NÃO DEIXE A DOR DOMINAR SUA VIDA E LEVÁ-LO À DEPRESSÃO!

Entender porque seu corpo inteligentemente causa a dor o ajudará a compreender também que o sofrimento não é seu destino. Entender que você não é a única pessoa no mundo que sofre e que facilmente poderá mudar essa situação só depende de você!

Se tiver uma atitude positiva, sua saúde e sua coluna têm menos probabilidade de desenvolver problemas crônicos. Lembre-se de que, como de seus dentes, você deveria ter cuidado de sua coluna desde o início de sua vida. Mas também não se preocupe, se já se passaram muitos anos sem que cuidasse dela, porque não é totalmente sua culpa. Afinal, você não nasceu com um manual de instrução explicando como deveria cuidar da estrutura mais importante do seu corpo — a coluna.

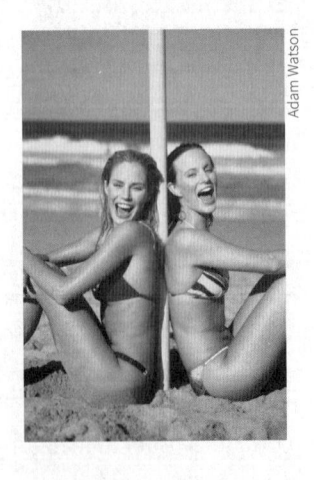

Não se prenda ao tempo que já passou e no quanto você está sofrendo ou em quantos danos degenerativos já aconteceram. É preciso que você se mantenha ativo e positivo na maneira como que lida com os problemas em sua coluna.

Das milhares de pessoas atendidas em mais de dez anos na América Latina, presenciei muitos casos avançados de degeneração da coluna vertebral. Perdi a conta de quantas pessoas com degeneração extremamente avançada saíram da fase de dor rapidamente. Aprendi mais rápido do que qualquer livro ou professor de faculdade poderiam ter me ensinado.

Em casos de hérnia de disco, em que a medula estava comprometida ou a degeneração fazia com que restasse menos de um décimo de disco, vi dor crônica de anos e anos sumir depois de algumas sessões. O corpo é incrível e temos de entender que a dor é a única maneira de ele nos alertar dos problemas da coluna ou qualquer outra estrutura do corpo. Por que você seria diferente dos milhares de casos que atingem um alívio rapidamente? Talvez seu problema não seja tão avançado, mas sua atitude seja mais pessimista.

Estou convencido de que muitas das pessoas que saíram rapidamente da fase de dor não teriam melhorado dessa maneira se não fosse por uma atitude positiva e otimista.

Existem vários sinais indicativos de que a pessoa tem atitudes negativas, crenças ou comportamentos prejudiciais à sua recuperação. Se esse for o seu caso, supere logo o problema; caso contrário, a dor nas costas se instalará de maneira permanente. Nunca se esqueça de que, com uma atitude positiva, você pode retificar todos esses fatores.

RECONHEÇA OS SINAIS DA ATITUDE NEGATIVA

Talvez você sinta que perdeu o controle da sua vida e parou de lutar para solucionar seu problema de coluna. Talvez sua dor o deixe acordado durante a noite e o cansaço crônico (consequência disso) reduza ainda mais seu ânimo e sua perspectiva de vida. Se você reconhece sua dor como potencialmente incapacitante, comece a pensar de forma positiva.

Não deixe de se movimentar por medo de desencadear a dor — vá em frente!

Apenas porque esteve sem trabalhar em função da dor não significa que não possa trabalhar agora por causa dela. Se seu desânimo é grande e você perdeu o interesse pelas coisas de que gostava antes, faça alguma coisa positiva, proativa. Recupere sua vida social, comece a fazer suas coisas sozinho, sem pedir tanta ajuda. Saia de casa e caminhe.

Acredite que a dor não é a coisa mais importante. Com o tempo, quando o corpo não tiver mais a necessidade de avisá-lo sobre o problema (pois seu corpo já está melhor), sua dor desaparecerá, principalmente se você respeitar as dicas deste livro.

Atividade física leve e regular não vai machucá-lo nem prejudicá-lo e será a melhor maneira de se recuperar. Pense nas coisas que você fará quando estiver totalmente recuperado, em novos passatempos ou retomada de atividades esportivas às quais já se dedicava. Pense em como vai dormir bem, sem acordar por causa da intensidade da dor, depois de trocar aquele colchão velho e macio.

Se perceber que seu trabalho diário tem contribuído para agravar o problema, investigue outras maneiras de fazer suas tarefas ou considere uma mudança de profissão. Com os avanços tecnológicos, muitas pessoas trabalham sentadas na frente do computador o dia inteiro. Seu cérebro sabe disso, mas seu corpo ainda não e, se há dor, é porque o corpo humano ainda não passou séculos nessa posição anormal para se acostumar. Aceite que talvez seu corpo nunca vá se adaptar a algo que vai prejudicá-lo seriamente. Um novo emprego que envolva um comportamento diferente poderá ser o suficiente para quebrar um círculo vicioso que o está deixando infeliz (além de com dores).

Se você gosta da sua profissão e acha que não é o fator agravante do seu problema, retorne logo ao trabalho ou simplesmente não desista por causa da dor. Independente de a atividade exercida ser benéfica, estar com seus colegas levantará seu ânimo mais rapidamente do que se estivesse sozinho em casa.

Obviamente você precisa manter um salário regular e problemas financeiros só promoverão mais estresse e atitudes negativas. Trabalhar frustrado ou ressentido pode causar muitos danos à sua saúde. Exercícios físicos melhoram muito a saúde em geral e têm efeitos positivos em problemas de sono, depressão e, claro, o funcionamento normal da sua coluna.

Converse com alguém

Lembre-se de que você não é a única pessoa no mundo que sofre com problemas de coluna. Então, converse com outras pessoas que apresentam o mesmo problema e convivem com ele sem permitir que lhes reduza o ânimo. Provavelmente verá pessoas que já superaram o problema e podem aconselhá-lo, dando dicas de como fizeram e o que fazem para manter suas colunas em ordem. Isso lhe dará força!

Talvez um terapeuta possa ajudá-lo, se você tiver outros problemas, como financeiros ou sentimentais. Muitas vezes o primeiro passo para solucionar o problema é reconhecê-lo e um terapeuta será fundamental numa situação como essa.

Foque o que consegue fazer, não o que você está temporariamente incapacitado de realizar.

Evite negatividade

Quando a dor parecer insuportável, nada vai adiantar você se fixar nas coisas de uma maneira negativa. Se repetir constantemente pensamentos ou palavras negativas, acabará muito frustrado em relação à sua dor e à atividade que está impossibilitado de realizar.

Utilize uma linguagem positiva em seus pensamentos ou, quando estiver conversando com outras pessoas, mude frases e palavras negativas por expressões positivas; por exemplo: "está doendo" em vez de "estou morrendo de dor!"; "degeneração do disco" em vez de "protrusão ou hérnia de disco". As pessoas geralmente aumentam a magnitude do problema que têm; de osteopenia para osteoporose, de protrusão leve para hérnia de disco que precisa de cirurgia urgente etc. Essas palavras, quando escolhidas de forma exagerada, somente pioram a situação.

Parece que muitas pessoas se orgulham de relatar todos os seus problemas detalhadamente e falar das dores "horrorosas" que sentem, de quantos remédios estão tomando e de quantos especialistas já consultaram, quando, na verdade, a solução para esses problemas é algo tão simples quanto um colchão adequado ou uma postura correta, quer quando usa laptop, quer quando tricota. Algumas relatam a quantas cirurgias já foram submetidas, há quantos meses estão sem trabalhar por causa da dor ou quanto dinheiro têm gasto em remédios. A dor ainda persiste. Realmente parece que algumas pessoas não têm interesse em melhorar.

Pare de contar quantas atividades você está impedido de exercer por causa de seus problemas da coluna. Na realidade, você até pode fazer algumas delas. Talvez demore um pouco mais de tempo ou tenha de modificá-la um pouco, mas tente! Se houver coisas que você realmente não consegue fazer, não se prenda a elas nem force seu corpo nesse momento. Pense em tudo que você pode fazer.

Não admita que as pessoas à sua volta o tratem diferentemente dos demais. Não permita que executem tarefas que você já consegue fazer sozinho, mesmo com esforço; caso contrário, sua imobilidade aumentará. Lembre-se de que uma coluna imóvel é como uma máquina que não funciona, e tende a enferrujar. Não permita que isso aconteça com você! Faça o que puder sozinho e só peça ajuda quando for realmente necessário.

Seja prático! Procure equipamentos que vão ajudá-lo com suas tarefas e atividades sem sobrecarregar sua coluna. O uso de coletes lombares não é recomendável, mas, se for a única maneira que você encontra para realizar suas atividades sem dor, utilize-o até melhorar. Adote ferramentas que o permitam fazer suas tarefas com a melhor postura possível. Se você tiver de trabalhar sentado, use um apoio lombar.

Às vezes, parece que a dor continua constante e na mesma intensidade, sem melhorar. Mas, se pensar bem em como era antes e se lembrar de quão incapacitado estava no começo, em quantas coisas que não conseguia fazer e agora consegue ou mesmo em quantas horas você não dormia e agora dorme etc., se dará conta de que na realidade está melhorando.

Não temos como calcular exatamente a intensidade da dor, mas se observar quantas coisas a mais já consegue fazer, isso o ajudará bastante a melhorar seu ânimo e continuar progredindo.

Faça o melhor que puder!

Talvez tenha ocorrido um trauma, uma queda ou um acidente e você tenha ficado lesionado. Talvez esteja limitado em seus movimentos e até hoje sinta dor ou tenha feito uma cirurgia que não foi tão bem-sucedida quanto esperava. É difícil, sim, mas você não pode ceder e parar de tentar melhorar sua qualidade de vida. Talvez isso signifique tentar andar de novo com ou sem bengala, levantar-se da cama para mover-se mais ou tirar aquele colete lombar de que depende por tanto tempo.

Se você não utilizar todas as suas funções e todos os seus movimentos em sua capacidade máxima, pode perder funções. Mesmo que queira, não conseguirá executar os movimentos e funções de antes. Nosso corpo é simples e básico: os músculos atrofiam-se e as articulações perdem a mobilidade normal quando não são utilizados da maneira como foram projetados para funcionar.

Não se entregue! Lute para manter cada movimento ou função e não deixe outras pessoas fazerem tarefas que você consegue fazer sozinho. Não deixe o outro torná-lo um inválido dependente!

Use o bom senso e não exagere fazendo algo que pode comprometer sua saúde ou agravar seu problema. Muitas pessoas desistem de fazer algumas coisas simplesmente porque provocam dor. Lembre-se de que, enquanto a dor existir, é um ótimo alerta. Ruim é quando o corpo já se acostumou.

Se o corpo se acostumou com uma postura errada ou uma vida sedentária, claro que vai reclamar quando você começar a recuperar seus movimentos. Não deixe isso desmotivá-lo, pois, da mesma forma que se acostumou ao jeito errado, ele se acostumará de novo ao certo e a dor vai pouco a pouco diminuir e desaparecer.

Não permita que uma pequena dor na perna quando caminha ou que a rigidez da coluna quando você se levanta sejam desculpas para manter uma vida inativa. Tenho visto muitas pessoas que se encaixam nesse quadro e isso é muito triste. Frequentemente, apresentam-se na clínica acompanhadas por um membro da família e, apesar de não terem dúvida de que têm problemas estruturais na coluna, não imaginam que a raiz do problema pode ser algo simples, como uma vida sedentária ou a falta de atividade física.

Por que a pessoa (muitas vezes) pede que os outros façam tudo para ela? O motivo às vezes é compreensível, como depressão resultante da morte do marido, dispensa do trabalho ou descoberta de alguma doença terminal. Mas é preciso lutar para que esse estado psicológico não afete a utilização do corpo com a máxima capacidade de que ele dispõe.

Felicidade

*Felicidade é o propósito da vida,
a meta inteira da existência humana.*

Aristóteles

A felicidade é algo que buscamos instintivamente. Quando estamos felizes, nós nos tornamos menos propensos às doenças, pois nosso sistema imunológico está mais fortalecido. Pessoas felizes lidam melhor com crise, seja emocional, seja física, e a maneira como são afetadas por dor é menos incapacitante, se comparada a pessoas menos felizes quando sofrem. Quem é feliz parece viver mais tempo.

Apesar de cada pessoa encontrar a felicidade de formas diferentes, a felicidade determina a maioria de nossas ações. Somente você tem o domínio sobre sua felicidade, por isso é importante reconhecer os fatores que o fazem sentir feliz e investir neles.

A FELICIDADE ESTÁ EM SUA MENTE

Nosso cérebro tem duas regiões principais associadas aos nossos sentimentos: o córtex pré-frontal (área do cérebro consciente que ajuda a regular nossos sentimentos) e o sistema límbico (responsável por processar emoções e aprendizagem).

Quando algo nos faz rir, como ouvir uma piada engraçada, a reação é gerada do córtex pré-frontal. As emoções são importantes para regular e influenciar nosso comportamento e isso fica sob o controle do subconsciente.

No sistema límbico, o hipotálamo serve como um elo entre os sistemas nervoso e endócrino. O hipotálamo regula o ponto de homeostase do corpo, influenciando diversas funções, como fome, sede, ritmo circadiano e níveis de glicose no sangue. Basicamente, ele regula a informação de fora e dentro do corpo e, assim, fatores como estresse, sono, alimentação e dor podem afetar nossas emoções, especialmente nosso nível de felicidade.

Quando você sente uma emoção forte, substâncias químicas são secretadas e determinados tipos de mensagens fluem através de nosso cérebro e corpo. Os neurotransmissores, como serotonina, melatonina e dopamina, são responsáveis pela transferência de informação no cérebro. Quando você está bem disposto, seu cérebro literalmente está "feliz". Nesses momentos é mais fácil sentir outras emoções mais prazerosas do que tristeza e ansiedade ou lembrar-se de acontecimentos desagradáveis. Baixos níveis desses neurotransmissores podem então resultar em tristeza e depressão, ou seja, baixo nível de felicidade.

Emoções negativas ou desagradáveis também são parte natural de nosso plano emocional. É normal sentir tristeza ou ansiedade às vezes; além disso, essas emoções são úteis para nos proteger de situações desnecessárias ou perigosas. Ao mesmo tempo em que esses sentimentos podem ser desconfortáveis, não são totalmente "negativos" quando sentidos naturalmente, quando a situação exige.

Sendo feliz

Existem muitas maneiras diferentes de aumentar nossa felicidade e algumas dicas podem ajudar:

- repare nos momentos em que você está feliz e faça uma lista deles, recorrendo a ela quando estiver se sentindo desanimado;
- faça exercícios físicos: exercício estimula o corpo a secretar endorfinas, que trazem muitos benefícios a sua saúde e bem-estar emocional;
- comporte-se de uma maneira feliz; atuar ou imaginar que você está feliz pode influenciar na maneira como se sente;
- durma: com o sono suficiente, você se sentirá mais vivo, esperto e melhorará seu ânimo; quando pessoas que sofrem de problemas de saúde ou da coluna não dormem o tempo necessário, as dores e outros sintomas aumentam significativamente, tornando tudo ainda mais difícil;
- comunique-se: compartilhar e ter relacionamentos próximos é um fator importante na conquista da felicidade e melhora significativamente sua saúde;
- aprenda a controlar suas emoções negativas;
- tenha uma paixão: pode ser um projeto, um novo esporte ou o desenvolvimento de algum talento, algo que lhe dará satisfação;
- tenha compaixão: essa é uma das maneiras mais eficazes de auxiliar na obtenção da felicidade, porque desenvolve a gratidão; lembre-se regularmente das coisas pelas quais é grato.

Problemas estruturais e felicidade

É muito difícil se sentir feliz quando seu corpo não está feliz. Seu corpo é capaz de autorregulação e, se tiver problemas estruturais, impedindo que seu corpo funcione bem, você sentirá uma série de sinais saudáveis, incluindo o efeito negativo sobre a felicidade, para avisar que algo não está 100% correto.

Isso pode alterar seu ânimo e sua maneira de encarar o mundo, aumentando seu nível do hormônio de estresse (cortisol), a dor e outros sintomas, inclusive influenciando em seu padrão de pensamento. Se ingerir drogas por causa dessas dores e sintomas, isso poderá fazê-lo se sentir mais estressado e cansado e dificultar ainda mais a manutenção de um estado de felicidade. Veja se você lembra de algum momento em sua vida quando estava em crise aguda de dor ou sofrendo por algum problema na coluna e de como isso afetou suas emoções e pensamentos.

Correção dos problemas estruturais ajuda no alívio do estresse e da tensão de seu corpo. O simples fato de seu corpo começar a funcionar melhor já tem reflexos nos seus pensamentos e sentimentos.

Não existe um caminho para a felicidade.
A felicidade é o caminho.

Mahatma Gandhi

Parte 4

Quiropraxia

Do grego: *Quiro* = mão; *Praxia* = algo feito com a mão.

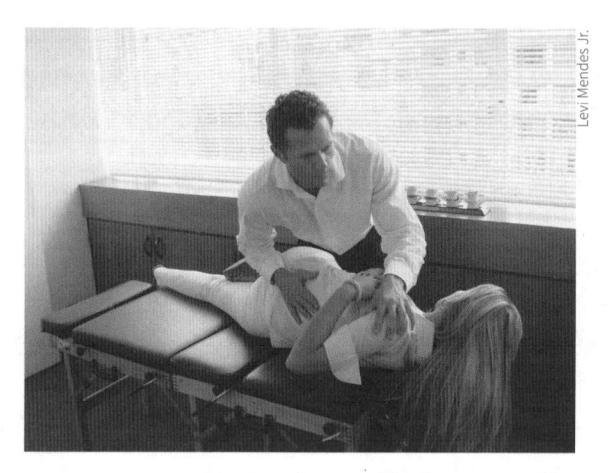

Ajuste vertebral

Até as máquinas mais meticulosamente cuidadas e manuseadas precisam de manutenção regular. Um carro que tenha óleo, água e filtros trocados regularmente pelo seu dono ainda precisa ser revisado a cada 10 mil quilômetros. Todos os aviões comerciais passam por revisão antes de cada voo, assim como cada navio antes de sair do porto.

Um mecânico realiza esse trabalho, que é crucial para minimizar o risco de problemas durante a viagem. Infelizmente, até a manutenção mais regular e cautelosa não consegue evitar todos problemas mecânicos. Nesses momentos de desespero e, se tiver dinheiro, um profissional sempre estará pronto para identificar o problema e corrigi-lo. Nem mesmo o melhor manual de uso poderá ajudar nesses momentos e a assistência de um mecânico capacitado e especializado será necessária.

O uso cotidiano, os efeitos da gravidade e todos os fatores discutidos neste livro invariavelmente resultam em desgastes nas peças da nossa coluna vertebral, as vértebras. Se ocorrer algo errado, nós próprios não conseguiremos recolocá-las no seu devido lugar, no seu alinhamento normal. Quando há subluxação e pressão sobre os nervos, não é possível tratá-los sozinhos. Nenhum guia técnico ou manual de uso nos possibilitaria satisfazer a essa necessidade.

Por isso, é necessário ter um mecânico especializado, que somente foque os desalinhamentos e as subluxações, para ajustá-las e manter nosso sistema nervoso livre de interferências. No que se refere à coluna vertebral, esse mecânico é chamado de quiropraxista. A seriedade das subluxações e a importância de corrigi-las foram reconhecidas por Hipócrates em 400 a.C. Suas obras, conhecidas como *Corpus Hippocraticum*, incluem detalhadas descrições de métodos de manipulação, "a importância do ajuste articular".

É responsabilidade do quiropraxista detectar e corrigir as subluxações que ocorrem em nossa coluna. Como os passageiros do carro, do avião ou do barco, que dependem do desempenho 100% correto dos motores dos meios em que se locomovem, você também depende do ótimo funcionamento de seu corpo. Problemas mecânicos seriam seriamente inconvenientes e até ameaçadores às vidas dos passageiros. Você também, como dono de sua coluna vertebral, corre riscos.

Como um mecânico revisa os carros, o quiropraxista revisa e cuida de sua coluna vertebral continuamente durante a vida e lhe assiste nos momentos de crise, quando acontecem problemas biomecânicos da coluna sobrecarregada ou exigida demais.

O ajuste articular é uma manobra realizada pelo quiropraxista para restaurar a função articular e o alinhamento vertebral normal, removendo as interferências no sistema nervoso. É um procedimento que utiliza um movimento de baixa força e amplitude com alta velocidade. Pode ser comparado a um alicate, a ferramenta que o mecânico usa para soltar ou apertar as porcas e parafusos dos motores, com movimento que normalmente é rápido e brusco, para que o parafuso se solte.

O ajuste quiroprático funciona de maneira parecida. Pelo mesmo motivo que todos os engates do avião precisam ser verificados de tempos em tempos, a quiropraxia também é recomendada com regularidade: manter nossa máquina principal — a coluna vertebral — funcionando da maneira para a qual foi projetada.

Aplicamos esse conceito todos os dias, várias vezes ao dia, quando escovamos os dentes. Assim, prevenimos problemas em vez de esperá-los.

Em momentos de crise, em que a compressão nervosa resulta em dor, inflamação, rigidez, dor ciática e outros sintomas mais sérios, o ajuste age tirando o bloqueio na transmissão de impulsos nervosos e devolvendo a função normal da articulação e das vértebras.

Isso acontece porque, quando a causa é focada e corrigida, o corpo não tem mais necessidade de acionar seu sistema inteligente de aviso. Uma coluna vertebral livre de subluxações funciona como deveria, não se desgasta prematuramente e — o mais importante — deixa livre a transmissão de impulsos nervosos entre o cérebro e os órgãos, tecidos e células do corpo.

Segundo a OMS, a quiropraxia é uma das principais profissões da área da saúde, que avalia, trata e age preventivamente nos problemas da coluna e nos efeitos que eles trazem à saúde. Essa profissão existe há mais de 100 anos e hoje conta com formação universitária, além de ser reconhecida como profissão independente em 87 países. Graças às relevantes vantagens de custo-benefício, a maioria dos países desenvolvidos tem a quiropraxia incorporada ao serviço público de saúde e aos convênios privados.

A quiropraxia é a terceira maior profissão na área da saúde no Ocidente, depois da medicina e da odontologia. Há um padrão internacional definido pela OMS para Educação Básica e Segurança, com diretrizes que a descrevem como uma profissão de nível universitário entre quatro e cinco anos com carga horária superior a 4.200 horas. O órgão afirma que, sem o preparo adequado do profissional, tal prática oferece grande risco à saúde e à vida do paciente. No Brasil, existem universidades que, há mais de uma década, oferecem bacharelado em quiropraxia dentro desses padrões e reconhecidos pelo Ministério da Educação (MEC), pela Portaria Ministerial n. 902, de 10 de abril de 2006, publicado no *Diário Oficial da União* em 12 de abril de 2006.

No Brasil, infelizmente, encontramos vários leigos que fazem massagens e manipulação da coluna empiricamente, sem terem estudado quiropraxia numa universidade nacional ou internacionalmente reconhecida.

Para encontrar um profissional quiropraxista com formação acadêmica específica em faculdades de quiropraxia, confira no *site* da Associação Brasileira de Quiropraxia.[1]

Lembre-se de que qualquer pessoa pode estalar sua coluna, um médico, um massagista e até um *personal trainer*, mas apenas um quiropraxista com formação em quiropraxia detecta e corrige subluxações. Estalos na coluna podem ser feitos por manobras grosseiras, pouco específicas, que soltam várias articulações de uma só vez. Além de ser desconfortável, podem deixar articulações mais subluxadas sem o intuito de descomprimir o sistema nervoso causado pela subluxação (ver "Estalar meu pescoço ou coluna é bom?", p. 253).

Deixar um técnico leigo tocar sua coluna seria comparável a deixar um pedreiro construir uma casa sem a instrução de um engenheiro, ou seja, além de ser perigoso, o produto final seria muito inferior ao desejável.

---
[1] Ver www.quiropraxia.org.br.

Na América do Norte, a formação requer um mínimo de seis anos em período integral. Consiste em dois anos de disciplina de qualificação, seguidos de um programa de graduação de quatro anos em faculdade de quiropraxia. Existem faculdades na África do Sul, na Austrália, no Canadá, na Coreia do Sul, na Dinamarca, na Espanha, nos Estados Unidos, na França, na Inglaterra, na Itália, no Japão, na Nova Zelândia e na Suécia.

No Brasil, a Universidade Anhembi Morumbi (SP) e o Centro Universitário Feevale (RS) firmaram um convênio com as universidades norte-americanas Western States Chiropractic College e Palmer College of Chiropractic, respectivamente.

A quiropraxia foi fundada em 1895, nos Estados Unidos, por Daniel David Palmer. Ele era apaixonado pela anatomia e fisiologia humanas, interessado na relação entre a coluna vertebral e o efeito que ela poderia ter sobre o sistema nervoso. Harvey Lillard era porteiro de seu prédio e ficou surdo depois de bater a cabeça enquanto consertava o encanamento da pia da cozinha. D. D. Palmer observou que, após o acidente, se formou um calombo na altura da primeira vértebra cervical de Harvey e vinculou a possível relação com o incidente da pia. Palmer realizou o primeiro ajuste quiroprático e o porteiro recuperou a audição. O fato interessante desse relato é que a quiropraxia não foi descoberta em um incidente relacionado à dor ou a problemas de coluna, como pode parecer atualmente, mas, sim, por causa de um problema não doloroso, a surdez.

Hoje a quiropraxia é estabelecida em mais de noventa países, cujas associações nacionais são membros da Federação Mundial da Quiropraxia, entidade que mantém relações oficiais com a Organização Mundial de Saúde e tem mais de 130 mil quiropraxistas formados em todo o mundo. O Brasil é um de seus países-membros. Nos Estados Unidos, onde existem mais de 90 mil profissionais, cerca de 11% da população tem o hábito de fazer consultas regulares.

Investigações científicas

Milhões de pessoas no mundo inteiro têm sido beneficiadas com essa profissão não invasiva, que não se utiliza de medicamentos nem de cirurgia. Esse sucesso chama cada vez mais a atenção de investigadores, que querem avaliar o papel da quiropraxia e de seus benefícios para nossa sociedade em geral. As pesquisas mais importantes têm sido usadas por agências governamentais ou centros de investigação independentes. Feitos por centros multidisciplinares de ramos distintos da saúde (até economistas que analisam o impacto econômico dos resultados), os estudos são independentes, ou seja, não comissionados ou financiados por organizações quiropráxicas.

Em 1993, a Associação Médica Britânica (BMA) citou a profissão de quiropraxista como "o melhor exemplo de nova profissão que realizava investigação de boa qualidade clínica para estabelecer segurança e eficiência".

O informe da comissão da Nova Zelândia, 1979

HASSELBERG, P. D. *Chiropractic in New Zealand.* Report of commision of inquiry. Wellington: New Zealand Government, 1979.

Entre 1978 e 1980, a comissão de investigação da Nova Zelândia (New Zealand Commsion of Inquiry) apresentou um estudo de 377 páginas a representantes do governo neozelandês, descrito como "provavelmente o mais extenso e detalhado estudo independente sobre Quiropraxia nunca antes realizado em nenhum país". Foi concluído que:

- a manipulação vertebral (ou ajuste), nas mãos de um quiropraxista, é "extraordinariamente segura";
- a manipulação (ajuste) pode ser eficaz no alívio de sintomas musculoesqueléticos como dores lombares e outros sintomas, como enxaqueca, que respondem a esse tratamento;
- os quiropraxistas são os únicos profissionais preparados, por sua educação e treinamento, para empenhar a manipulação da coluna vertebral;
- devido ao interesse público nos pacientes, não deveria existir nenhum impedimento à plena cooperação profissional entre quiropraxistas e médicos.

O estudo Manga, 1993 e 1998

MANGA, P.; AGNUS, D. et al. *The effectiveness of chiropractic management of low back pain.* Ontario: University of Ottawa, 1993.

MANGA, P.; AGNUS, D. *Enhanced chiropractic coverage under OHIP as a means of reducing health care costs, attaining better health outcomes and improving the public's access to cost effective health services.* Ontario: University of Ottawa, 1998.

Em 1993, o governo do Canadá contratou três economistas de saúde liderados pelo professor de economia sanitária da Universidade de Ottawa, dr. Pran Manga, PhD, para publicar um relatório baseado no corpo de evidências internacionais existentes sobre o tratamento de dores nas costas com a quiropraxia.

O informe de 216 páginas, conhecido popularmente como *Manga Report* (Relatório de Manga), chegou às seguintes conclusões:

- a evidência do Canadá e outros países sugere economia de milhares de dólares anualmente;

- a literatura, clara e consistentemente, mostra que as maiores contenções de gastos quanto ao tratamento quiropráxico vêm de menores e mais baratos custos de serviços auxiliares e, consequentemente, menos hospitalizações e significativa redução de problemas crônicos, além dos níveis e da duração de incapacidades;
- a manipulação quiropráxica é muito superior ao tratamento médico convencional em termos de validação científica, segurança, custos, eficiência e satisfação do paciente;
- não há nenhum estudo científico que comprove ou sugira que a manipulação quiroprática não seja segura no tratamento de dor lombar;
- a literatura também evidencia que a manipulação da coluna vertebral é menos eficaz e menos segura quando realizada por profissionais não quiropraxistas.

O estudo Rand, 1996

COUFFIER, I. D.; HURWITZ, E. L. et al. *The appropriatness of manipulation and mobilisation of the cervical spine*. Santa Mônica: Rand,1996. (Documento MR-781-CR).

Esta pesquisa é a mais extensa e minuciosa análise sistemática de todas as evidências da eficácia da manipulação para dor cervical realizadas pelo Rand (Research and Development), um dos centros de investigação científica mais prestigiados da América. É uma organização privada, sem fins lucrativos, dedicada a investigações diversas, como educação, saúde, sociologia, defesa, justiça, economia aplicada etc.

Para que esse estudo fosse realizado, reuniu-se um grupo de especialistas no assunto, mantendo a idoneidade da manipulação e da mobilização da coluna cervical, da mesma forma que foi realizado outro estudo Rand durante vinte anos sobre tratamentos médicos.

Foi concluído que:

- o tratamento manipulativo é indicado para dores no pescoço, subagudas e crônicas, e para dores de cabeça (de origem cervical);
- estatísticas mostram maior segurança da manipulação, comparada aos tratamentos médicos convencionais para a dor do pescoço: o risco de complicação em tratamento simples com anti-inflamatório não esteroidal (sem receita) é de 1 em 1. 000 casos e, entre pessoas acima de 65 anos, de 1 em 3. 125 casos; em cirurgia cervical é de 1 em 64; e em manipulação é de 1 em 1 a 2 milhões de casos.

O estudo australiano, 1992, 1999

GILES, L. G. F.; MULLER, R. Chronic spinal pain syndromes: a clinical pilot trial comparing acupuncture, a nonsteriodal anti-inflamatoriy drug and spinal manipulation. *Journal of Manipulation Physiological Therapists*, v. 22, n. 6, p. 376-81, 1999.

EBRALL, P. S. Mechanical low back paion: a comparison of medical and chiropractic management within the Victorian Work care Scheme. *Chiropractic Journal of Australia*, v. 22, p. 47-53, 1992.

O primeiro estudo foi realizado no Hospital Generel de Townsville entre julho de 1995 e junho de 1998. O principal investigador, Lynton Giles, era diretor da Unidade Nacional de Estudos Multidisciplinares de Dores na Coluna.

O objetivo era comparar os tratamentos de manipulação da coluna (realizado por quiropraxistas), medicamentos anti-inflamatórios não esteroidais (tratamento convencional médico) e acupuntura por estimulação elétrica (realizada por médicos acupunturistas experientes).

Os resultados compararam a dor crônica da coluna (lombar, dorsal e/ou cervical), com uma média de seis anos de evolução. Foi concluído que:

- os pacientes que receberam medicamentos ou acupuntura não mostraram melhora significativa em nenhum dos parâmetros mensuráveis (escala analógica visual, questionário de Owestry e índice da invalidez cervical);
- pacientes que receberam tratamento quiropráxico mostraram uma melhora estatisticamente significativa em todos os resultados mensuráveis.

O segundo estudo, de 1992, envolveu 1.996 casos de baixa laboral causada pela dor mecânica. Descobriu-se que:

- os pacientes tratados com tratamento quiropráxico voltaram ao trabalho quatro vezes mais rápido do que os que receberam tratamento médico (6,26 dias contra 25,56 dias);
- o tratamento quiropráxico teve quatro vezes menor custo do que o tratamento médico (392 dólares contra 1.569 dólares);
- os pacientes que receberam tratamento quiropráxico tiveram uma incidência significativamente menor de progressão a um estado crônico de dor lombar.

Estudo do New England Journal of Medicine (Jornal de Medicina da Inglaterra), 1995 (2)

CAREY, T. S.; GARRETT, J.; JACKMAN, A.; MCLAUGHLIN, C.; FRYER, J.; SMUCKER, D. R. The outcomes and costs for acute low back pain amoung patients seen by primary care practitioners, chiropractors and orthopedics surgeons. *New England Journal of Medicine*, v. 333, p. 913-7, 1995.

O *New England Journal of Medicine* é um dos mais renomados e prestigiados jornais de medicina do mundo. Esse estudo relatou que os pacientes com dor lombar, tratados por quiropraxistas, estavam significativamente mais satisfeitos que os tratados por médicos geriatras, traumatologistas e ortopedistas.

Os pacientes de quiropraxia, em comparação com os outros mencionados, manifestaram que:

- receberam informação excelente (47,1% contra 30,3%) em um exame detalhado (96,6% *versus* 79,9%);
- a causa de seu problema havia sido devidamente explicada (93,6% *versus* 74,6%).;
- a satisfação com o tratamento de seu problema da coluna era excelente (52,1% *versus* 31,5%).

O estudo britânico, 1990 e 1995

MEADE, T. W.; DYER S. et al. Low back pain of mechanical origin, randomized comparison of chiropractic and hospital outpatient treatment. *British Medical Journal*, v. 300, p. 1431-7, 1990.

MEADE, T. W.; DYER, S. et al. Randomized comparison of chiropractic and hospital outpatient treatment for low back pain: results from extended follow-up. *British Medical Journal*, p. 311-49, 1995.

Esta investigação é a mais importante e influente por sua extensão, planejamento e independência. Foi conduzida pelo investigador médico Meade, com outros investigadores independentes selecionados pelo Conselho Médico da Grã-Bretanha e publicada na prestigiosa revista *British Medical Journal* em 1990 e ampliada em 1995.

Durante três anos, 741 pacientes foram observados enquanto se comparava os tratamentos quiropráxico e médico convencional para dor lombar de origem mecânica.

Os resultados mostraram que os pacientes tratados por quiropraxistas:

- estavam significativamente melhor, não somente nos primeiros seis meses, mas permaneceram bem nos anos seguintes;
- perderam menos dias de trabalho, pois os resultados eram melhores e mais duradouros.

Em 1995, Meade et. al. retornaram ao estudo e deram um seguimento de maior duração aos tratamentos realizados cinco anos antes para avaliar a permanência de seus efeitos.

Concluíram que o tratamento quiropráxico é superior aos recebidos em consultas nos hospitais, tanto em curto como em longo prazo.

O macro Gallup, 1991

DEMOGRAPHIC characteristics of users of chiropractic services. Princeton: The Gallup Organization, 1991.

O Instituto Gallup (Gallup Poll), da Organização Gallup, é um dos principais formadores de opinião pública desde 1935, com subsidiários em 25 países e mais de 3 mil funcionários.

O Gallup Poll conduziu um estudo demográfico sobre a utilização da quiropraxia e revelou que:

- 90% disseram que seu tratamento foi eficaz;
- mais de 80% estavam satisfeitos com o tratamento;
- 80% acharam que o custo do tratamento era razoável;
- mais de 20 milhões de americanos haviam feito uma consulta com um quiropraxista no ano da pesquisa.

Existem, literalmente, milhares de pesquisas científicas sobre a quiropraxia e seus benefícios socioeconômicos, alguns deles citados nas últimas páginas deste livro. Estudos independentes feito por organizações governamentais, médicos ou agências de investigação voltados aos interesses públicos do cidadão. Algumas tendências se repetem muito nesses estudos, mas as conclusões mais importantes são que:

- a quiropraxia reduz o uso de medicamentos e internações hospitalares;
- os pacientes tendem a ter substancialmente menos custos totais com a saúde;
- os pacientes se recuperam até quatro vezes mais rápido de problemas na coluna, comparando-se aos pacientes da medicina convencional;
- medidas para melhorar a cooperação entre quiropraxistas e médicos são vitais para o interesse público;
- a quiropraxia é extremamente segura diante dos tratamentos médicos convencionais.

Estalar meu pescoço ou coluna é bom?

> Mito: Não preciso de um quiropraxista porque eu estalo meu próprio pescoço

Estalar o pescoço é um hábito crônico de muitas pessoas. A rigidez da coluna resultante da má postura de trabalho dá à pessoa a vontade de estalar o pescoço, o que resulta em alguns minutos de alívio e, depois, pouco a pouco, a dor volta a incomodar.

Na realidade, seu corpo está pedindo um ajuste. O corpo sabe quando a rigidez ou a disfunção articular começa a comprometer o movimento ou a função normal, causando contratura muscular e compressão sobre os nervos. Infelizmente, não sabemos como interpretar esse pedido do corpo e estalamos a articulação.

Estalo é o nome comum de um fenômeno chamado cavitação. Ao redor de cada articulação da coluna vertebral, existe uma cápsula, com um vácuo em seu interior — isso mantém a estabilidade da articulação e promove o contato entre as duas superfícies. Uma articulação cavita na hora de separar as duas superfícies e resulta em um barulho, o estalo. Isso pode ser imitado quando colocamos as duas palmas das mãos juntas e separamos de repente, fazendo um ruído. É semelhante ao que acontece na articulação.

Quando uma articulação trava, existe a necessidade de soltá-la. O corpo ajusta-se várias vezes por dia, mesmo sem termos consciência disso. Problemas acontecem quando o fator que trava a articulação continua e a articulação não consegue mais exercer sua função normal (o que se chama subluxação).

Como a coluna vertebral é composta de várias vértebras com articulações entre elas, é extremamente difícil localizar a articulação que está travada e fazer um movimento suficientemente preciso para soltá-la. Então, as articulações do lado também estalam quando a pessoa tenta estalar-se, pois não consegue ser precisa na (auto)manobra.

Quando isso acontece numa articulação que não precisava, ela acaba ficando hipermóvel, ou seja, com mais movimento que deveria, enquanto a articulação que precisa se soltar permanece travada. Os músculos em volta contraem-se para dar o apoio e a estabilidade que começa a diminuir graças aos estalos. Concluímos que estalar uma articulação desnecessariamente acaba causando instabilidade na região, hipermobilidade nas articulações adjacentes e mais rigidez na articulação que realmente precisa ser solta.

Quantos dos que estalam o pescoço sofrem de dores de cabeça crônica ou até de insônia, zumbido ou vertigem?

Por favor, pare de estalar a sua coluna ou o pescoço; apesar de lhe dar alívio por um curto tempo, está prejudicando sua saúde muito mais do que você imagina. Procure um bom quiropraxista para ajustar a subluxação, pois, apesar do fato de o quiropraxista estudar cinco anos para aprender como fazer o ajuste, ele não consegue tampouco "autoajustar-se".

O que fazer quando se está em crise

A EXPERIÊNCIA PESSOAL DO AUTOR

> *Quando escrita em chinês, a palavra crise compõe-se de dois caracteres; um que representa perigo e o outro que representa oportunidade.*
>
> John F. Kennedy

A vida é cheia de ironias, e minha experiência pessoal com dor nas costas incapacitante é uma delas. O fim de semana que eu tinha reservado para revisar meu livro e preparar para entregá-lo ao editor começou com uma grande queda. Por mais ridículo que pareça, eu, autor deste livro, estava jogando bola sobre ladrilho molhado descalço. Eu sabia que não era uma boa ideia e tinha declarado isso, mas um menino de treze anos cheio de energia e entusiasmo querendo minha atenção ganhou.

O que eu poderia fazer?

Essas coisas acontecem tão rápido que, antes que percebesse, eu estava deitado, sentido-me esmagado no chão, com uma tremenda dor e sem condições de me mover. Alguém nessa situação começa a pensar que algo sério realmente aconteceu.

Para encurtar uma história longa, fiquei os três dias seguintes deitado com uma dor terrível e muita dificuldade para me mover. Não é somente uma queda que causa isso, eu já tinha visto muitos pacientes assim com problemas crônicos ou traumas de trabalho ou esporte, mas somente quando se passa por isso se pode realmente compreender a gravidade da dor.

Eu aproveitei a situação para revisar o livro, pois estava incapaz de fazer qualquer outra coisa — ao mesmo tempo, grato por poder executar essa tarefa mesmo imobilizado. Não tomei anti-inflamatórios ou analgésicos, não porque não acredito que poderiam ter me ajudado, ao contrário, teriam auxiliado bastante, mas eu precisava aproveitar essa situação e compreender meus pacientes, saber o que fazer, o que não fazer, como me mover, dormir, tomar banho etc.

Ninguém pode entender verdadeiramente uma dor incapacitante até que a vivencie. A dor pode ser tão intensa e intolerável, que pode levar a pessoa a pensar que algo sério e ameaçador aconteceu à vida ou à saúde.

Compreendo por que muitas pessoas que passam por essa experiência por tempo suficiente tomariam qualquer medicamento ou se submeteriam a qualquer cirurgia que pudessem lhes oferecer a liberação dessa situação terrível.

Pare! Não entre pânico e lembre-se de que seu cérebro inteligentemente o imobilizou e provocou esta dor para protegê-lo e evitar que você faça algo que piore a situação. Nesse momento, seu cérebro não sabe se o problema é sério ou somente uma inflamação resultante do trauma, pois ele não quer arriscar e agravar a situação. O reflexo de contratura muscular e dor forte são sinais disso e, nesse momento, é preciso saber o que aconteceu.

Se ocorreu uma queda ou trauma impactante, faça radiografias ou outros exames de imagem diagnósticos necessários para descartar a possibilidade de fratura. Se esta crise não é a primeira, e você está consciente de um problema que você já tem, não se desespere, pois isso provavelmente exacerbará o problema existente. Se for a primeira crise, mas você já estava recebendo avisos de alerta (dor ou rigidez) há algum tempo, siga os passos seguintes.

Dê a seu corpo a oportunidade para curar-se sem agravá-lo; ele provavelmente vai se curar rápido. Descanse e use gelo. Não subestime o poder do gelo até você testá-lo pessoalmente. É incrível como algo tão simples pode auxiliar numa situação assim, atuando como analgésico e anti-inflamatório.

Nesse estado, até as tarefas aparentemente mais simples, como secar o corpo depois de tomar banho, colocar sapatos ou roupa, força muito sua coluna, causando dor excruciante. Você tem de *pensar sobre a ação que vai realizar antes de começá-la*, o que diminui bastante a dor relâmpago que sentirá.

Peça ajuda para alguém perto de você pegar coisas que caem no chão, pôr suas meias ou até o ajudar no banho, o que facilitará muito sua vida nesses dias de crise.

Se não tiver ninguém para ajudar e você precisar agachar, provavelmente vai doer. *Não se dobre, agache-se* dobrando os joelhos, e não a coluna. *Não gire a coluna*: faça tudo na frente do objeto de seu interesse.

Sentar-se vai doer muito. Infelizmente, você vai precisar se sentar para desempenhar algumas atividades, como comer. Seguem as regras de sentar-se (ver "Sentar-se", p. 104).

Mantenha as nádegas em contato com o encosto da cadeira e fique reto. Quando comer, aproxime a cadeira o máximo possível da mesa. Se doer demais, peça que alguém o ajude ou, com a força de seus braços, puxe a mesa até você (se for leve). Não passe mais de 20 minutos assim.

Não se sente em sofás, pois eles não oferecem o apoio necessário.

Espirrar dói muito; então fique longe de animais de estimação ou outros fatores que possam lhe provocar alergia.

Nesse estado quase imobilizado, seu metabolismo fica mais devagar. Você estará mais exposto a sofrer constipação (prisão de ventre). Defecar pode ser uma atividade extremamente dolorosa, pois a força abdominal usada pode irritar muitíssimo sua coluna, especialmente a lombar. *Evite* alimentos que diminuam o ritmo de seu intestino, como derivados de farinha branca (pão, pizza, bolos etc.). Beba muita água e sucos de legumes ou frutas para facilitar a evacuação.

Ter relações sexuais é sua opção, mas evite, se puder, pois, se você mover sua coluna enquanto estiver nesse estado, sua condição poderá se agravar. O prazer que você sente vai apagar ou diminuir o reflexo de dor (ver "Sexo pode prejudicar sua coluna", p. 183), levando à inflamação de sua coluna.

Evite entrar ou sair do carro. Como experiência pessoal, essa foi a atividade mais limitada e mais dolorosa que fiz. Use a força das mãos e braços. Contraia seu abdome para tirar um pouco da carga da coluna lombar. Abra a porta, sente-se com as pernas para fora e, devagar, mova as pernas para dentro do carro. Ajuda de alguém poderia ser bem-vinda, mas, em minha experiência, isso somente aumentou a dor, pois a pessoa não sabe quando e que posições podem agravá-la. Ponha as nádegas o mais afastadas possível e peça que alguém ajuste o ângulo do banco para deixar sua coluna confortável mas, talvez nenhum ângulo ou posição seja tolerável. Para muitas pessoas, o carro é um dos primeiros obstáculos enfrentados depois de passar um tempo em casa descansando, geralmente para ir ao médico ou hospital. Prepare-se para essa viagem: ponha gelo primeiro e ande pelo menos 10 minutos para soltar os músculos, que ficam encurtados, e as articulações, que ficam travadas durante o repouso.

Quando estiver em repouso, sempre se deite na posição que lhe der mais alívio, ou seja, da forma mais confortável. Se for de costas, dobre as pernas e ponha um travesseiro entre elas. Se a posição de mais conforto for de lado, ponha um travesseiro entre os joelhos. Para evitar problemas cervicais, um colar pode ajudar em casos muito graves, em que fazer qualquer movimento é complicado.

A quiropraxia tem uma fama incrível para ajudar a pessoa a sair da crise rapidamente. Os ajustes quiropráxicos destravam articulações travadas e promovem movimento normal rápido. Também ajudam a desinflamar as raízes nervosas, auxiliando em casos de dor irradiados para outras regiões.

Tente caminhar. Em meu caso, fiquei três dias deitado, somente me levantando para ir ao banheiro ou comer, mas no terceiro dia caminhei 40 minutos. No começo, pode doer, mas isso diminui rapidamente. Quando caminhar na rua, olhe bem onde vai. Qualquer superfície irregular que desequilibra seus pés causará alguma dor. Ponha um dos pés primeiro e transfira o peso para ele, se não tiver certeza da estabilidade da superfície. Quando for da rua para a calçada, levante um pé primeiro, transfira o peso e depois levante o outro.

Não ponha muito peso em um pé só: dê passos pequenos para distribuí-lo melhor.

Evite ir a lugares em que há risco de ficar em pé por muito tempo, como reuniões ou eventos, bancos etc. Se, por algum motivo, você se encontrar numa situação dessas, ande devagar e transfira o peso de um pé para o outro quando estiver parado.

Não dirija! Você talvez consiga entrar no carro em uma posição para dirigir, mas um movimento ou mudança de posição poderia provocar uma dor tremenda, causando risco de acidente, pois o único pensamento de alguém que sofre esse tipo de dor é encontrar uma posição de alívio. Se não tiver ninguém para levá-lo aonde quer ir, chame um táxi!

Este ciclo vai ajudar a melhorar: deitar 20 minutos no chão ou em descanso para pescoço (no caso do pescoço), colocar gelo 20 minutos, andar 20 minutos. Repita tal procedimento várias vezes. Sua coluna está inflamada e precisa ser reabilitada. *Não perca a fé! Não entre em pânico, mantenha-se forte e determinado*. Siga as regras e você vai sair dessa crise. Lembre-se de que seu corpo está em crise para protegê-lo.

Quando a crise começa a passar, não se empolgue! *Não* se esqueça de que provavelmente o problema original ainda está presente. Vá devagar, não se esforce, evite movimentos repentinos e, se ainda não investigou a causa, faça-o agora!

Minha queda por falta de cautela causou uma fissura do processo transverso da vértebra lombar L3. É uma fratura relativamente sem consequências.

Eu tinha outros problemas na coluna dorsal, causados pela queda, mas eles foram mascarados por outros problemas mais sérios na região lombar. Somente senti o problema quando comecei a me mover, depois das crises. Não se esqueça de que, em qualquer trauma, seja seu, seja de seu filho ou de outra pessoa, apenas porque não dói em certo lugar no momento do acidente, isso não significa que nada aconteceu. Mesmo sendo um alerta excelente para avisar de danos possíveis, por vários motivos, nem sempre a dor aparece para alertar!

Toda informação deste livro foi escrita com base em depoimentos de pacientes atendidos por vários anos. Nesse período, eu escrevi os fatores causadores dos problemas. Em vinte anos de carreira, a maioria dos problemas dos meus pacientes são os mesmos e a maioria está citada neste livro, seu verdadeiro manual de uso da coluna vertebral.

Como autor, eu simplesmente contei o que vi e ouvi a você, leitor. No final, a ironia de minha queda foi benéfica e testou em primeira mão muito do que eu tinha aprendido e escrito neste manual. Obviamente é muito fácil testar as dicas deste livro em um estado agudo, mas pode estar certo de que, se não tem bons hábitos posturais que minimizem a carga sobre sua coluna, com certeza um dia vai chegar sua vez.

Vamos esperar que seja somente um susto e nada permanente, como uma hérnia extrusa avançada ou osteoartrose já instaladas. Você está preparado para evitar esse risco com sua coluna vertebral e sua saúde?

Quente ou frio?

Tente respeitar as regras e os princípios detalhados neste livro. Infelizmente, muitas das atividades que resultam no comprometimento da função de nossa coluna vertebral, por necessidade, vão continuar, pois são fatores cotidianos. Haverá momentos, enquanto estivermos realizando determinado trabalho, que sentiremos dor ou inflamação e não poderemos parar.

Assim, se tiver sorte, seu corpo continuará avisando quando for desagradado. Em outras palavras, dor e inflamação podem aparecer e é importante saber o que fazer nessa hora.

Quando um tecido biológico é sobrecarregado ou lesionado o suficiente para comprometer o seu funcionamento normal, seu corpo desencadeia um reflexo inconsciente. Esse processo chama-se inflamação e existe para ajudar a curá-lo o mais rápido possível. A circulação sanguínea local aumenta, com o intuito de levar nutrientes para os músculos e outros tecidos, além de exterminar as biotoxinas depositadas no local. Por isso, quando temos inflamação, o local parece quente e avermelhado. Na maioria das vezes também há sintomas como dor, adormecimento ou formigamento (parestesia).

Nesse momento, muitas pessoas optam por aplicar calor no local, seja uma ducha de água quente, seja uma bolsa térmica, seja uma pomada que esquente a região, pensando que vai aliviar. No entanto, nisso tudo, há um equívoco.

Gelo

O gelo sempre deve ser aplicado nessas situações, pois é anti-inflamatório e analgésico natural, ou seja, auxilia na redução do inchaço e diminui o fluxo sanguíneo, diminuindo a inflamação e contribuindo para o alívio da dor. Muitos não acreditam até tentar, mas os efeitos são realmente eficazes.

A aplicação de gelo deve acontecer da seguinte forma:

- 20 minutos com gelo;
- 20 minutos sem gelo;
- 20 minutos com gelo;
- 1 hora sem gelo;
- 20 minutos a cada hora depois disso.

O gelo pode ser colocado dentro de uma toalha ligeiramente molhada ou pode ser usada uma compressa de gel. Não se preocupe, pois, nos primeiros momentos, essa sensação é desagradável. Mas não deixe que isso o desestimule.

Não se esqueça de que tal estratégia serve somente para diminuir a inflamação e reduzir a dor momentaneamente, mas a causa principal sempre deve ser detectada o mais rápido possível. A atividade que agrava a condição também deve ser evitada enquanto o problema estiver sendo retificado.

Na coluna, as regiões que costumam inflamar e requerem gelo são: pescoço (especialmente quando estiver irradiando dor ou adormecendo os braços), coluna dorsal (especialmente quando uma costela está subluxada, às vezes causando dor forte irradiando para o peito, braços ou ombros) e coluna lombar, articulação sacroilíaca e músculo piriforme no glúteo (que frequentemente irradiam dor ciática para a perna).

Se o episódio for traumático, uma consulta com seu quiropraxista deve ser feita imediatamente, para devolver o funcionamento normal da articulação.

Somente gelo (jamais calor) deve ser aplicado enquanto a lesão estiver na fase aguda, ou seja, do primeiro dia da inflamação até seis semanas depois, dependendo da região do corpo atingida.

Calor

O calor funciona de forma oposta ao gelo. Ele estimula a dilatação dos vasos sanguíneos, permitindo maior entrada de sangue, aumentando o fluxo sanguíneo, a nutrição e a recuperação da região.

No caso do músculo cronicamente contraído, o fluxo sanguíneo diminui e, consequentemente, os nutrientes e fatores biológicos necessários para combater a contratura não conseguem chegar ao local. Um círculo vicioso começa, e pode resultar em um músculo doente por muitos anos.

O uso do calor nesse caso ajuda rápido, relaxando a contratura e diminuindo muito a dor. Mas, assim como o gelo, esse método não é a solução, devendo ser usado como uma maneira para facilitar o ajuste quiropráxico ou outras modalidades que retifiquem o problema principal, ou seja, aquele que causou a contratura.

Pode-se aplicar calor das seguintes maneiras:

- uma compressa quente aquecida no micro-ondas ou cheia de água quente;
- pomadas esportivas que, apesar do cheiro forte e até desagradável, podem ser úteis no alívio da inflamação leve ou dor.

Lâmpadas de infravermelho encontradas em algumas lojas ortopédicas são mais caras e menos eficazes. Além disso, tome cuidado! Não as deixe perto demais da pele, pois podem queimá-la rapidamente.

Em temperaturas frias, há uma contração maior do músculo, e a possibilidade de sua coluna travar aumenta. Ponha um casaco a mais para manter-se quente e evitar sentir frio. Não deixe espaço entre a camisa e o agasalho, vista roupas mais apertadas para evitar a entrada do frio.

Conclusão

Normalmente, não esperamos até que seja tarde demais para começar a cuidar do nosso carro, bicicleta ou qualquer objeto de valor, mas é isso que a maioria de nós costuma fazer com a coluna vertebral. Se passássemos anos sem escovar os dentes ou consultar um dentista, não deveríamos nos mostrar surpresos se, de repente, o dentista nos informasse que os dentes estão podres. Não seria uma novidade, pois é esperado. Por que, então, acaba sendo uma surpresa tão grande, depois de anos de descuido e maus-tratos, sem nunca termos sequer parado para pensar em nossas colunas, descobrirmos que nossa coluna vertebral está se degenerando? Isso não deveria ser uma surpresa, mas um resultado esperado. Isso acontecerá se não cuidarmos de nossa coluna continuamente durante a vida, com manutenção de boa postura e correta posição no trabalho. Fazer exercícios e receber ajustes quiropráxicos regulares, além de seguir todas as dicas apresentadas neste livro, também ajudará.

Como quiropraxista, sinto uma tristeza enorme cada vez que atendo algum paciente idoso pela primeira vez e encontro degeneração avançada na sua coluna. Frequentemente eles dizem que trabalharam pesado na roça ou exerceram qualquer outro trabalho fisicamente exigente. Reconheço que infelizmente nunca tiveram a oportunidade de aprender a forma correta de carregar peso ou praticar outras atividades que exigissem força e repetições. Igualmente triste é ver um paciente idoso, que trabalhou a vida inteira sentado e curvado, como no caso de costureiras, cortadores ou qualquer um dos milhares de trabalhos sedentários existentes.

Quando percebemos mudanças posturais irreversíveis, nos damos conta de que elas afetam não somente a mobilidade da pessoa, mas também a saúde como um todo, pois o sistema nervoso tem sua função comprometida. Essas pessoas também se apresentam ao consultório com dificuldade, geralmente precisam da ajuda de alguém (familiar) para vestir-se, caminhar ou se deitar na maca para receber o ajuste quiropráxico.

A fisionomia de seu rosto normalmente também aparenta desconforto ou dor forte e incessante. Geralmente, os pacientes têm outros problemas, como na próstata ou bexiga, insônia, zumbido no ouvido, vertigens, dores de cabeça e dores ciáticas. Muitas vezes os problemas de estômago, fígado e rins são efeitos colaterais resultantes dos anos consecutivos de uso abusivo de medicamentos. Em geral, são completamente dependentes das pessoas mais próximas para fazer tarefas cotidianas básicas.

O melhor que podemos fazer nesses casos é ajudá-los para que, pelo menos, os últimos anos de suas vidas sejam confortáveis, porque essas mudanças estruturais já são permanentes. É ainda mais triste perceber que o paciente tem um bom estado no resto do corpo e as faculdades mentais ainda preservadas. Pode até ser que a pessoa tenha um(a) companheiro(a), com a mesma idade, mas com saúde e vitalidade, enquanto a própria saúde está diminuindo, pouco a pouco, por causa da dor crônica incessante e dos efeitos secundários dos medicamentos que, por ironia, são os únicos fatores que lhes restam nessa fase avançada para manter a situação suportável, ao mesmo tempo em que envenenam o corpo tratando somente os sintomas e não a raiz do problema.

Tenha responsabilidade agora, no presente, pelo futuro da sua saúde. Reconheça a inquestionável relação entre sua coluna vertebral e seu sistema nervoso. Conserve sua coluna como preserva seus dentes, seu carro ou qualquer outra coisa que valorize. Se não investir o tempo e a energia em você, não poderá esperar consequências diferentes dos exemplos de pacientes idosos mencionados. Eles não tiveram o acesso a essa informação, por isso é compreensível, mas você tem!

Tudo tem um começo. Como as rodas do carro sempre serão desalinhadas por buracos na rua, o melhor momento para corrigir o problema é logo depois de sua ocorrência, senão os pneus vão se desgastar. Os "buracos" em nossa vida são os fatores citados neste livro. Sabemos que a maioria de nós nasce com a coluna perfeitamente alinhada e que podemos passar várias décadas de nossa vida aparentemente bem. Mas sabemos, também, que a degeneração na coluna vertebral tem uma raiz que começou em algum momento do curso de nossa vida. Será que as atividades que você está realizando agora, a postura que seu trabalho exige, sua posição na hora de dormir, o fato de sempre levantar objetos sobrecarregando sua coluna, e não dobrando seus joelhos, ou até mesmo a postura que está adotando neste momento, enquanto lê este livro, não estão estimulando a degeneração? Será que o processo não começou? Você vai querer passar as próximas décadas assim, esperando a resposta? Claro que não! Faça o necessário agora para preservar o que tem. Sua máquina principal é seu corpo; portanto, tenha bom senso sobre o cuidado com sua coluna vertebral.

Causas químicas e emocionais podem causar dor e sintomas por anos. Ao mesmo tempo que podem ser uma fonte independente, também podem se associar a influências estruturais e dificultar a identificação da raiz de seus problemas. Fatores químicos e emocionais também podem mascarar os efeitos das disfunções da coluna vertebral.

Não espere a dor crônica e outros sintomas em seu corpo para valorizá-lo, pois poderá ser tarde demais. Agradeça, se você tem a sorte de ser avisado que algo não está bem. Reconheça que a dor e outros sintomas podem salvá-lo e ajudá-lo a evitar uma vida desconfortável, dolorosa e dependente dos outros. Cuide bem de sua coluna, porque, diferentemente das peças de outras máquinas, ela não pode ser substituída.

Ali, onde reside a dor, está também aquilo que salva.
Friedrich Hölderlin

Referências bibliográficas

AMERICAN OBESITY ASSOCIATION. *Fact Sheet. Obesity in Youth.* May 2005.

AUTORIDADE de dor. Disponível em: <<http://www.nih.gov/news/pr/nov99/ninds-18htm.>>

BRITISH MEDICAL ASSOCIATION. *Complementary medicine:* new approaches to good practice. Oxford: Oxford University Press, 1993. p. 138.

CHRISTENSEN L.; et al. Impact of a dietary change on emotion distress. *Journal of Abnormal Psychology*, v. 94, n. 4, p. 565-79, 1985.

DEYO, R. A.; WEINSLTEIN, J. N. Primary care: low back pain. *New England Journal of Medicine*, v. 344, n. 5, p. 363-70, Feb. 2001. Disponível em: <<http://www.usgovinfo.about.com.>>

GILES, L. E. F.; TAYLOR, J. R. Low-back pain associated with leg length inequality. *Spine*, v. 6, p. 510-1, 1981.

GOLDBERG, M. S. et al. A review of the association between cigarette smoking and the development of nonspecific bookpain and related outcomes. *Spine*, v. 25, n. 8, p. 995-1014, 2000.

GRAND, E. Food allergies and migraine. *Lancet*, v. 1, p. 955-9, 1979.

HODGES, R.; REBELLO, T. Carbohydrates and blood pressure. *Annals of Internal Medicine*, v. 98, p. 838-41, 1983.

HOPPENFIELD, S. *Exame físico da coluna e extremidades*. New York: Appleton/Century/Crafts, 1972. p. 232.

JANZ, K. F.; BURNS, T. L.; TORNER, J. C.; LEVY, S. M.; PAULOS, R.; WILLING, M. C.; WARREN, J. J. Physical activity and bone measures in young children. The Iowa Bone Development Study. *Pediatrics*, v. 107, p. 1387-93, June 2001.

KAISER FAMILY FOUNDATION. *Generation M:* media in the lives of eight to eighteen years old. March 2005.

KEMP, H. C. *Diagnóstico e tratamento pediátrico atual*. Norwalk: Appleton & Large, 1984. p. 614.

KHUN, D.; SHIBLEY, N. J.; AUSTIN, W. M.; YACHUM, T. R. Avaliação radiográfica de palmilhas sobre carga e os efeitos sobre pé plano. *J. Manip. Physiol. Ther.*, v. 22, n. 4, p. 221, 1999.

KLESGES, R. C.; SHELTON, M. L.; KLESGES, L. M. Effects of television on metabolic rate: potential implications for childhood obesity. *Pediatrics*, v. 91, p. 281-6, Feb. 1993.

LECHIN, F. Effects of an oral glucose load on plasma neurotransmitters in humans. *Neurophychobiology*, v. 26, n. 1-2, p. 4-11, 1992.

LIN, C. J.; LAI, K. A.; KUAN, T. S.; CHOU, Y. L. Fatores correlacionados e significância clínica em pés planos de crianças. *Journal of Pediatric Orthopaedics*, v. 21, n. 3, p. 378-82, 2001.

LUHMANN, S. J.; SCHOENECKER, P. L. Pé plano doloroso idiopático em criança e adolescente. *Foot Ankle Int.*, v. 21, n. 1, p. 59-66, 2000.

NOTARI, M. A. Um estudo da incidência de patologia podalógica em criança. *J. Am. Podiatr. Med. Assoc.*, v. 78, p. 518-21, 1988.

PALMER, K. T. et al. Smoking and musculoskeletal disorders, findings from a British National Survey. *Annals of Rheumatic Diseases*, v. 62, p. 33-6, Jan. 2003.

STERN, N.; TUCK, M. *Pathogenesis of hypertension in diabetes mellitus:* a fundamental and clinical test. 2. ed. Philadelphia: Lippincott Williams & Wilkins, 2000. p. 943-57.

SUBOTTNICK, S. I. Limb length discrepancies of the lower extremety the short leg syndrome. *Journal of Orthopaedic & Sports Physical Therapy*, v. 3, p. 11-6, 1981.

SULLIVAN, J. A. Pé plano pediátrico: avaliação e tratamento. *J. Am. Acad. Orthop. Surg.*, v. 7, n. 1, p. 44-53, 1999.

TEIXEIRA, M. J. *Primeiro estudo máster de dor.* São Paulo: Limay, 1994.

TEIXEIRA, M. J.; SHIBATA, M. K.; PIMENTA, C. A. M.; CORRÊA, C. F. *Dor no Brasil:* estado atual e perspectivas. São Paulo: Limay, 1995.

TJÄDERHANE, L.; LARMAS, M. A high sucrose diet decrease the mechanical strength of bones in growing rats. *Journal on Nutrition*, v. 128, p. 1807-10, 1998.

UNIVERSIDADE DE WASHINGTON. Departamento de Ortopedia e Medicina Esportiva. Disponível em: <<http://www.orthop.washington.edu/>>

US Nacional Survey on Drug Abuse Samasa. 2001.

VINCENT, K. N. Coalisão dos tarsais e pé plano doloroso. *J. Am. Acad. Orthop. Surg.*, v. 6, n. 5, p. 274-81, 1998.

WELTON, E. A. Impressão do pé. Henris e Beath interpretação e valor clínico. *Foot Ankle Int.*, v. 13, p. 462-8, 1992.